PROF. DR. JOHAN WÖLBER | PROF. CHRISTIAN TENNERT

DIE ERNÄHRUNGS ZAHNBÜRSTE

Prof. Dr. Johan Wölber | Prof. Christian Tennert
Die Ernährungs-Zahnbürste:
Die effektive Langzeitformel gegen Karies, Parodontitis und Übergewicht

1. deutsche Auflage 2020
2. deutsche Auflage 2020
3. deutsche Auflage 2021
4. deutsche Auflage 2022
5. deutsche Auflage 2026
ISBN 978-3-96257-173-3

Satz: Nicole Laka
Coverlayout: Narayana Verlag
Coverabbildung: shutterstock © HstrongART

Herausgeber:
Unimedica im Narayana Verlag GmbH, Blumenplatz 2, 79400 Kandern
Tel.: +49 7626 974 970-0
E-Mail: info@unimedica.de
www.unimedica.de

PROF. DR. JOHAN WÖLBER | PROF. CHRISTIAN TENNERT

DIE ERNÄHRUNGS ZAHNBÜRSTE

Die effektive Langzeitformel gegen Karies, Parodontitis und Übergewicht

Unimedica

Für Nina,
Greta und Frida

JOHAN WÖLBER

Für
meine Nichte
Klara und meinen
Neffen Johann

CHRISTIAN TENNERT

Inhalt

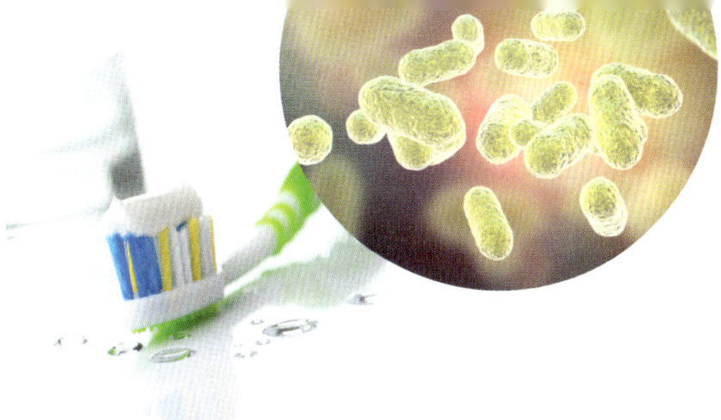

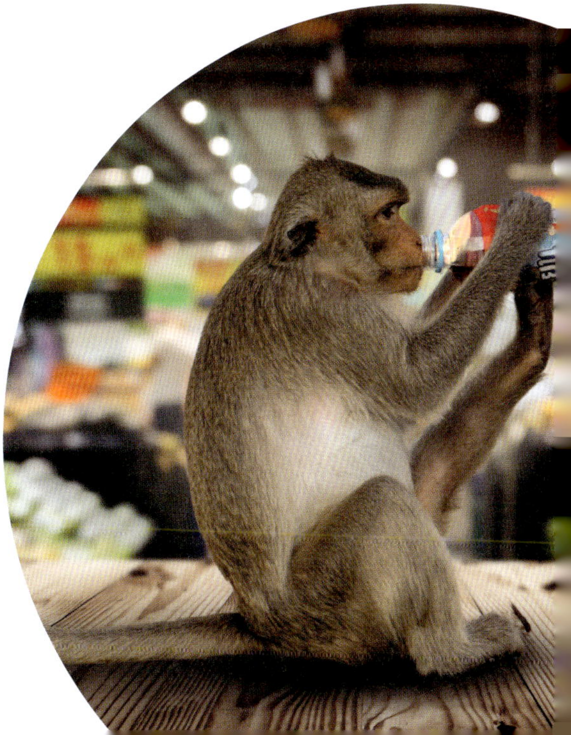

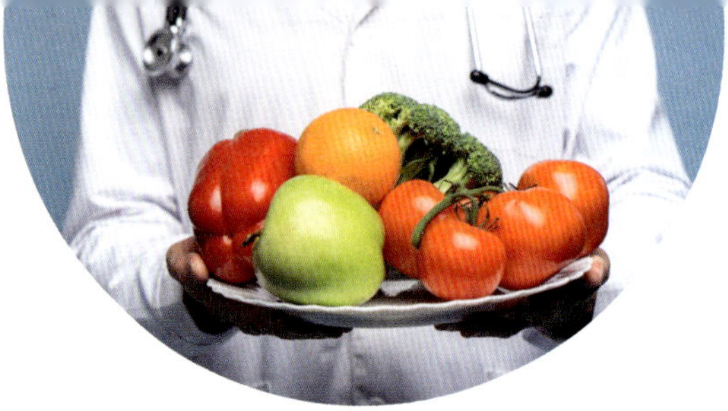

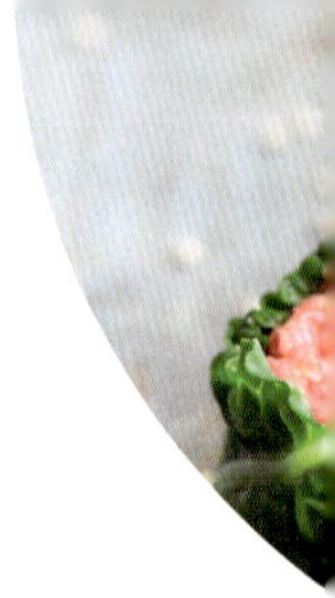

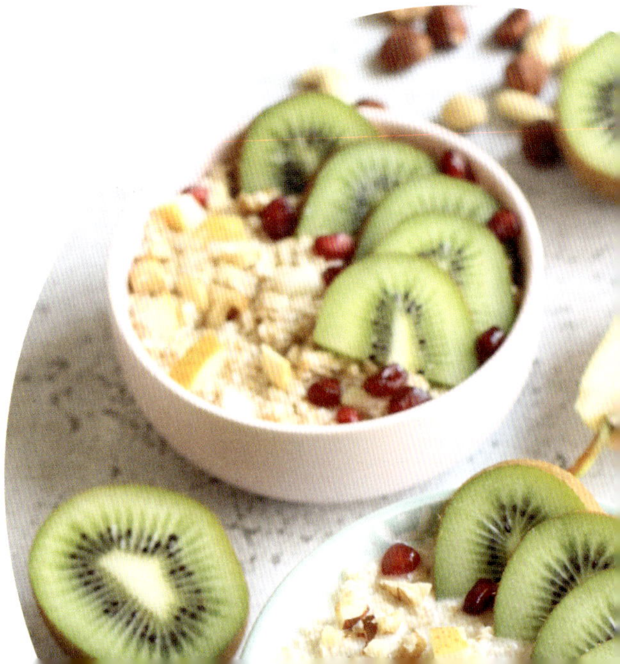

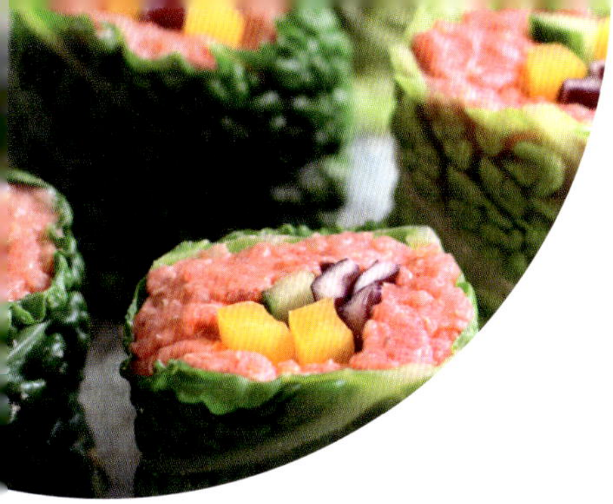

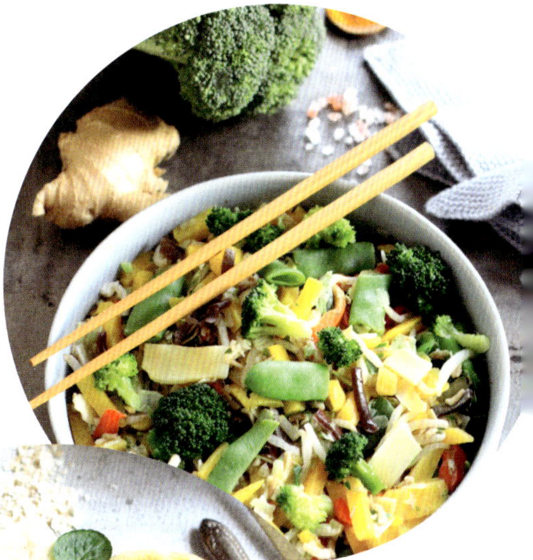

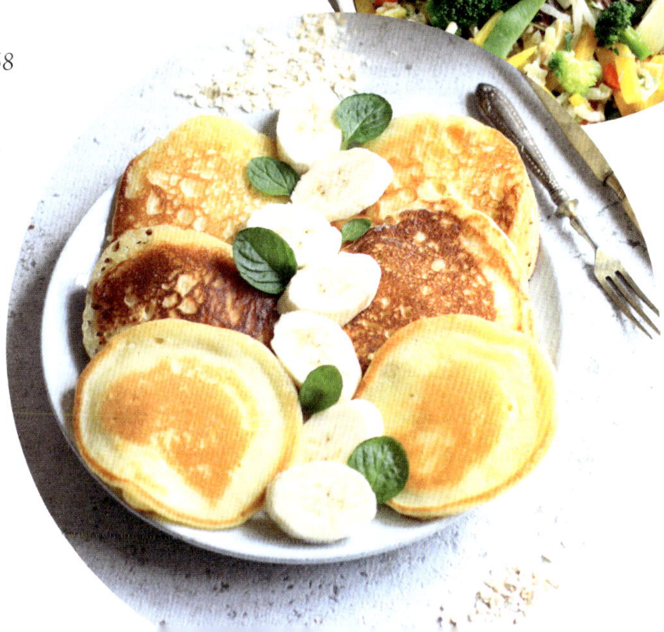

Ihre Gesundheit liegt in Ihren Händen

Vorwort von Dr. Joel Fuhrman

Wir leben in einem Zeitalter des wissenschaftlichen Fortschritts, in dem es machbar geworden ist, den Menschen durch eine optimal eingestellte Ernährung ein sehr langes Leben zu ermöglichen.

Anders formuliert könnte ich auch sagen: Es sind nicht die Fortschritte in Medizin, Pharmakologie, Operationstechniken, Radiologie oder Organtransplantation, die unserer Bevölkerung Gesundheit und eine drastisch gestiegene Lebenserwartung beschert haben. Es ist ganz im Gegenteil eine optimale Ernährung, die uns ein langes und gesundes Leben ermöglicht. Leider wird diese Tatsache allzu oft von medizinischen Fachkreisen und der breiten Bevölkerung gleichermaßen ignoriert. Nicht unser Zugang zum Gesundheitssystem ist dafür verantwortlich, dass wir uns einer ausgezeichneten Gesundheit erfreuen können, sondern ein Lebensstil, der uns gesund hält, sodass wir die Dienstleistungen dieses Systems gar nicht erst in Anspruch nehmen müssen.

Ich sage immer, dass wir im Grunde genommen bereits alle Werkzeuge bei der Hand haben, um Millionen von Leben zu retten. Wir können den Kampf gegen den Krebs gewinnen und unsere Mitmenschen vor Herzinfarkten und Schlaganfällen schützen. Diese drei Krankheiten gehören zu den häufigsten Todesursachen. Das Gegenmittel ist denkbar einfach: Gemüse. Leider haben viele Menschen mit dieser Lösung ein großes Problem. Sie wünschen sich immer noch die eine Pille, die alles wegzaubern und vor Lungenkrebs schützen kann, ohne dass sie auf das Rauchen verzichten müssen. Oder sie wollen sich weiterhin von Pizza, Hot Dogs und Bagels ernähren und trotzdem nicht an Brustkrebs erkranken. Wir leben aber nicht in einem Märchen, in dem wir Dinge herbeizaubern können. In der Realität werden wir geprägt von dem, was wir im Laufe unseres Lebens essen. Die Verantwortung, unser Leben durch ungesunde Ernährung zu ruinieren oder es mit gesunden pflanzlichen Nahrungsmitteln zu schützen, liegt voll und ganz bei uns.

Endlich ist ein Buch über Zahngesundheit geschrieben worden, auf das ich und andere schon lange warten. Dr. Tennert und Dr. Wölber sind ausgesprochene Experten auf diesem Gebiet und haben viele Jahre zu diesem Thema geforscht. Sie ziehen die gleichen Schlussfolgerungen wie ich, nämlich dass man auch die Zahngesundheit durch eine optimale Ernährung positiv beeinflussen und sich selbst vor den heutzutage allgegenwärtigen Zahnkrankheiten schützen kann. Diese bahnbrechenden Erkenntnisse sind schon lange überfällig und vervollständigen unser Bild von den Ursachen und den Auswirkungen von Parodontitis, Karies und andere orale Erkrankungen.

Unsere Ernährung besitzt die Macht, die wunderbaren Heilkräfte unserer Zellen zu aktivieren. In Hinblick auf die tiefgreifende Studienlage zu diesem Thema wird deutlich, dass sich uns heute die einmalige Gelegenheit bietet, länger und besser zu leben als je zuvor. Alles, was wir tun müssen, ist, uns anders (besser) zu ernähren.

Ich bin ein ausgesprochener Verfechter einer nährstoffreichen Ernährungsweise, d. h. einer pflanzlichen Ernährung, die sich die reichhaltigen, abwechslungsreichen, entzündungshemmenden und Krebs bekämpfenden Eigenschaften der Pflanzen und ihrer wunderbaren Inhaltsstoffe zunutze macht. Zu einer nährstoffreichen pflanzlichen Ernährung gehören Bohnen, Pilze, Zwiebeln, grünes Blattgemüse, Beeren und Samen. Diese ergänzen sich alle hervorragend in ihren Wirkungen und lassen sich in ihren vielfältigen Eigenschaften perfekt aufeinander abstimmen, um ein krebsfreies und langes Leben zu ermöglichen.

Vitales, grünes Gemüse ist der Schlüssel zu einem langen und gesunden Leben. Grünes Gemüse hält nicht nur die Reparaturmechanismen unseres Körpers in Gang, sondern auch die normale Immunfunktion aufrecht. Es verhindert Veränderungen in unserer Geninformation, die – wenn sie ungehindert stattfinden können – die Entstehung von Krebs begünstigen. Und nun hat sich herausgestellt, dass grünes Gemüse eine wichtige Rolle für Zahngesundheit und Kariesprophylaxe spielt. Wie könnte es anders sein!

Auch hier lautet die Botschaft: Die Ernährung ist ein mächtiges Instrument und grünes Gemüse ist wahrscheinlich das machtvollste Nahrungsmittel, um Krebserkrankungen zu verhindern und die Lebenserwartung zu steigern. Und es sind genau diese Pflanzen, die auch Zahnfleisch und Zähne schützen.

Heutzutage haben wir die Wahl. Wir können uns super gesund ernähren und uns selbst mit Nahrungsmitteln schützen, die dafür sorgen können, dass wir auch mit zunehmendem Alter gesund bleiben und ernsten Krankheiten aus dem Weg gehen. Das ist wissenschaftlich bewiesen. Oder wir können uns so ungesund ernähren wie noch nie, dabei Herzinfarkte, Schlaganfälle und Krebs bekommen und obendrein noch unsere Zähne verlieren. Es liegt an Ihnen. Ich jedenfalls drücke Ihnen die Daumen und hoffe, dass Sie dieses Buch von vorne bis hinten genau lesen werden. Und natürlich hoffe ich auch, dass Sie sich gesund ernähren und ein langes, gesundes Leben genießen können.

DR. JOEL FUHRMAN
7-facher New York Times Bestsellerautor, unter anderem
von *Eat to Live* und *Fastfood kann tödlich sein*

www.drfuhrman.com

Vorwort der Autoren

Mundgesundheit ist vor allem eine Frage der Mundhygiene – sollte man meinen. Und so meinten wir auch – bis wir wenige Jahre vor Beginn dieses Buches unsere Ernährung veränderten und damit Schritt für Schritt auch unseren Blick auf die Mundgesundheit. Mit jedem verlorenen Kilo an Körpergewicht wurde uns bewusster, dass irgendetwas mit der »normalen« Ernährung und dem klassischen Blick auf den »bösen« Zahnbelag nicht stimmen konnte. Rückblickend betrachtet lebten wir in einer Welt mit Leitgedanken wie: »Iss, was du willst und was dir schmeckt – alles, zu jeder Zeit«, »Man muss nur genug Sport machen, dann wird man auch nicht dick«, »Essen ist für die Zähne kein Problem, solange du nur jede Stelle im Mund gründlich reinigst« und »Parodontitis, Diabetes, Übergewicht und Herz-Kreislauf-Erkrankungen sind Alterserkrankungen und werden einen mit zunehmenden Alter sowieso treffen«. Von daher war die Erfahrung, den Körper mit Ernährung wesentlich beeinflussen zu können, eine unglaubliche Bereicherung. Und wir waren in der glücklichen Situation, unsere Erfahrungen in wissenschaftliche Studien münden lassen zu können. Die Ergebnisse dieser Studien waren sehr eindrucksvoll und zeigten uns einmal mehr, dass wir in der richtigen Richtung unterwegs waren. Wir sehen es mittlerweile als ein großes Geschenk und Glück, als Zahnärzte unseren Patienten nicht nur zu gesünderen Zähnen und Zahnfleisch zu verhelfen, sondern »nebenbei« noch zu einer besseren Allgemeingesundheit. Es vergeht kaum ein Termin, an dem Patienten nicht berichten, was sie Großartiges für ihre Gesundheit erreicht haben: Einige beginnen damit, den Zucker wegzulassen, und verlieren dabei urplötzlich 3 kg Körpergewicht, wieder andere integrieren täglich mehr Gemüse in ihre Gerichte und stellen plötzlich fest, dass sich ihr Blutdruck gesenkt hat. Wie das funktioniert und auf welchen Prinzipien eine solche (nicht nur) mundgesunde Ernährung basiert, wollen wir Ihnen in diesem Buch vorstellen. Wir haben uns dabei nach besten Kräften bemüht, nicht in unseren gewohnten wissenschaftlichen Sprachgebrauch zu verfallen. Wenn es hier und da allerdings doch passiert sein sollte, sehen Sie uns dies bitte nach.

Wir wünschen Ihnen mit diesem Buch ganz viel Vergnügen beim Lesen, beim Schmecken, beim Auf-die-Probe-Stellen von Ernährungsgewohnheiten und vor allem ganz viel Gesundheit, die sich dabei »nebenbei« einstellen darf.

Herzlichst,
Johan Wölber & Christian Tennert

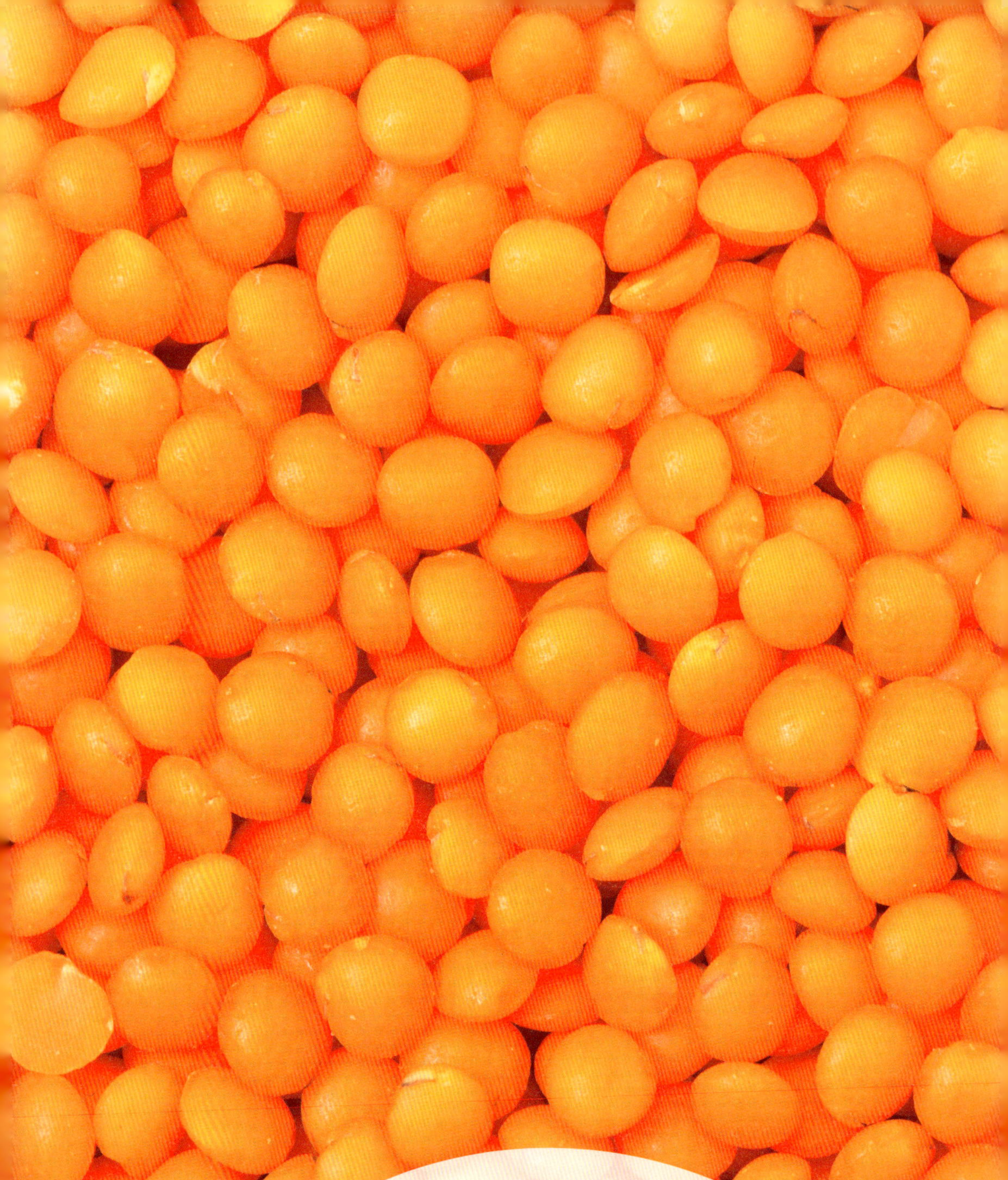

Wichtiger Hinweis: Bitte führen Sie Ernährungsumstellungen nur in Rücksprache mit Ihrem Arzt durch, insbesondere wenn Sie derzeit regelmäßig Medikamente zu sich nehmen. Die Medikamente müssen ggf. reduziert bzw. neu dosiert werden.

EINLEITUNG

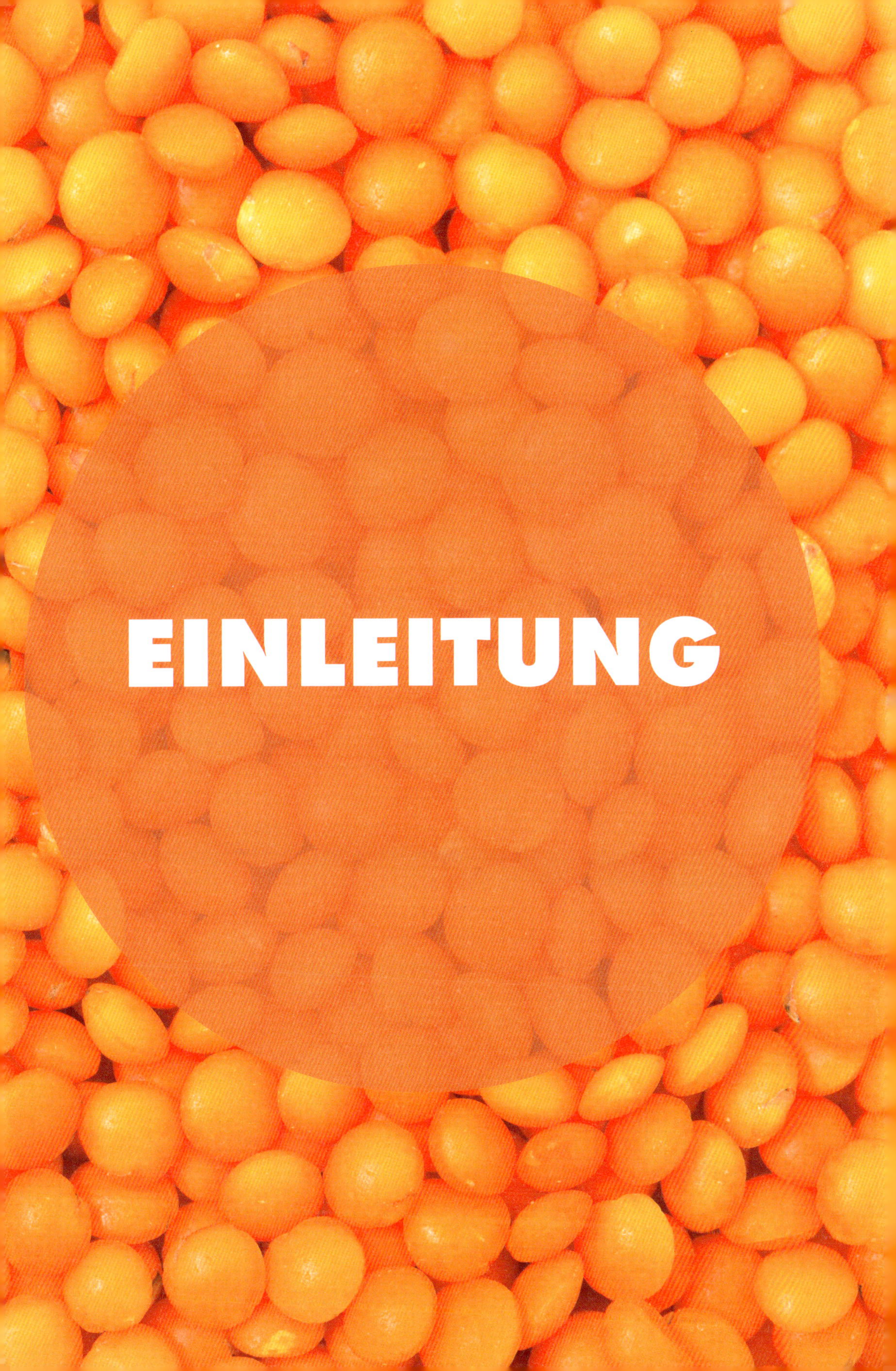

Erinnern Sie sich an Ihre letzten Zahnarztbesuche zurück? Kennen Sie dieses mulmige Gefühl, wenn Sie zum Zahnarzt gehen? Den steigenden Puls vorher und das Glücksgefühl, wenn es vorbei ist? Und immer die Angst: »Hoffentlich findet er nichts!« Denn ein Loch bedeutet mitunter eine Fülle von weiteren Unannehmlichkeiten und oft auch Schmerzen.

Das klingt ein wenig danach, als hätten gesunde Zähne und Zahnfleisch etwas mit Glück zu tun: Habe ich es geschafft, alle Bereiche beim Zähneputzen gut zu reinigen, oder habe ich etwa eine Stelle ausgelassen? Die gesamte Kontrolle über die Mundgesundheit scheint uns offenbar nicht zu obliegen. Wenn wir als Zahnärzte Patienten fragen, warum eine Karies entstanden ist, dann antworten sie in der Regel: »Ich habe schlecht geputzt, oder?« Aber ist das die richtige Antwort? Und warum ist der Mensch auf unserem Planeten die einzige Spezies, die so stark auf das Zähneputzen angewiesen ist? Oder wer hat schon mal einen Affen mit einer Zahnbürste gesehen? Derzeit sind in Deutschland täglich rund 60.000 Zahnärzte damit beschäftigt, Schäden an Zähnen zu behandeln, vorzubeugen und fehlende Zähne zu ersetzen. Ist diese Zahl im Verhältnis zu anderen Lebewesen normal?

In der zahnärztlichen Praxis besteht die Prophylaxe bezüglich Karies zumeist in halbjährlicher oder jährlicher Kontrolle der Zähne. Die »klassischen« zahnärztlichen Therapiekonzepte sind Mundhygieneunterricht zur intensiveren Entfernung der Beläge (»Sie müssen öfter Zahnseide benutzen!«) und eine professionelle Zahnreinigung in der Zahnarztpraxis durch das Prophylaxepersonal (»Sie brauchen eine professionelle Zahnreinigung!«). Werden bei Kontrolluntersuchungen kariöse Stellen entdeckt, sind folglich zahnärztliche Therapien wie Füllungen, Kronen oder – falls der Zahn gezogen werden muss – sogar Zahnersatz erforderlich. Die Ernährung wird in zahnärztlichen Praxen nur selten thematisiert. Wir als Zahnärzte haben es in den meisten Fällen jedoch mit Erkrankungen zu tun, die hauptsächlich durch die Ernährung bzw. durch den Lifestyle bedingt sind. Karies ist die häufigste chronische Erkrankung des Menschen.

Diese »Löcher« in den Zähnen sind das Ergebnis eines Prozesses, bei dem Ausscheidungsprodukte von Bakterien in der Mundhöhle zu einem Herauslösen von Mineralien aus der Zahnhartsubstanz führen. Diese Ausscheidungsprodukte (Säuren) entstehen durch das Verstoffwechseln einfacher Kohlenhydrate aus der Nahrung und über längere Zeit sorgen sie wiederum für eben diese »Löcher«.

Karies, Zahnfleischentzündung (Gingivitis) und Knochenverlust um die Zähne (Parodontitis) haben größtenteils ihre Ursache in einer ungeeigneten Ernährung. Doch in unserer Ausbildung zum Zahnarzt, in fast sechs Jahren Studium, wurde uns das nicht so klar vermittelt. Vielmehr lag der Fokus des Studiums gerade in der zweiten Hälfte der Ausbildung überwiegend im Erlernen der praktischen Arbeiten am Patienten und im zahntechnischen Labor. Es ist

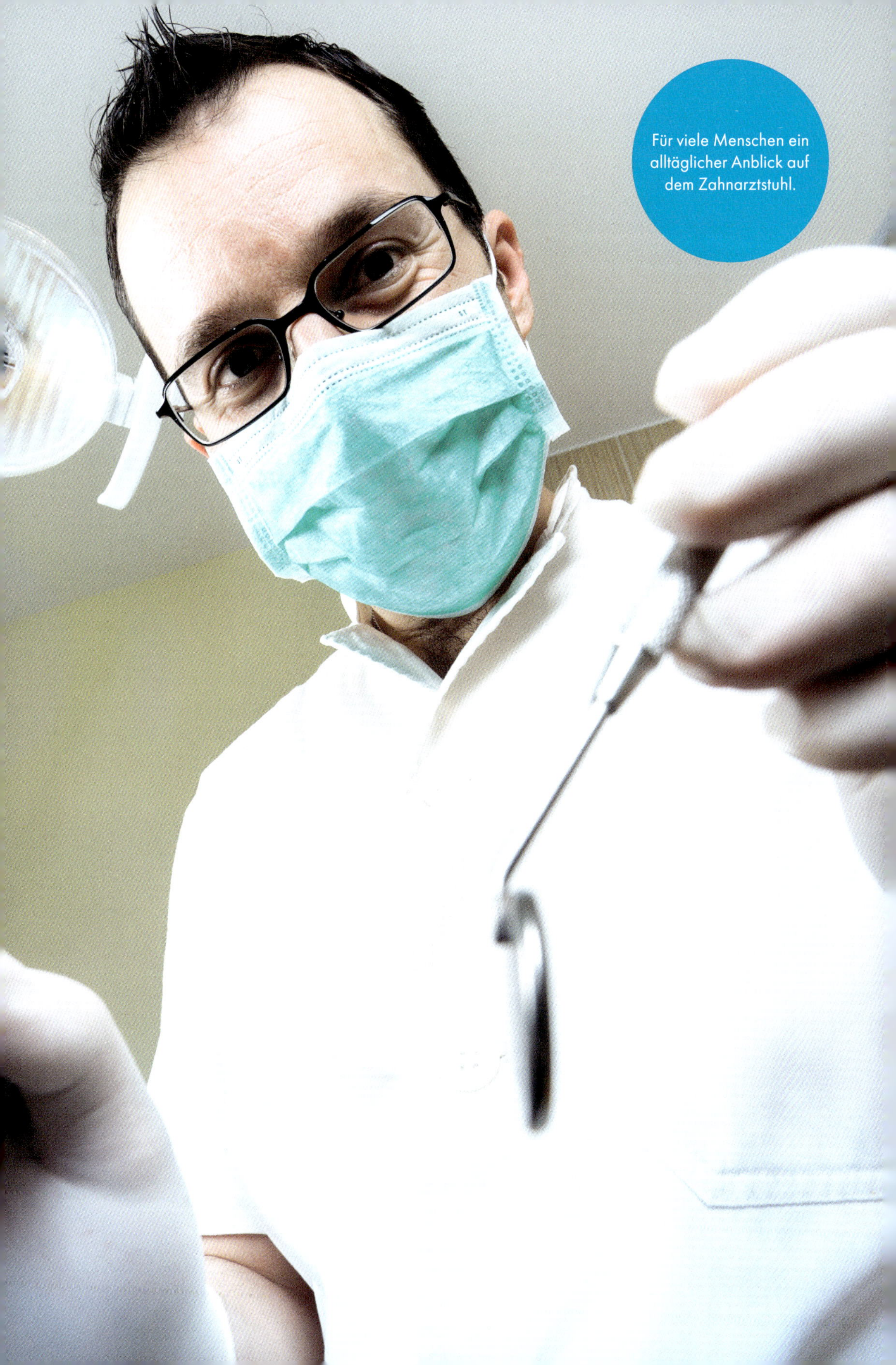
Für viele Menschen ein alltäglicher Anblick auf dem Zahnarztstuhl.

vielmehr eine Ausbildung zum bohrenden und reparierenden Zahnarzt. Denn letztendlich ist es auch das, womit der Zahnarzt sein Geld verdienen muss.

In Deutschland sind derzeit etwa 98 % der Bevölkerung von Karies betroffen. Es ist die häufigste Ursache für den Verlust von Zähnen und Schmerzen in der Mundhöhle. In unseren Kliniken stellen sich täglich auch Kinder mit Zahnschmerzen vor.

CHRISTIAN TENNERT

Eine Mutter kam mit ihrem 8-jährigen Sohn in meine Sprechstunde, da sie dunkle Flecken an seinen Milchzähnen entdeckt hatte. Als ich dem Kind in den Mund schaute, sah ich an nahezu allen Backenzähnen Karies. Ich sagte der Mutter, ihr Sohn habe Karies, und fragte den Jungen, was er denn so isst und trinkt. Zum Frühstück gebe es Frühstücksflocken mit Kakao und Orangensaft zum Trinken, in der Schule vormittags einen Schokoriegel oder Kekse, am Mittag zu Hause ein von der Mutter zubereitetes Gericht, meist Nudeln, weißer Reis oder Kartoffelbrei mit Fleisch und etwas Gemüse. Abends isst die gesamte Familie zusammen Brote mit Wurst und Käse. Als Zwischenmahlzeiten würde er hin und wieder Schokoriegel oder Kekse essen. Die ganze Familie trinke zu Hause nur Zitronenlimonade. Ich fragte die Mutter, ob sie wisse, wie eine Karies entsteht. Sie sagte mir: »Er putzt nicht gern Zähne, was soll ich denn da machen?« Ist es wirklich allein das schlechte Putzen, was bei dem Kind die Karies verursacht? Sicherlich nicht. Schauen Sie sich seine Ernährung an: Frühstücksflocken, Kakao, Orangensaft, Nudeln, weißer Reis, Brot, Zitronenlimonade. Diese Nahrungsmittel enthalten Zucker und Kohlenhydrate in stark prozessierter Form. Bei deren Verstoffwechselung durch bestimmte Bakterien werden Säuren freigesetzt, die in der Mundhöhle Karies entstehen lassen können.

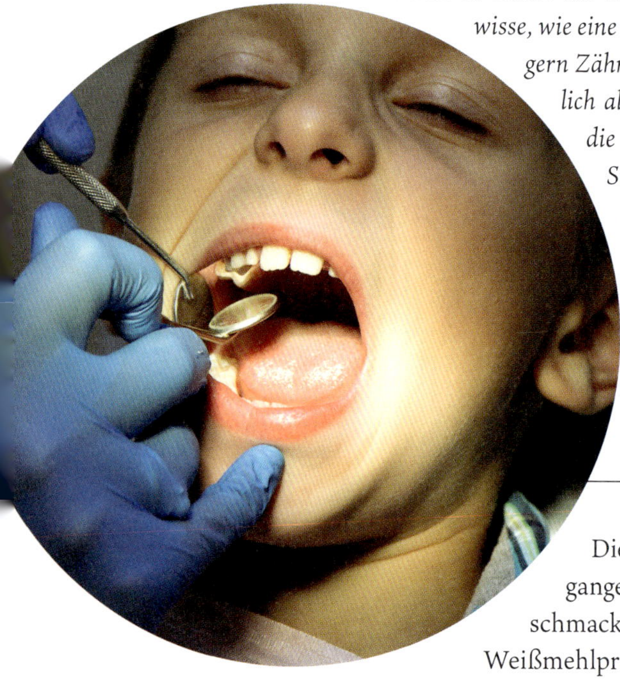

Die Nahrungsmittelindustrie hat in den vergangen 70 bis 80 Jahren für den Menschen sehr schmackhafte Nahrungsmittel kreiert. Süßigkeiten, Weißmehlprodukte wie Nudeln und Backwaren und Fertiggerichte sind Beispiele für industriell hergestellte Nahrungsmittel, die in ihrer natürlichen Form stark verändert wurden oder denen Zucker zugesetzt wurde. Aber manchmal muss es gar nicht die Industrie sein, die den Zucker verarbeitet.

JOHAN WÖLBER

In meiner Sprechstunde stellte sich ein Patient mit einer schweren Parodontitis und einem gleichzeitigen Körpergewicht von 150 kg vor. Mit meinem Wissen um die Bedeutung von Blutzuckerschwankungen sowohl für die Parodontitis als auch das Übergewicht suchte ich gemeinsam mit dem Patienten nach Gründen für diese starke Entzündungsreaktion und das vorhandene Übergewicht in seinem Ernährungsverhalten. Auf den ersten Blick schien der Patient jedoch nichts zu essen, was sein hohes Gewicht rechtfertigen würde: morgens Müsli mit einem Kaffee, mittags viel Gemüse, einen Teil Fleisch und mehr oder weniger stärkehaltiges Gemüse (wie Kartoffeln) und abends Vollkornbrot mit Käse. Nach intensiverem Überlegen fragte mich der Patient jedoch, ob Apfelsaft denn auch dick machen könnte. Er habe einen Hof mit vielen Apfelbäumen und da er es schade findet, Äpfel wegschmeißen zu müssen, machte er viel Saft draus. Und nun kommt's: Davon trinkt er am Tag regelmäßig drei Liter! Erstaunlicherweise fand sich bei dem Patienten keine einzige Karies, was auf sein gutes Zähneputzen zurückgeführt werden kann. Und obwohl die Zähne an sich gesund geblieben sind, nahm der Patient im Laufe der Jahre durch den hohen Zuckerkonsum zu und es zeigten sich erste Entzündungserkrankungen wie die Parodontitis. Der Patient bedankte sich sehr für diesen Hinweis (es hatte ihn bisher noch kein Arzt darauf angesprochen, dass Apfelsaft auch schädlich sein könnte) und ging mit dem Plan nach Hause, den Apfelsaftkonsum zumindest um die Hälfte zu reduzieren. In der nächsten Kontrollsitzung kam der Patient mit sage und schreibe 10 kg weniger zu Besuch. Dementsprechend war er auch total glücklich, endlich einen Schlüssel zum Abnehmen gefunden zu haben.

Nachdem der Homo sapiens sesshaft geworden ist und vor allem im Laufe des 20. Jahrhunderts haben sich die Ernährungsgewohnheiten sehr stark verändert. Die Ernährung der westlichen Industrieländer, die zum Großteil aus industriellen Nahrungsmitteln besteht, wird auch als »Western Diet« bezeichnet und breitet sich mittlerweile Stück für Stück auf dem gesamten Globus aus. Lebensmittel dienen dabei vorwiegend als Energiequelle oder auch als Genussmittel. Industrielle Fertignahrung kann den Alltag erheblich erleichtern und unser Zufriedenheitsgefühl steigern. Die Lebensmittel sollen gut schmecken und dazu preiswert, vielfältig und überall, rund um die Uhr und vor allem schnell verfügbar sein. Aber ist diese ja beinahe künstliche Nahrung überhaupt für uns geeignet?

Ärzte und Zahnärzte thematisieren die Ernährung kaum bei ihren Patienten. Doch woran liegt das? Ist es die ungenügende Ausbildung auf diesem Gebiet, die Scheu, sich tiefgründiger mit seinem Patienten zu befassen? Oder ist es die Angst davor, als Zahnarzt vielleicht unwirtschaftlich zu arbeiten, da Bohren von den Krankenkassen besser entlohnt wird als das Gespräch mit dem Patienten? Und sicherlich gibt es auch nur wenige Patienten, die von ihrem Zahnarzt ein Gespräch über ihre Ernährungsgewohnheiten erwarten.

Wir selbst begannen uns mit dem Thema Ernährung zu beschäftigen, als wir etwas Gewicht verlieren wollten. Mit etwas Recherche im Internet und Literatur von Fitnessexperten fingen wir an, auf Nahrungsmittel zu verzichten, die Zucker enthielten oder aus Mehl hergestellt waren. Diese Nahrungsmittel sind in der Regel sehr kalorienreich. Obst, Gemüse und tierische Nahrungsmittel standen dafür mehr bei uns auf dem Speiseplan. Allein dadurch nahmen wir in wenigen Monaten etwa 8 bis 10 kg ab. Was uns dabei sehr schwerfiel, war der Verzicht auf Süßes. Die Lösung war zunächst folgende: Wir räumten uns in den ersten Monaten einen Tag in der Woche, unseren sogenannten »Überernährungstag«, ein. An diesem durften wir uns alles gönnen, worauf wir Lust hatten: Schokopudding, Crêpes, Schokoriegel, Weißbrot mit Honig, auch Fast Food. Das half uns anfangs über den Rest der Woche hinweg, an dem wir strikt an unserer Ernährungsweise festhielten. Auch wenn dann mal Heißhunger auf Süßes oder andere eher ungesunde Dinge aufkam, war die Aussicht auf den Überernährungstag unser »Rettungsboot« in der Anfangsphase. Irgendwann wurde uns bewusst, dass dies kein »Gönnen« war, sondern die letzten Fitzel einer weniger werdenden Abhängigkeit. Und nach einigen Monaten brauchten wir den Überernährungstag nicht mehr, denn das Verlangen nach Süßigkeiten verschwand.

Wir recherchierten stetig weiter, da uns dieses weite Feld der Ernährung mit all seinen Facetten immer mehr zu faszinieren begann. Schließlich beschäftigten wir uns auch wissenschaftlich mit dem Einfluss der Ernährung auf zahnmedizinische Erkrankungen und ahnten nicht, welches Potenzial die Ernährung in der Vorsorge und Therapie von Karies, Gingivitis und Parodontitis hatte. So schien es uns sogar möglich, durch eine geeignete Ernährung Entzündungen in der Mundhöhle vorzubeugen oder antientzündliche Wirkung zu erzielen. Dies mündete in wissenschaftliche Studien, die wir an unserer Universität in Freiburg durchführten und wodurch wir die Effekte der Ernährung in der Mundhöhle belegen konnten.

Was uns jedoch sehr mühsam erschien und Jahre in Anspruch nahm, war es, bei der Fülle an Informationen über Ernährungsformen, Ernährungsempfehlungen, vermeintlichen Superfoods, unbedingt zu vermeidenden Nahrungsmitteln in Podcasts, Büchern, Zeitschriften, Fernsehbeiträgen und im Internet das »Richtige« herauszufiltern.

CHRISTIAN TENNERT

Ich selbst probierte über längere Zeit, meist Monate bis Jahre, verschiedene Ernährungsformen aus, da es mich stark interessierte, wie es mir mit einer bestimmten Ernährungsweise geht – also auch wie fit ich mich fühle, da ich sportlich sehr aktiv bin. Wichtig war mir auch, wie einfach oder schwierig die tägliche Umsetzung ist, wie ist es, wenn ich mal mit Freunden oder Bekannten essen gehe oder eingeladen bin. Mir ging es also nicht nur um die Gesundheit, sondern auch wie sozialkompatibel ich sein kann, wie zeitaufwendig die Zubereitung von Gerichten usw. ist. Das war für mich eine sehr spannende Reise.

Wir entschlossen beide, aus privatem und zahnärztlich-ärztlichem Interesse eine Weiterbildung zum Ernährungsmediziner bei der Deutschen Gesellschaft für Ernährungsmedizin zu absolvieren und uns intensiv mit dem Einfluss der Ernährung auf den gesamten Körper auseinanderzusetzen. Eine solche Spezialisierung ist für Zahnärzte sehr außergewöhnlich, in Deutschland gibt es nur sehr wenige Zahnärzte, die diesen Weg eingeschlagen haben.

Dieses Buch soll Zahnärzten, Ärzten, Patienten und allen weiteren Interessierten anschaulich darstellen, wie Karies, Gingivitis und Parodontitis entstehen (Kapitel 2) und welche Rolle unsere moderne Ernährung und der Lebensstil bei diesen Erkrankungen spielen (Kapitel 3). Sie werden lernen, wie eine mundgesunde Ernährung gestaltet werden kann, die nicht nur vorbeugend, sondern auch unterstützend zur Therapie beiträgt (Kapitel 4) und wie eine Gesellschaft insgesamt besser mit dem Thema Ernährung und Gesundheit umgehen könnte (Kapitel 5). Und um Ihnen die Umsetzung einer mundgesunden Ernährung zu erleichtern, bekommen Sie eine Anleitung mit leckeren Rezepten und praktischen Tipps (Kapitel 6). Aber kommen wir zuerst noch mal zurück zu unserer anfangs gestellten Frage: Wer hat schon mal einen Affen mit einer Zahnbürste gesehen?

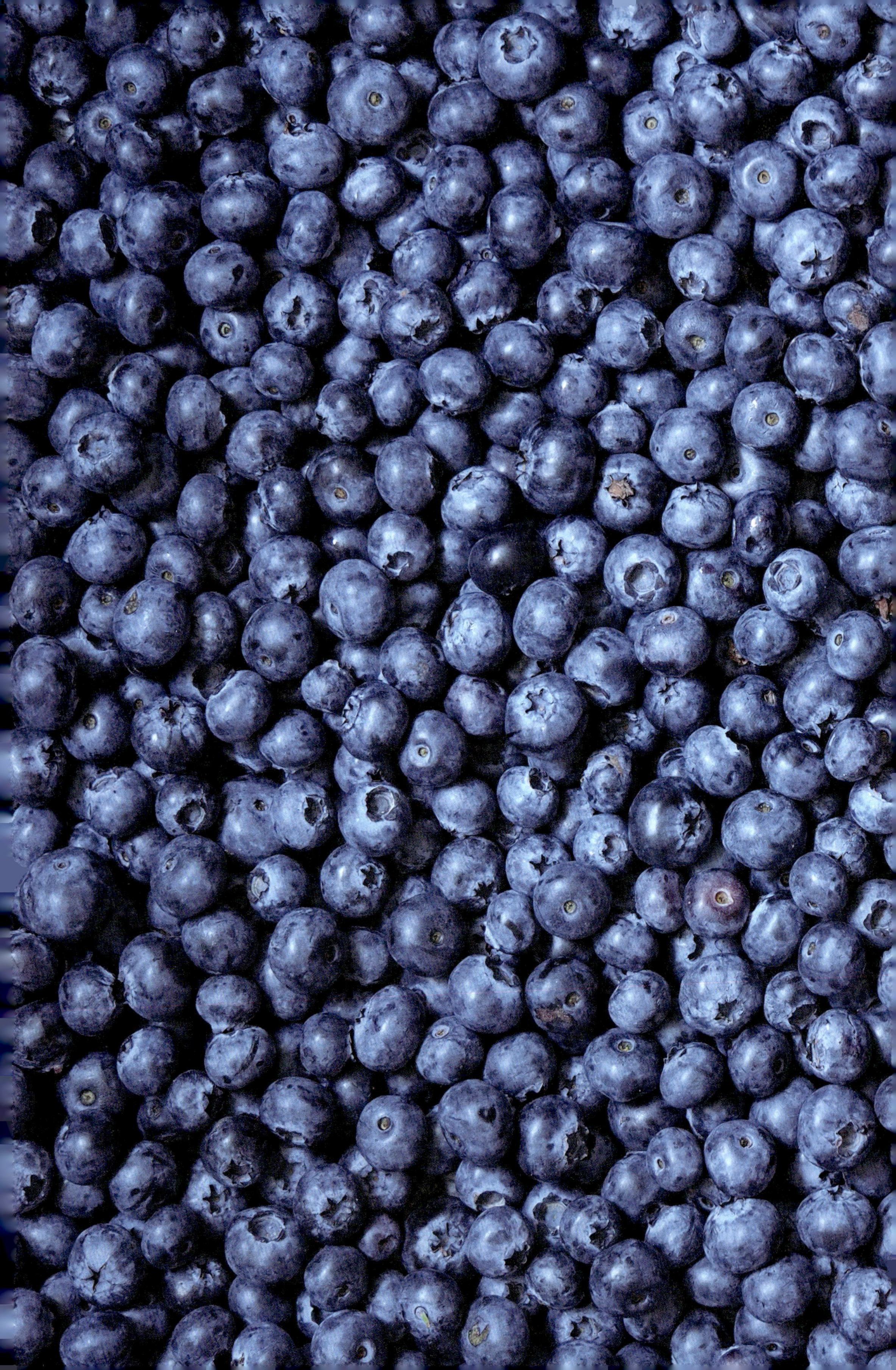

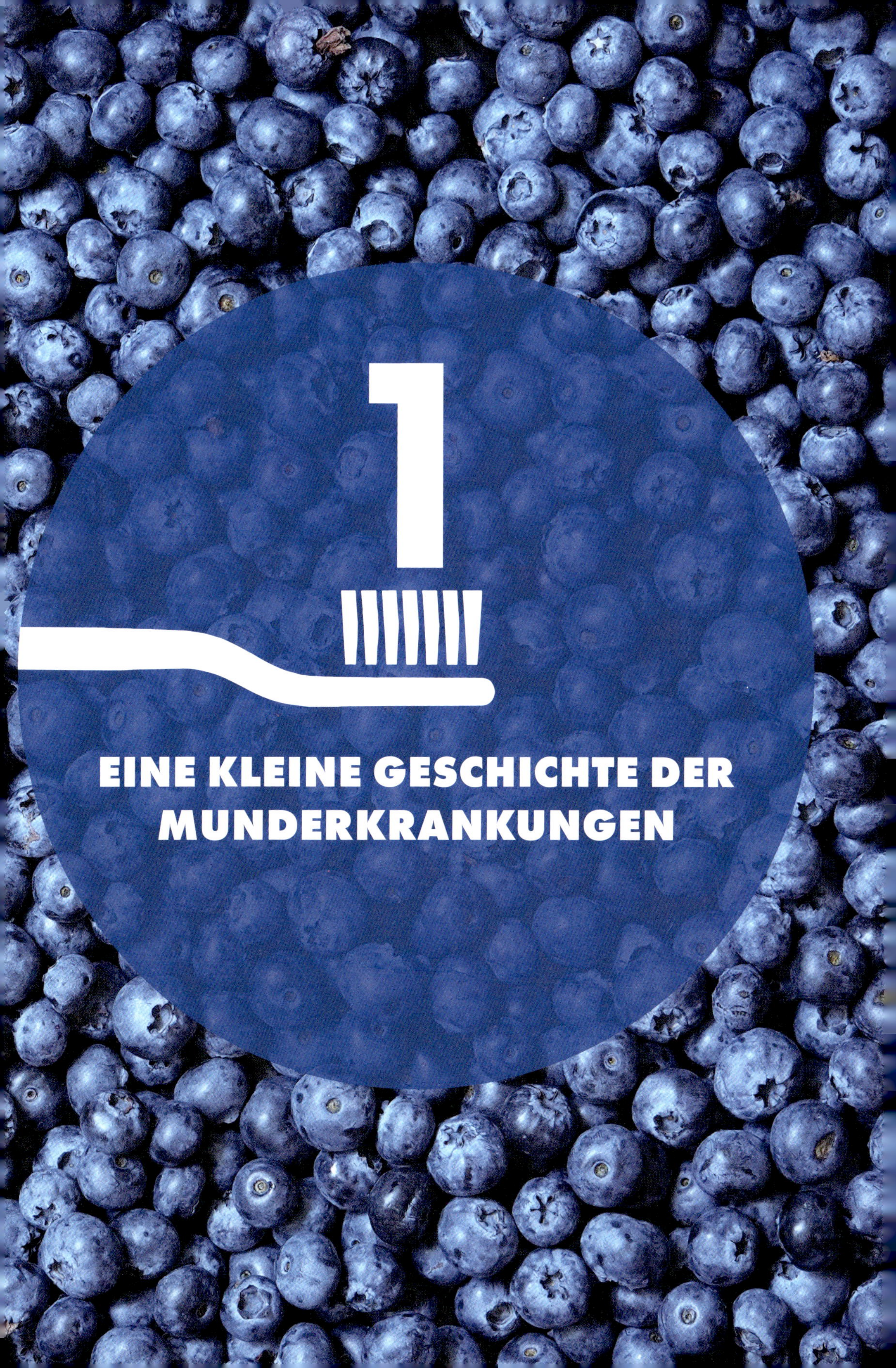

1 EINE KLEINE GESCHICHTE DER MUNDERKRANKUNGEN

Betrachten wir unsere nächsten artverwandten Affen in freier Natur, so zeigen diese tatsächlich nahezu keine Karies und weitaus geringere Raten an Parodontitis, als wir es derzeit beim Homo sapiens sehen. Und auch die Funde in Marokko des bis dato ersten Homo sapiens von vor 300.000 Jahren weisen keine Karies und einen normalen Knochenverlauf um die Zähne auf. Und das ohne Mundhygiene und zahnärztliche Versorgung? Wir gehen davon aus, dass in Deutschland unter jungen Erwachsenen die Hälfte eine mittelschwere bis schwere Parodontitis und jeder dritte Zahn bereits Karieserfahrung hat. Was ist passiert? Wir laden Sie ein zu einer spannenden Reise durch die Geschichte der Munderkrankungen und der Suche nach ihren Ursachen.

Wenn die meisten Menschen der Ansicht sind, dass eine schlechte Mundhygiene für Karies und Zahnfleischbluten verantwortlich ist, dann hat dieser Gedanke natürlich irgendwo seinen Ursprung. Eine der wahrscheinlich ersten Erwähnungen, dass eine »Bearbeitung« des Mundes mit einer Art Zahnpasta zur Prävention von Zahnerkrankungen sinnvoll ist, findet sich im ägyptischen Papyrus Ebers, was auf ca. 1.500 v. u. Z. datiert ist (mit Wissen von vor rund 4.000 Jahren). Und auch im antiken Griechenland widmete sich Hippokrates ca. 350 v. u. Z. dem Thema Mundhygiene. Seine empfohlene Rezeptur würde allerdings zu heutigen Zeiten wohl eher auf Ablehnung stoßen: Man verbrenne einen Hasen und zwei Mäuse, nehme aber vorher bis auf die Leber und die Niere alle Gedärme heraus. Die verkokelten Überreste sollten dann als Zahnpasta für »saubere Zähne und einen süßen Mundgeruch« verwendet werden.[1]

Dann kam die Zeit des Mittelalters – und da war es, was das Thema Mundhygiene angeht, eher finster. Erst in einem Buch eines unbekannten deutschen Verfassers mit dem Titel »Die Zene Artzney« aus dem Jahr 1530 wurde auf die Mundgesundheit eingegangen und empfohlen, den Mund mit gebranntem Kalk und Essig zu spülen. Der Zahnbelag schien also schuld an allem Übel zu sein. Als sich mit dem Beginn der Renaissance die Wissenschaft und die technischen Möglichkeiten rasant weiterentwickelten, begannen einige Forscher, sich diesen Zahnbelag genauer anzuschauen.

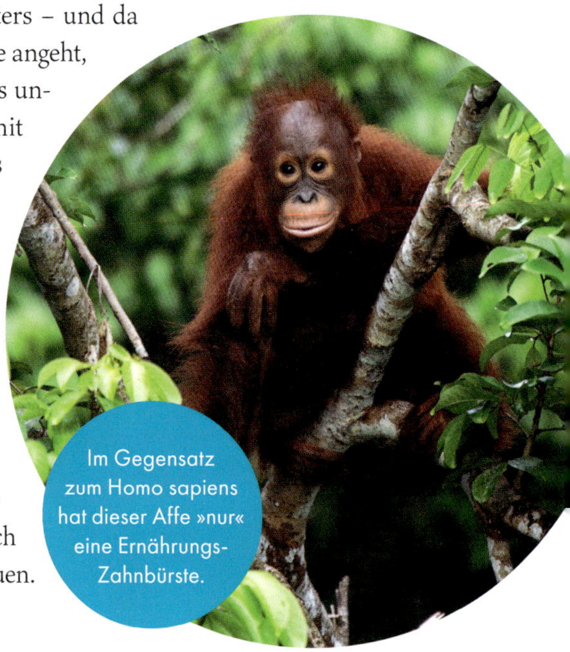

Im Gegensatz zum Homo sapiens hat dieser Affe »nur« eine Ernährungs-Zahnbürste.

Karius und Baktus

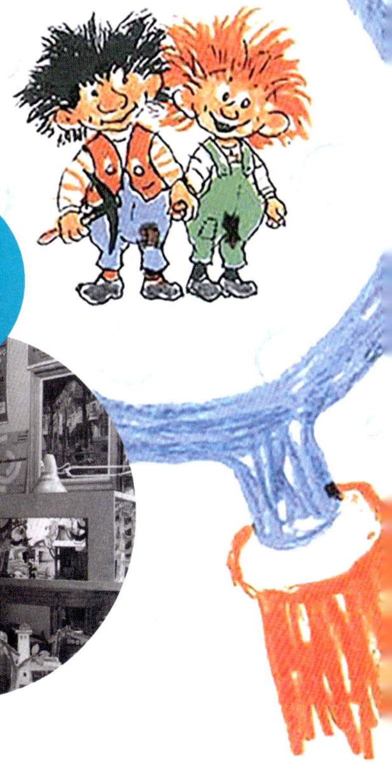

Karius und Baktus und ihr Erfinder Thorbjörn Egner.

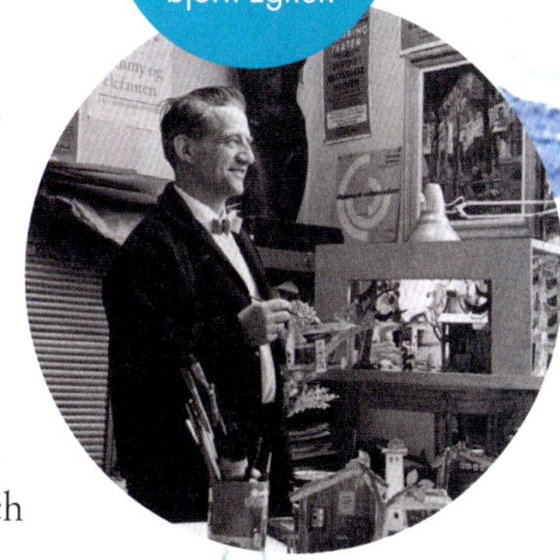

Schon lange bevor der Norweger Thorbjörn Egner 1949 in einem Kinderbuch »Karius und Baktus« zum Leben erweckte, wurde Bakterien die Schuld in die Schuhe geschoben. Wie kam es dazu?

Es war im Jahr 1683, als der holländische Naturforscher und Weiterentwickler des Mikroskops Antoni van Leeuwenhoek in einem Brief an die Royal Society in London die ersten Bakterien beschrieb. Er machte damals schon die Bemerkung, dass der ganze Mundraum voll von ihnen sei und dass sein Zahnfleisch bei guter Reinigung nicht blute.

Einige Berichte zeigten, dass Zucker und süße Lebensmittel im 16. Jahrhundert sehr rar waren. Es galt sogar als schick, sich in niederen Bevölkerungsschichten die Zähne schwarz zu färben. Denn nur wer vermögend war, konnte sich Zucker und Süßes leisten. Heute gilt dies für weiße Zähne und der Handel mit Zahnaufhellungsprodukten floriert.

Trotz der bakteriellen Erkenntnis waren die folgenden Jahre zahngesundheitsmäßig gesehen eher als mau zu bezeichnen. Einen Tiefpunkt menschlicher Mundgesundheit erreichte dabei der Sonnenkönig Ludwig der XIV. (1638 bis 1715).[2] Die königliche Ernährung setzte dem Monarchen so zu, dass so gut wie jeder Zahn kariös wurde. Da das damalige Therapiekonzept seines Hofzahnarztes lediglich die Zange kannte, wurden dem König nach und nach alle Zähne gezogen. Dabei brach der königliche Kiefer und ihn begleitete von nun an eine unangenehm riechende Fistel, aus der ständig eitriges Sekret abfloss. Zudem lief ihm bei Genuss eines Glases Wein derselbige durch den löchrigen Oberkiefer wieder aus der Nase heraus. Wahrscheinlich kein Wunder, dass keine Bilder von einem lächelnden Monarchen angefertigt wurden. Stellen Sie sich vor, Sie hätten Ludwig als Tischpartner gehabt. Wusste der oberste Mann im Staate denn nicht, was er sich mit seiner Ernährung antat?

Antoni van Leeuwenhoek, der als Erster Bakterien beschrieb.

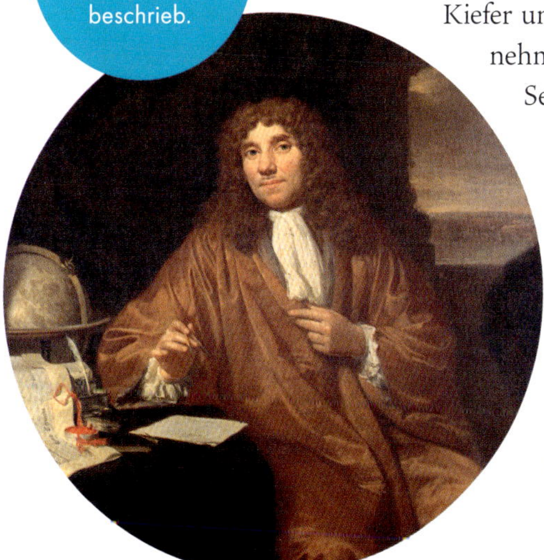

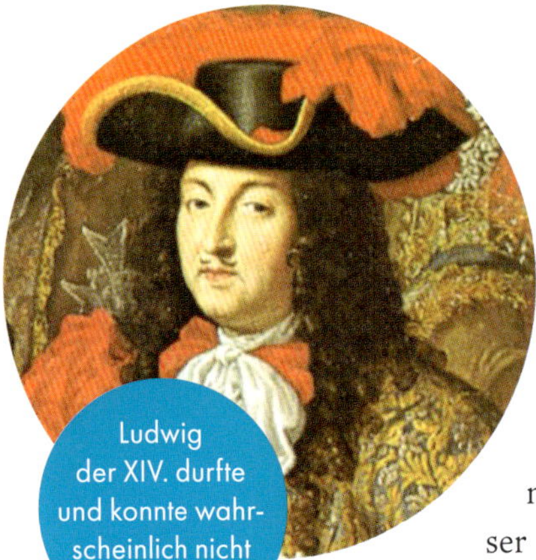

Ludwig der XIV. durfte und konnte wahrscheinlich nicht lächeln.

Was hätten uns wohl unsere Jäger-und-Sammler-Vorfahren zu diesem Thema berichtet? Dass sie Zahnbürsten brauchten? Dass sie Mundgeruch oder Zahnschmerzen hatten? Wahrscheinlich nicht. Wie Sie gleich sehen werden, wurde der Einfluss der Nahrung auf die Zahngesundheit menschheitsgeschichtlich erst relativ spät entdeckt. Zuvor galt die Annahme, dass der Zahnverfall völlig normal sei und er den Menschen nun mal sein Leben lang begleite. Aber wurden nach dieser Entdeckung Gegenmaßnahmen eingeleitet? Sollte etwa auf Zucker verzichten werden? Schauen wir, wie es weitergeht.

Ein wirklich wissenschaftlicher Durchbruch gelang dem amerikanischen Zahnarzt Willoughby Dayton Miller. Seit 1882 veröffentlichte er mehrere wissenschaftliche Studien, in denen er seine sogenannte chemoparasitäre Theorie darlegte. Miller zufolge verstoffwechselten bestimmte Bakterien in der Mundhöhle Kohlenhydrate zu Säuren, die wiederum die Zahnhartsubstanz auflösten. Seine Beobachtungen erfolgten zu den Zeiten des großen Infektiologen Robert Koch, bei dem Miller auch damals in Berlin Medizin studierte. Robert Koch entdeckte, dass die Tuberkulose durch das *Mycobacterium tuberculosis* ausgelöst wurde, und stellte infolge seiner Forschungen die sogenannten Koch'schen Postulate auf. Nach diesen muss, grob gesprochen, das Zufügen eines Bakteriums in einen Organismus eine bestimmte Krankheit hervorrufen und die Elimination desselben Keims diese Krankheit wieder beenden, wie es zum Beispiel bei der Tuberkulose der Fall ist. Die Koch'schen Postulate entsprechen heute immer noch den Anforderungen an (Infektions-)Krankheiten und Bakterien.

Miller und seine Zeitgenossen hätten durch die Entdeckung, dass orale Bakterien aus vergärbaren Kohlenhydraten (v.a. Zucker) Säuren produzieren, eigentlich logische Schlüsse ziehen können. Dann hätten sie nicht nur die Bakterien, sondern auch die verstoffwechselbaren Kohlenhydrate kritisch unter die Lupe genommen und sich fragen können: Kann so etwas wie Zucker, das die Zähne kaputt macht, für den Körper überhaupt gut sein? Miller entschied sich für den Weg, die Bakterien weiter als die Schuldigen zu betrachten, und entwickelte mit seinen Kollegen eine desinfizierende Zahnpasta.[3] Diesem Weg folgen wir heute weitestgehend immer noch: die chemomechanische Desinfektion der Zähne (oder auch Zähneputzen mit Zahnpasta genannt).

Wie ist Millers Weg zu verstehen? Konsumierte er selbst viel Zucker? War die verlockende Süßigkeit in der Gesellschaft zu stark verankert? Was sagten die Ärzte dazu? War Zucker für den Organismus höchst notwendig und von daher Karies nun mal ein begleitendes Übel? Wie auch alle Fragen lauten könnten, dem Zucker war das egal. Er begann durch Kolonialisierung und moderne Landwirtschaft jetzt sogar seinen eigentlichen Siegeszug. Die bereits angelaufene Industrialisierung katapultierte das »weiße Gold« als Massenware in alle gesellschaftliche Schichten.

Die Bakterien am Pranger – oder Robert Kochs Vermächtnis

Die Tatsache, dass Miller seine Theorie im Zeitalter Robert Kochs beschrieb, prägt uns bis heute. So wurden andere Einflüsse, wie die Ernährung oder der Lifestyle, stark in den Hintergrund gedrängt. Denn nach der Logik der Infektionstheorie können prinzipiell drei große Wege eingeschlagen werden: Vermeiden der Infektion, Impfung und anti-infektiöses Vorgehen (wie unter anderem mit Antibiotika). Diese Erkenntnisse haben Millionen von Menschen das Leben gerettet und den damaligen häufigsten Todesursachen, wie zum Beispiel den Durchfallerkrankungen, den Schrecken genommen. Allerdings greifen sie bei den Problemen des 21. Jh. wie Herz-Kreislauf-Erkrankungen, Krebs, Diabetes und Übergewicht nicht mehr.

Sie finden natürlich alle drei Prinzipien der »infektiösen Betrachtung« auch in der zahnmedizinischen Wissenschaft. So geisterte lange Zeit die Meldung umher, Mütter sollten auf keinen Fall den Schnuller ihres Babys ablutschen, da sie dadurch ihre Bakterien aus dem Speichel auf die Kleinen übertrugen. Impfungen gegen Karieskeime finden sich ebenfalls noch in der wissenschaftlichen Debatte.[4] Und das anti-infektiöse Vorgehen ist das derzeitige A und O der zahnmedizinischen Prophylaxe: Zähneputzen mit Zahnpasta, Fluoridpräparate in jeglicher Form, Mundspüllösungen, Antiseptika, antibakterielle Peptide, Silberionen, Antibiotika. Und das alles funktioniert sogar – zumindest einigermaßen und eben nur so lang, wie diese antibakteriellen Maßnahmen durchgeführt werden, also notgedrungen ein Leben lang. Es sei denn, es wird auf die Ernährung eingegangen.

Sind Karies und Parodontitis wirklich Infektionskrankheiten?

Zurück ins 19. Jahrhundert. Interessanterweise lehrte zur Zeit Robert Kochs auch ein französischer Mikrobiologe in Paris, nämlich Antoine Béchamp, der bereits mit Louis Pasteur, dem damals bekanntesten Mikrobiologen Frankreichs, nicht immer einer Meinung war. Aufgrund von Pasteur wird auch heute noch Kuhmilch »pasteurisiert«, also hoch erhitzt, und auch die Schutzimpfung geht auf ihn zurück. Pasteur war also ein Vollblut-Infektiologe. Béchamp prägte hingegen die Betrachtung des Milieus, in welchem sich die Bakterien befanden. Im Gegensatz zu Pasteur, dem nicht genug

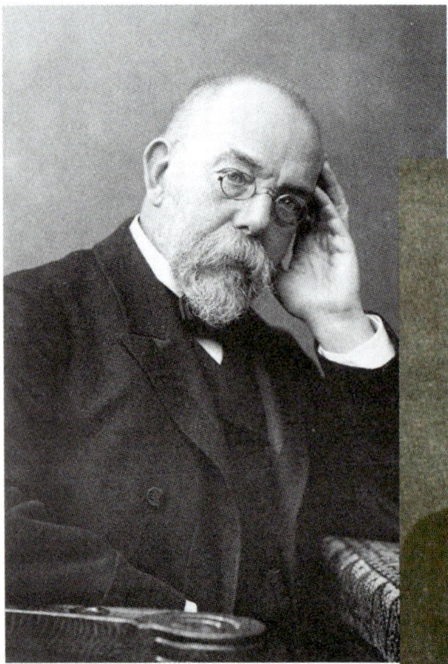

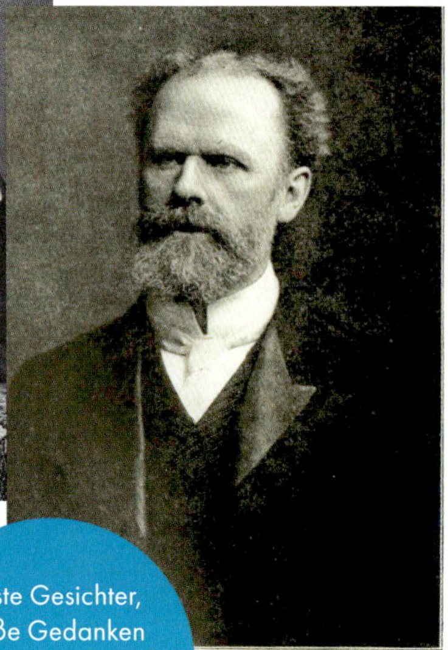

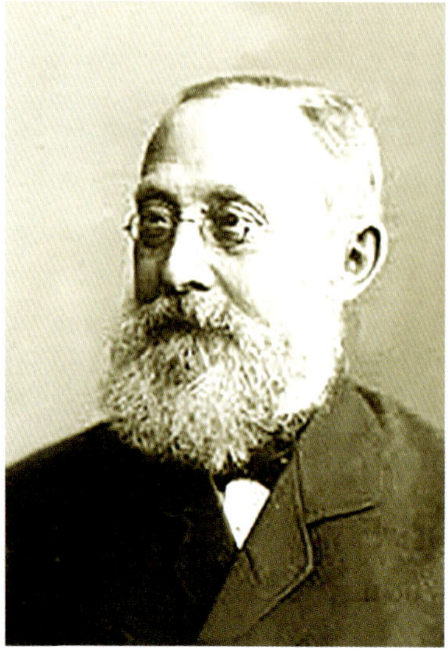

Ernste Gesichter, große Gedanken (v. l. n. r.): Robert Koch, Willoughby Miller, Antoine Béchamp.

Bakterien getötet werden konnten, postulierte Béchamp, dass es auch gesunde Bakterien gebe und sie grundlegend zum menschlichen Organismus gehörten. Welche Arten von Bakterien, dies sei dabei davon abhängig, in welcher Umgebung (Milieu) sie sich befänden. Béchamp konnte noch nichts davon wissen, dass Bakterien diesen Planeten bereits Milliarden Jahre vor Homo sapiens besiedelten. Wären sie so gefährlich gewesen, hätte sich unsere Spezies niemals entwickeln können.

Die »ökologische Betrachtung« Béchamps war in der Mikrobiologie nach damaligen Vorstellungen wirklich revolutionär. Sie können sich das auch analog zur Soziologie vorstellen: Gehen Sie mal zum Campen und Kanufahren in die Wälder. Würden Sie da auf einen Anzugträger mit Aktenkoffer treffen? Wohl kaum. In der Frankfurter Innenstadt werden Sie aber Probleme haben, einen gummistiefeltragenden Wildlife-Menschen mit einer Angel unterm Arm zu finden. Die Umgebung selektiert ihre hauptsächlichen Besucher. Oder andersherum: Menschen suchen sich die zu ihnen passende Umgebung aus.

Der Zusammenhang zwischen Bakterien und den Erkrankungen Karies und Parodontitis bescherte den Forschern und Zahnärzten ziemliche Schwierigkeiten. Konnte es sich tatsächlich um Infektionserkrankungen handeln? Auf lange Sicht scheiterten alle Versuche, die Erkrankungen mit Antibiotika, Impfungen oder Infektionsprophylaxe anzugehen. Der amerikanische Zahnarzt Thomas Hill war

1946 noch ganz angetan von seiner Antibiotika-Zahnpasta, für die er eine große Zukunft sah. 1956 bescheinigte er der Zahnpasta allerdings nur eine geringe Wirksamkeit – nach einem Versuch mit einem Jahr Daueranwendung! – und stellte fest, dass die Laktobazillen sich im Zahnbelag (Plaque) nicht dauerhaft verringerten.[5] Aus heutiger Sicht betrachtet wurden die Bakterien höchstwahrscheinlich einfach nur resistent gegen das Penicillin. Wie gesagt, Impfen wird immer noch diskutiert.[6]

Was den Forschern große Probleme bereitete war, dass Karies und Parodontitis eben nicht nur durch einen Keim hervorgerufen werden, sondern durch eine Vielzahl von Keimen, die sich auf der Oberfläche der Zähne in einem Biofilm, zahnmedizinisch auch als Plaque bezeichnet, befinden. Außerdem treten bei allen antibakteriellen Maßnahmen die Keime und damit auch die Erkrankung nach gewisser Zeit wieder auf. Im Versuch, dieses Dilemma doch noch infektiologisch zu erklären, modifizierte der renommierte Bakteriologe Sigmund Socransky sogar die Koch'schen Postulate für das Erkrankungsbild Parodontitis, um sie immer noch als »Infektionserkrankung« betrachten zu können.[7] So müsste in dieser Modifikation der Keim bei entzündetem Zahnfleisch in hoher Zahl vorliegen und bei gesundem Zahnfleisch in geringerer Zahl. Zudem sollte eine Entfernung des Keimes nicht mehr eine »Heilung« bedeuten, sondern nur noch eine Verbesserung.

Eine wesentliche Studie aus den 1965er-Jahren machte für die Zahnfleischentzündung den gesamten Bakterienschleimfilm (Biofilm) als Ursache für die Zahnfleischentzündung verantwortlich. Für die Untersuchung stellten 12 Probanden für 2 Wochen ihre Mundhygiene ein. Mit zunehmendem Zahnbelag entzündete sich auch das Zahnfleisch immer mehr. Mit Wiederaufnahme der Mundhygienemaßnahmen verschwand die Zahnfleischentzündung wieder. Vorab ein kleiner Hinweis: Wir wissen leider nicht, was die Probanden gegessen haben.

In letzter Logik der Infektionstheoretiker stellt die Sterilisation des Körpers das ultimative Ziel dar. Endlich ein Leben ohne Bakterien. Aber ob das so gut sein kann? Dazu gibt es keine Daten für den Homo sapiens, lediglich für Nagetiere: Paul Keyes und Robert J. Fitzgerald zogen in den frühen 1960er-Jahren unter Laborbedingungen Hamster keimfrei auf. Diese Hamster entwickelten auch unter zuckerreicher Nahrung tatsächlich keine Karies. Wurden sie jedoch mit *Streptococcus mutans,* dem prominentesten Keim der Karies, infiziert, bekamen auch sie Karies an ihren Nagezähnen. Dies bildete die Grundlage für die spezifische Plaquehypothese. Es müssen also bestimmte Keime in der Plaque vorhanden sein, damit die Erkrankung, in diesem Fall Karies, auftreten kann. Es wurden nach und nach weitere Karieskeime identifiziert, wobei Streptokokken und Laktobazillen die wichtigsten darstellen. Ob keimfreie Bedingungen jedoch anzustreben sind, ist sehr fraglich. Einerseits ist dies praktisch unmöglich, andererseits zeigten die keimfrei aufgezogenen Hamster neben kognitiven Defiziten und erhöhten Stresswerten viele andere Nebenerkrankungen.[8]

»Das Bakterium ist nichts, das Milieu ist alles.« Auch in der Mundhöhle?

Es sollte nochmals 100 Jahre dauern, bis der britische Mikrobiologe Philip Marsh die Bedeutung der Umgebung in seiner sogenannten »ökologischen Plaquehypothese« für den Mundbereich beschrieb. Marshs Arbeiten waren wirklich bahnbrechend, denn er konnte die vielen diffusen Annahmen und Theorien auf einen einfachen Faktor herunterbrechen: den pH-Wert.

Der pH-Wert ist ein Maß dafür, wie sauer oder basisch eine wässrige Lösung ist. Reines Wasser hat einen neutralen pH-Wert von 7, Zitronensaft liegt bei 2 bis 3, Seife bei 9 bis 10. Kariesbakterien, wie *Streptococcus mutans* oder die Laktobazillen, fühlen sich in einer richtig sauren Umgebung am wohlsten. Und sie tragen dementsprechend dazu bei, dass es richtig sauer wird. Durch die Verstoffwechselung von einfachen, vergärbaren Kohlenhydraten beziehen sie ihre Energie und produzieren Säuren, die sie in ihre Umgebung abgeben. Kariesbakterien können sich in diesem sauren Milieu sehr stark vermehren und verdrängen andere Bakterienarten.

In einem anschaulichen Experiment füllte Philip Marsh eine Mischung aus vielen verschiedenen Keimen aus dem Mund in einen Bioreaktor und veränderte anschließend nur den pH-Wert – mal hoch, mal runter. Was er sehen konnte, brachte ihn zur Formulierung seiner ökologischen Plaquehypothese: Ging der pH-Wert runter, also wurde das Milieu sauer, fühlten sich die Karieskeime wohl und vermehrten sich, während diese Bedingungen für die mit Parodontitis assoziierten

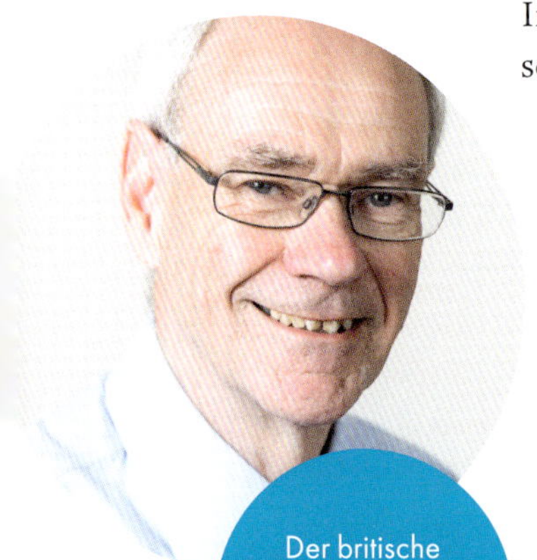

Der britische Mikrobiologe Philip Marsh und eine pH-Messlatte.

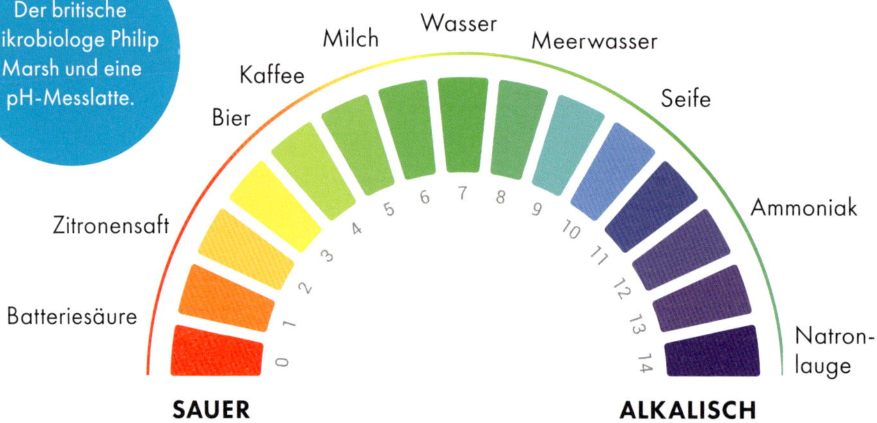

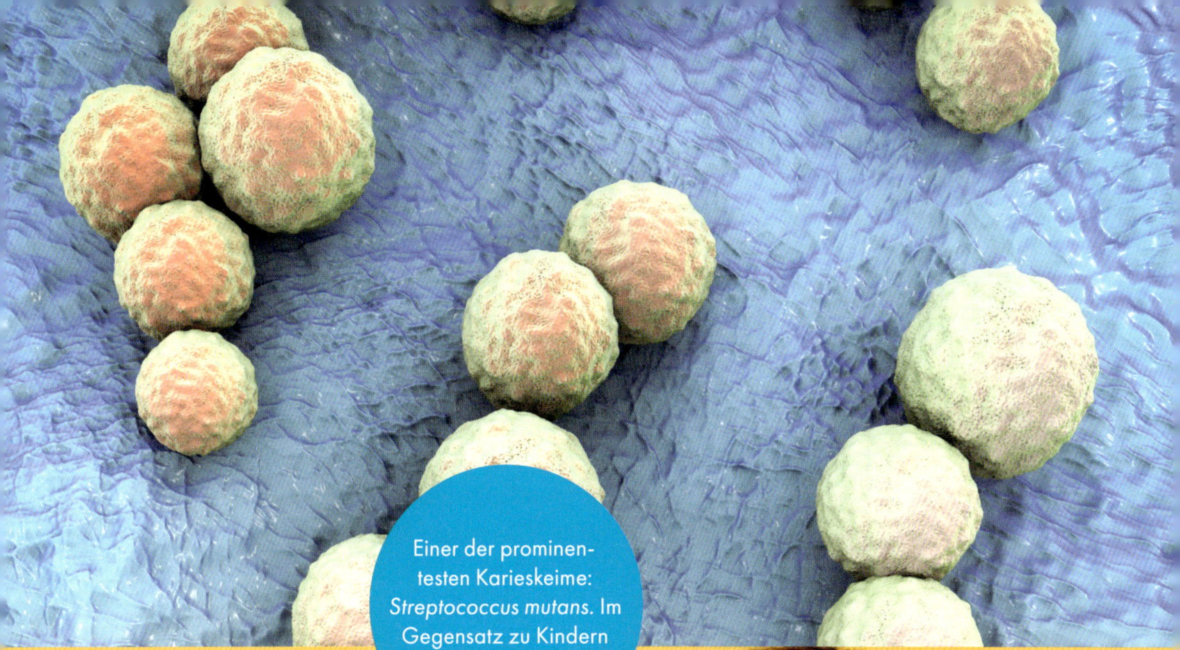

Einer der prominentesten Karieskeime: *Streptococcus mutans*. Im Gegensatz zu Kindern findet er sauer super!

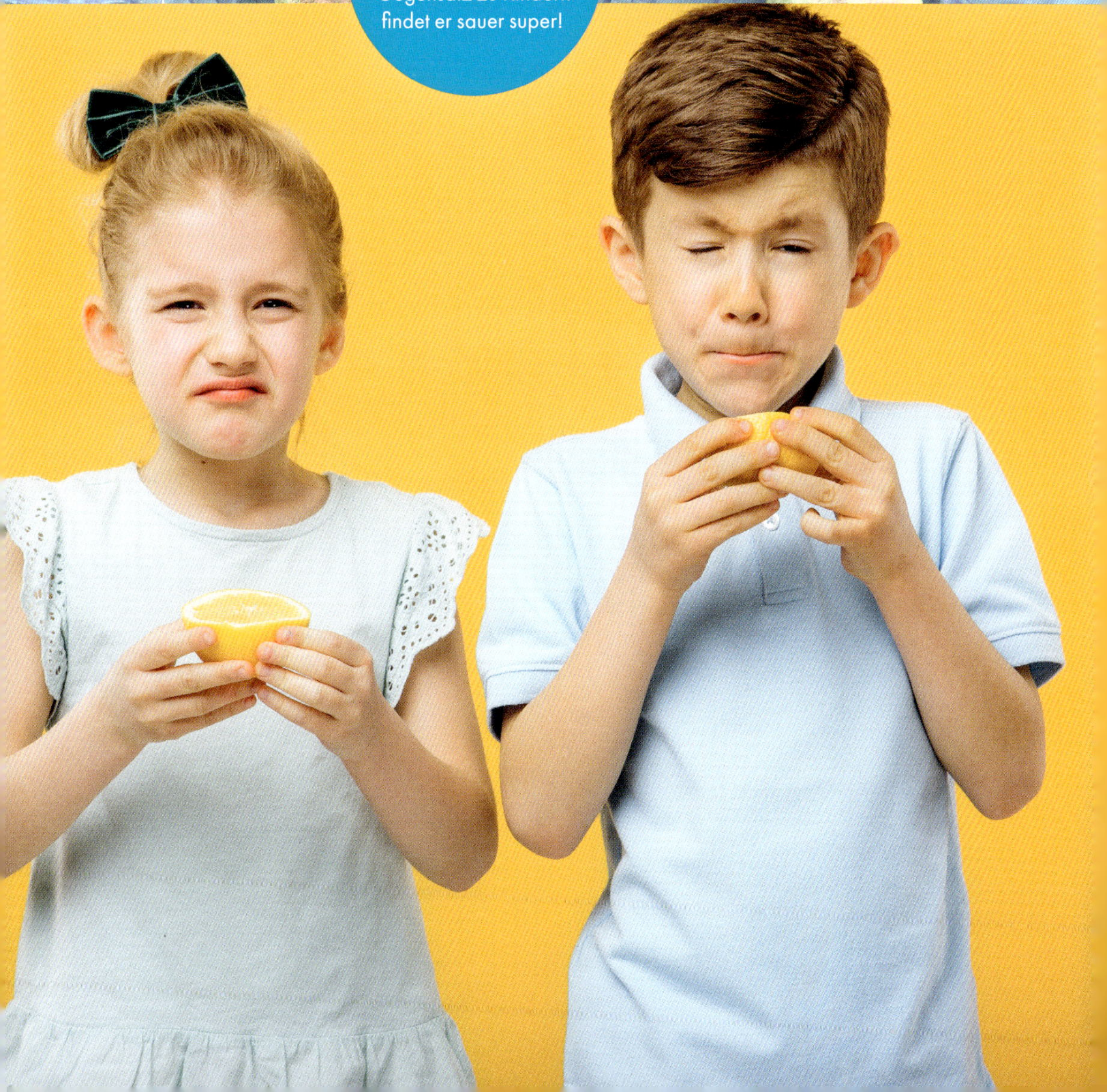

Keime ungünstig schienen. Diese vermehrten sich dann kaum. Drehte er den pH-Wert im Bioreaktor hoch, war es genau umgekehrt – weniger Karieskeime, mehr Parodontitiskeime. Stellen Sie sich das einfach mal wie einen Dancefloor vor, der sich mit unterschiedlichen Menschen füllt, je nachdem, was der DJ gerade auflegt. Ein paar tanzen auch bei unterschiedlichen Musikrichtungen. Von so einem Bioreaktor können wir Ihnen übrigens nur abraten, er stinkt unheimlich!

Marsh formulierte eine bemerkenswerte Feststellung: Eine dauerhafte Reduktion der krankhaften Bakterien kann nur erreicht werden, wenn die zugrunde liegenden Mechanismen behandelt werden. Jetzt stellt sich die Frage: Ist der zugrunde liegende Mcchanismus »der perfekt putzende Mensch« oder womöglich »der sich richtig ernährende Mensch«? Wie hat sich die Natur das bloß vorgestellt?

Statt Karies und Parodontitis als Erkrankungen aufgrund eines »Putzmangels« zu betrachten, ist es viel wahrscheinlicher die Ernährung als zugrunde liegender Mechanismus zu betrachten. Im Fall von Karies ist das sogar ganz klar. Und wer schon gründlich putzt und trotzdem Karies und Parodontitis bekommt, sollte spätestens dann den Fokus verändern und sich nach anderen Therapiestrategien umschauen.

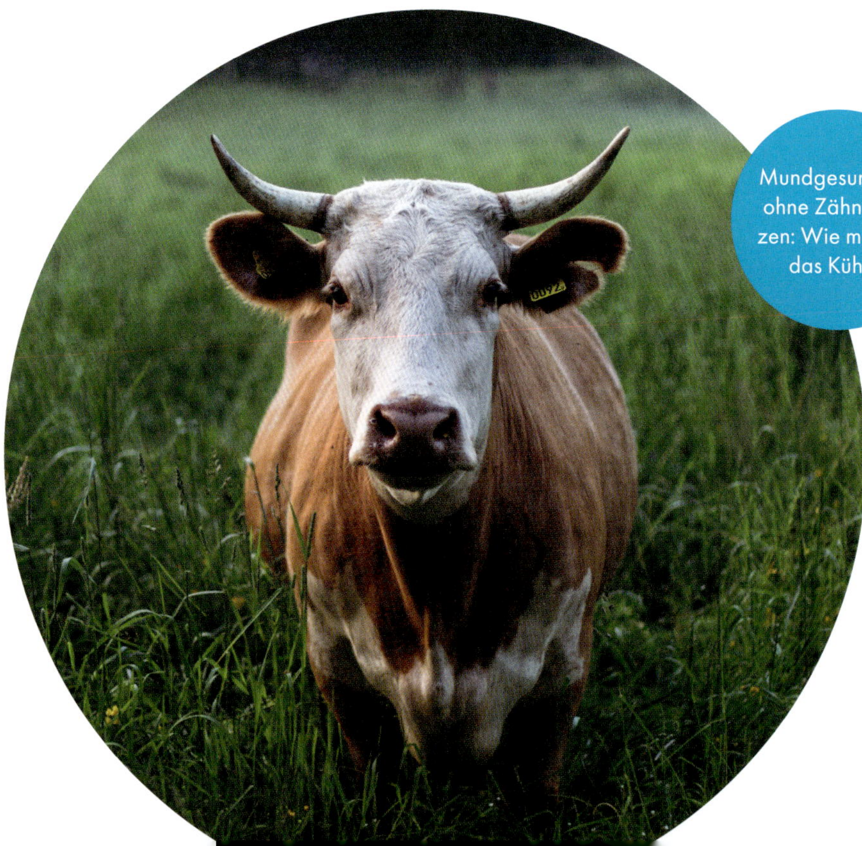

Mundgesundheit ohne Zähneputzen: Wie machen das Kühe?

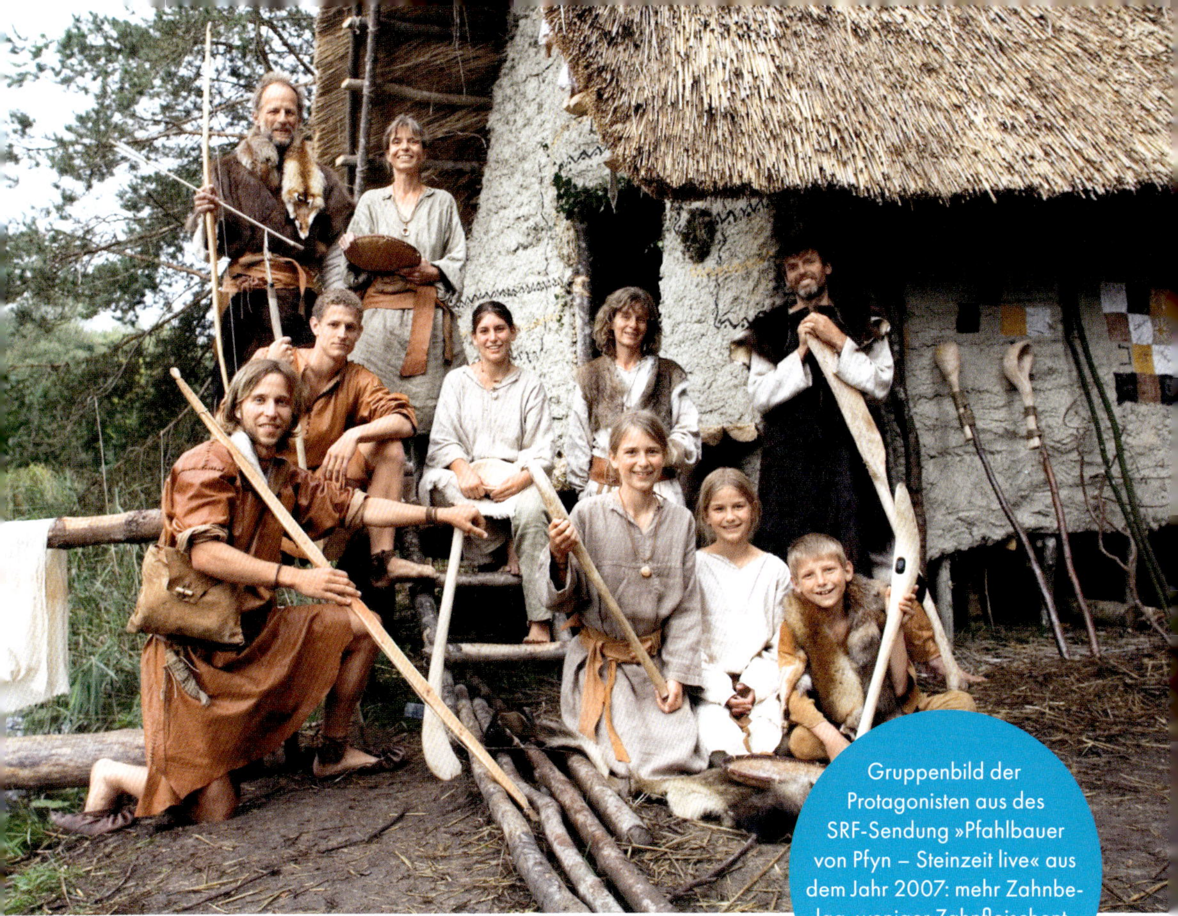

Gruppenbild der Protagonisten aus des SRF-Sendung »Pfahlbauer von Pfyn – Steinzeit live« aus dem Jahr 2007: mehr Zahnbelag, weniger Zahnfleischentzündung und trotzdem ein Lachen im Gesicht.

Alternativen zum anti-infektiösen Weg – zurück in die Steinzeit

Wie eine andere Strategie aussehen könnte, wurde 2007 bei einem Steinzeit-Experiment des Schweizer Fernsehens von Forschern der Uni Bern beobachtet:[9] Zehn Freiwillige erklärten sich für eine Reportage bereit, vier Wochen lang unter Steinzeitbedingungen zu leben. Das beinhaltete neben einer steinzeitgemäßen Ernährung (also dem Verzicht auf industrielle Lebensmittel) unter anderem auch den Verzicht auf vier Wochen Mundhygiene. Die Forscher der Berner Zahnklinik reservierten vermutlich bereits Termine für die Zahnbehandlung der Teilnehmer, da so etwas ja nicht gut ausgehen könne. Was allerdings eintrat, war das genaue Gegenteil: Statt Karies und schwere Zahnfleischentzündungen zu entwickeln, hatten die Teilnehmer eine bessere Mundgesundheit als vorher – aber sie hatten viel Zahnbelag. Dieses stellte die bisherige Annahme »je mehr Zahnbelag, desto mehr Zahnfleischentzündung bzw. Karies« völlig auf den Kopf. »Mehr

Zahnbelag, weniger Zahnfleischentzündung«? Wie war das zu erklären? Die Berner Forscher schlussfolgerten, dass die bisherige Annahme eines positiven Zusammenhangs zwischen Zahnbelag und Zahnfleischentzündung nicht länger gültig sei, wenn einfache prozessierte Kohlenhydrate in der Ernährung wegfielen.

Da waren sie wieder, die einfachen prozessierten Kohlenhydrate. Dass sie für Karies verantwortlich waren, war ja seit den 1880er-Jahren durch Miller bekannt, aber nun auch für die Zahnfleischentzündung?

Steinzeit-Ernährung als Optimum für die Mundgesundheit?

Wie kann es sein, dass es zu Zeiten von Raumfahrt, Atomtechnik und Big Data besser wäre, so zu essen wie unsere Urvorfahren? Je mehr wir mit Patienten, Freunden und Kollegen darüber sprachen, umso mehr fiel uns auf, wie wenig in der Gesellschaft über die Nahrungseinflüsse auf Mund- und Allgemeingesundheit bekannt ist. Beispiele für einen offensichtlichen Mangel an Wissen und dementsprechenden Verhaltensweisen finden Sie sofort im Supermarkt oder am Bahnhof. Schauen Sie sich das Spektakel in Ruhe an. Wie sagte der schwedische Ernährungsforscher Prof. Staffan Lindeberg zu den angebotenen Waren im Supermarkt: »90 % sind Schrott. Gehen Sie möglichst zügig in die Gemüse- und Obstabteilung.«[10] Und je mehr wir zu dem Thema forschten, desto mehr Kreuzbezüge zu allgemeinen Erkrankungen tauchten auf. Oder wussten Sie etwa, dass Zuckerkonsum mit Depression assoziiert ist?[11]

Doch wie ist das eigentlich mit dem Zähneputzen? Der Homo sapiens scheint ja die einzige Spezies auf der Erde zu sein, die sich so akribisch die Zähne putzt. Wann hat der Homo sapiens eigentlich damit angefangen?

Seit mehreren Tausend Jahren beschäftigt sich der Mensch mit der Säuberung der Zähne. Erste Anzeichen dafür gab es vor 4.000 Jahren, was Funde kleiner Stöckchen bei ägyptischen Pharaonen belegen. Dabei seien etwa bleistiftgroße Äste am Ende zerkaut worden und das ausgefranste Ende wurde als Bürste benutzt. In manchen Naturvölkern werden die Zähne nach wie vor auf diese Art gepflegt. Erst viel später wurden in einer ganz anderen Region modernere Bürsten entwickelt. In China wurden die Borsten von Hausschweinen an Knochen oder Bambusstielen befestigt. Und diese Bürsten sind den heutigen Handzahnbürsten schon sehr ähnlich. In Deutschland wurde eine erste Bürste erst 1750 schriftlich erwähnt. Und zwar wurden Pferdehaare an Tierknochen befestigt, also sehr ähnlich wie in Fernost. Schwämme und Tücher wurden in

Europa ebenfalls zur Reinigung der Zähne verwendet. Das alles war aber nur einem kleinen Teil der Bevölkerung zugänglich, denn die Zahnbürste war viele Jahrhunderte ein Luxusgut der Herrscher und Adligen.

Das wollte einer ändern: William Addis gründete 1780 die erste Fabrik zur Produktion von Zahnbürsten. Diese Zahnbürsten bestanden aus Kuhfell und Tierknochen (später aus einem Holzgriff). Deren Produktion war jedoch so teuer, dass sich selbst der normale Bürger keine Zahnbürste leisten konnte. Es dauerte noch etwa 150 Jahre, bis die Zahnbürste ein Massenartikel wurde. Wallace Hume Carothers erfand 1935 das Nylon und so konnte eine Zahnbürste mit Nylonborsten und einem Plastikgriff hergestellt werden. Die erste elektrische Zahnbürste gab es bereits 1880. Diese ähnelt den heutigen elektrischen Modellen in den Grundzügen. Allerdings war die Produktion kaum zu bezahlen, sodass es noch bis in die 1940er-Jahre dauerte, bis eine elektrische Zahnbürste zu einem ernsthaften Produkt für den Handel wurde.

Die Zahnreinigung ist in unseren Köpfen bereits so fest verankert, dass sie kaum noch infrage gestellt wird: Die Zähne sollen täglich mit einer in der Regel fluoridhaltigen Zahnpasta geputzt werden, und für die Zahnzwischenräume gibt es Zahnseide oder Zwischenraumbürstchen. Sie sind sicherlich auch der Meinung, dass eine gute Mundhygiene, also eine Entfernung aller Speisereste und Beläge, für gesunde Zähne und ein gesundes Zahnfleisch ganz entscheidend ist. Genau dies wird ja auch täglich in der Werbung und von Zahnärzten propagiert. Aber schauen wir uns nun an, was Karies und Parodontitis im Mund genau anstellen.

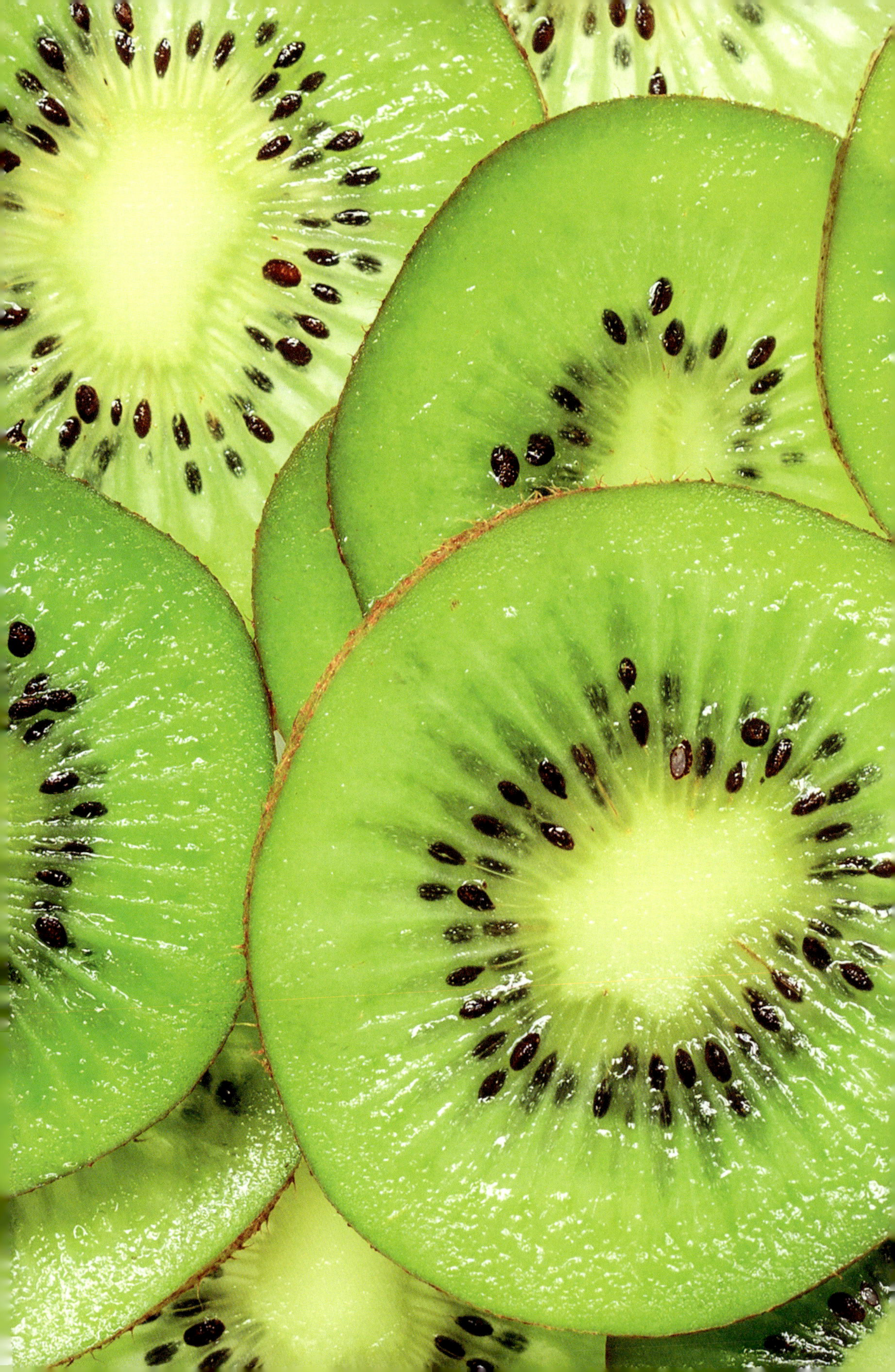

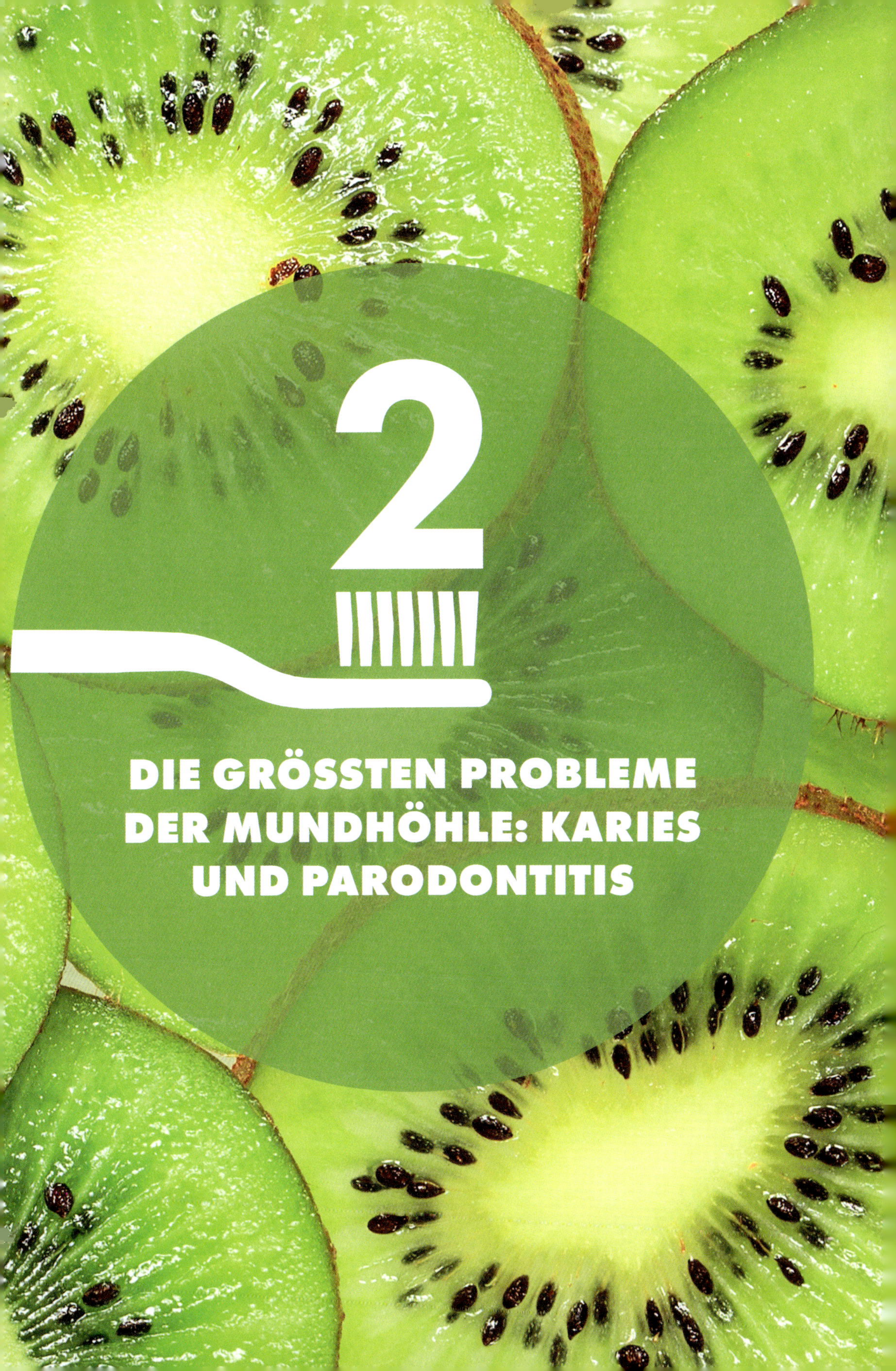

2

DIE GRÖSSTEN PROBLEME DER MUNDHÖHLE: KARIES UND PARODONTITIS

Lassen Sie uns in diesem Kapitel tiefer in die Zahnmedizin eintauchen, damit Sie ein genaues Verständnis über die häufigsten Erkrankungen der Menschheit – Karies und Parodontitis – haben. Denn wenn Sie verstehen, wie Karies und Parodontitis entstehen, dann wird schnell klar, wie Sie diesen Erkrankungen vorbeugen bzw. wie sie kausal behandelt werden können. Nach diesem Kapitel können Sie mit Ihrem Zahnarzt auf Augenhöhe sprechen!

Was ist Karies? Und wie lässt sie sich bekämpfen?

Der Begriff Karies stammt vom lateinischen Wort »caries« und bedeutet Morschheit, Fäulnis, weshalb sie auch als Mundfäule bezeichnet wurde. Sie ist heute die weltweit häufigste chronische Erkrankung des Menschen und betrifft etwa 2,3 Milliarden Erwachsene.[12]

Wie bereits erwähnt, sind in Deutschland derzeit etwa 98 % der Bevölkerung betroffen. Karies ist ebenfalls die häufigste chronische Erkrankung im Kindesalter und betrifft etwa 560.000 Kinder.[13] Durchschnittlich sind etwa 60 % der Kinder unter 5 Jahren betroffen. Frühkindliche Karies ist ein ernsthaftes und sehr weit verbreitetes Problem bei Kleinkindern in Entwicklungs- wie auch in Industrieländern.[14] Sie kann bereits nach Durchbruch der Milchzähne beginnen und schreitet bei Kindern mit hohem Risiko rasch voran.[15, 16]

In unserer Klinik sehen wir Kinder mit frühkindlicher Karies beinahe täglich. In vielen Fällen sind so viele Zähne betroffen, dass es bei diesen teilweise erst 3 bis 5 Jahre alten Kindern nicht möglich ist, diese ambulant zu behandeln, und oft eine Narkosebehandlung mit zahlreichen Extraktionen (»Zahnziehen«) notwendig wird. Die Folgen einer solch schweren Karieserkrankung können die unmittelbare und langfristige Lebensqualität von Kind und Familie beeinträchtigen und erhebliche soziale und wirtschaftliche Folgen haben. Weiterhin werden Zahnarztphobien ausgelöst, die alle weiteren zahnärztlichen Besuche für die Betroffenen zu Horrorszenarien machen können.

Epidemiologische Studien fanden ganz unterschiedliche Häufigkeiten für das Auftreten von Karies in verschiedenen Regionen. In Westeuropa, Nordamerika, Australien, Brasilien, Chile und Peru ist die Kariesinzidenz hoch, in Afrika, Süd- und Ostasien ist sie eher gering.[17] Die unterschiedliche Ernährung in diesen Regionen scheint ein wesentlicher Faktor für das Auftreten von Karies zu sein.[18] Vor allem steigt das Auftreten von Karies allgemein mit steigendem Alter stark an.[19] Das ist in sofern auch logisch, da mit steigendem Alter die Zähne auch länger gegenüber

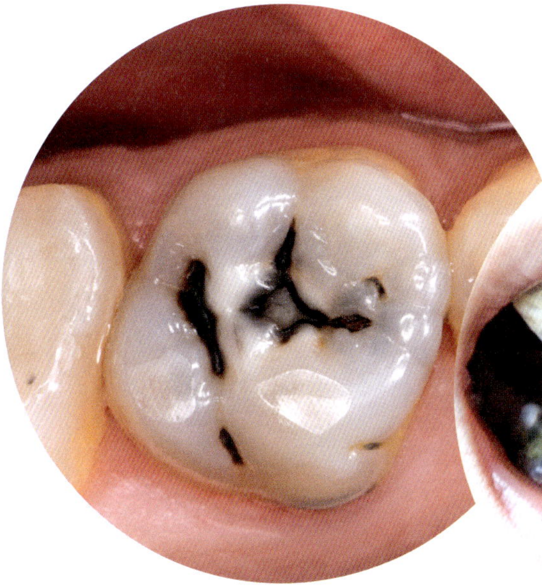

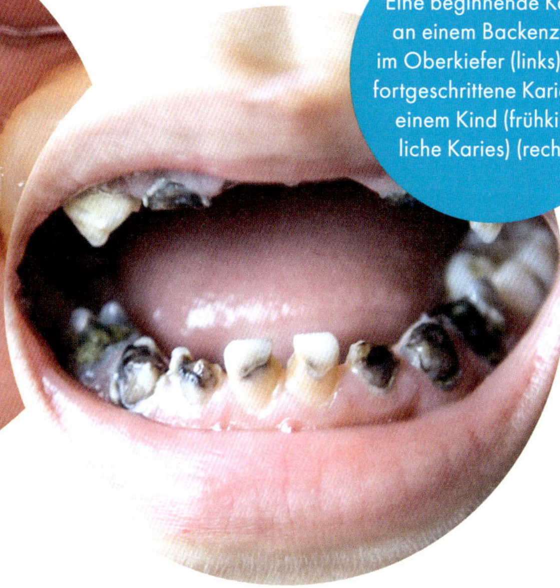

Eine beginnende Karies an einem Backenzahn im Oberkiefer (links); weit fortgeschrittene Karies bei einem Kind (frühkindliche Karies) (rechts).

Zucker und anderen prozessierten Kohlenhydraten ausgesetzt sind. Karies ist die häufigste Ursache für den Verlust von Zähnen und Schmerzen in der Mundhöhle.

Findet Ihr Zahnarzt eine Karies, gibt es zwei Optionen. Ist sie nur oberflächlich, auf den Zahnschmelz beschränkt, dann muss nicht zwangsläufig gebohrt werden. In diesem Fall kann die Fluoridierung intensiviert und die Karies beobachtet werden und oft wird ein schützendes Fluoridpräparat vom Zahnarzt aufgetragen. Ist die Karies jedoch fortgeschritten und betrifft auch die innere Zahnhartsubstanz, das Dentin, dann wird Ihr Zahnarzt zum Bohrer greifen, die weiche, kariöse Zahnhartsubstanz entfernen und das Loch mit einer Füllung verschließen.

Karies wird vorwiegend durch den Lifestyle bestimmt

Wie bereits im ersten Kapitel ausgeführt, haben Bakterien etwas mit der Entstehung von Karies zu tun. Die Mundhöhle ist ein sehr artenreiches, dynamisches und einzigartiges Ökosystem, welches aber auch sehr sensibel ist. Hier leben über 700 verschiedene Bakterienarten.[20] Aber nur etwa ein Dutzend Bakterienarten sind an der Entstehung von Karies beteiligt und werden als kariogene Bakterien bezeichnet.[21] Die beiden wichtigsten Bakterienarten sind Streptokokken und Laktobazillen. Die nicht krank machenden und die krank machenden Mikroorganismen konkurrieren stetig, wobei normalerweise, bei einer entsprechend gesunden Ernährung, die nicht krank machenden Mikroorganismen überwiegen.

So sieht eine Karies unter dem Mikroskop aus. Die kugelförmigen Bakterien sind eher Streptokokken, die länglichen eher Laktobazillen.

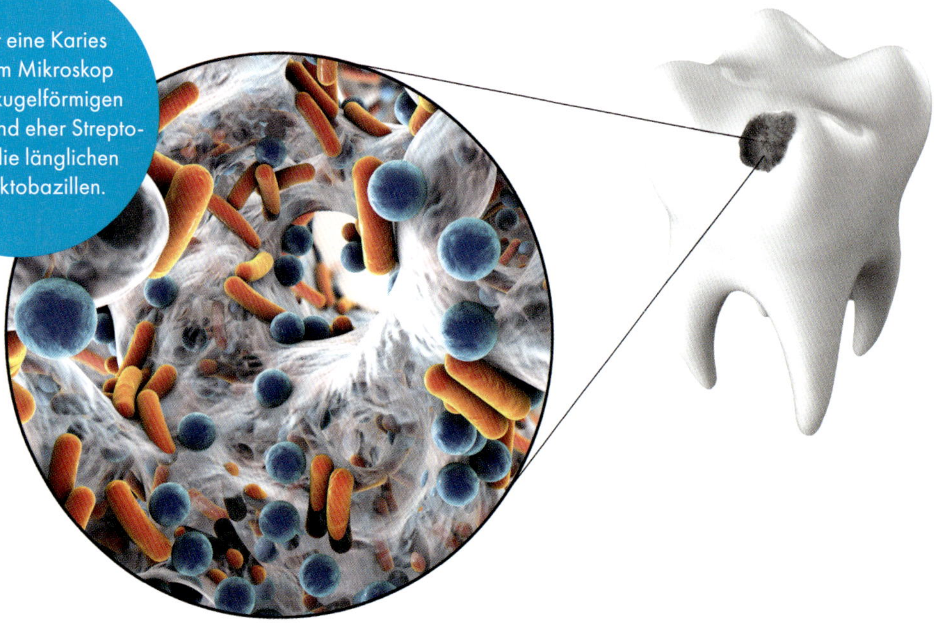

Das Verhältnis der nicht krank machenden zu den krank machenden (kariogenen) Mikroorganismen kann aber durch verschiedene Faktoren, wie schlechte Ernährung, Zähneputzen, niedrigen Speichelfluss und Einnahme von Antibiotika, in die eine oder andere Richtung verändert werden.[22] Der Speichel spielt hier eine besondere Rolle: Die gesamte Mundhöhle wird von ihm befeuchtet.

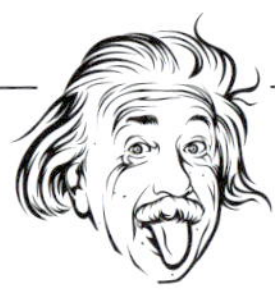

SPEICHEL wird von den drei großen Speicheldrüsen, den Ohrspeicheldrüsen, den Unterkieferspeicheldrüsen und den Unterzungenspeicheldrüsen, und über 1000 kleinen Speicheldrüsen in der Mundschleimhaut im Bereich der Lippe, des Gaumens, der Zunge und Wange gebildet. Der Speichel besteht zu etwa 99 % aus Wasser. Das letzte Prozent bilden ganz wichtige Bestandteile: Muzine machen den Speichel sehr zähflüssig, damit er einen Film auf den Mundschleimhäuten und den Zähnen bilden kann und dort gut haftet. Enzyme wie α-Amylase sorgen für die Spaltung von Kohlenhydraten bereits in der Mundhöhle. Ein weiteres Enzym, das Lysozym, hat antimikrobielle Wirkung, tötet also Mikroorganismen ab. Neben Lysozym wirken auch Immunglobuline und Fluoride antimikrobiell und dienen damit der Immunantwort.[23] Außerdem sind im Speichel viele Elektrolyte, wie Natrium, Chlorid, Kalium, Bicarbonat und Phosphat, enthalten. Sie bewirken die Pufferung von z. B. Säuren aus der Nahrung und den Säuren im Kariesprozess. Weiterhin bewirken Fluoride, Kalzium und Phosphat die Remineralisation der Zahnhartsubstanzen nach einem Säureangriff auf die Zahnoberfläche.[24, 25] Weiterhin enthält der Speichel aber auch Nährstoffe für Mikroorganismen, wie Proteine und Kohlenhydrate.[26]

Karies ist ein physikalischer und chemischer Prozess, bei dem Mineralien, u. a. Kalzium und Phosphat, aus der Zahnhartsubstanz herausgelöst werden. Dieser Prozess wird als Demineralisation bezeichnet und geschieht – denken Sie an Philip Marsh (Seite 16) – im sauren Milieu. Dieses saure Milieu entsteht auf der Zahnoberfläche durch die Stoffwechselaktivität der dort anhaftenden kariogenen Bakterien, die aus Kohlenhydraten organische Säuren wie Milchsäure, Ameisensäure und Essigsäure bilden und ausscheiden. Sinkt der pH-Wert auf der Zahnoberfläche unter einen Wert von etwa 5,5, dann kommt es im Schmelz zur Demineralisation. Das fanden bereits die beiden Kariologen Robert Stephan und Benjamin Miller in den 1940er-Jahren heraus.[27]

Stephan und Miller verwendeten in ihrer Untersuchung (Stephan-Kurve) eine 10 %ige Zuckerlösung. Jetzt denken Sie vielleicht, dass eine 10 %ige Zuckerlösung ja nichts mit einer normalen Mahlzeit oder einem normalen Getränk zu tun hat. Ganz im Gegenteil, sie entspricht etwa dem Zuckergehalt von Softdrinks. Viele Energy-Drinks, Fruchtsäfte und Eistees enthalten etwa die gleiche Menge Zucker.

Die nachfolgend abgebildete Stephan-Kurve zeigt sich jedes Mal in unserem Mund, wenn wir uns einen Softdrink gönnen. Je öfter der pH-Wert in diesen kritischen Bereich von unter 5,5 gebracht wird, desto schneller kann eine Karies

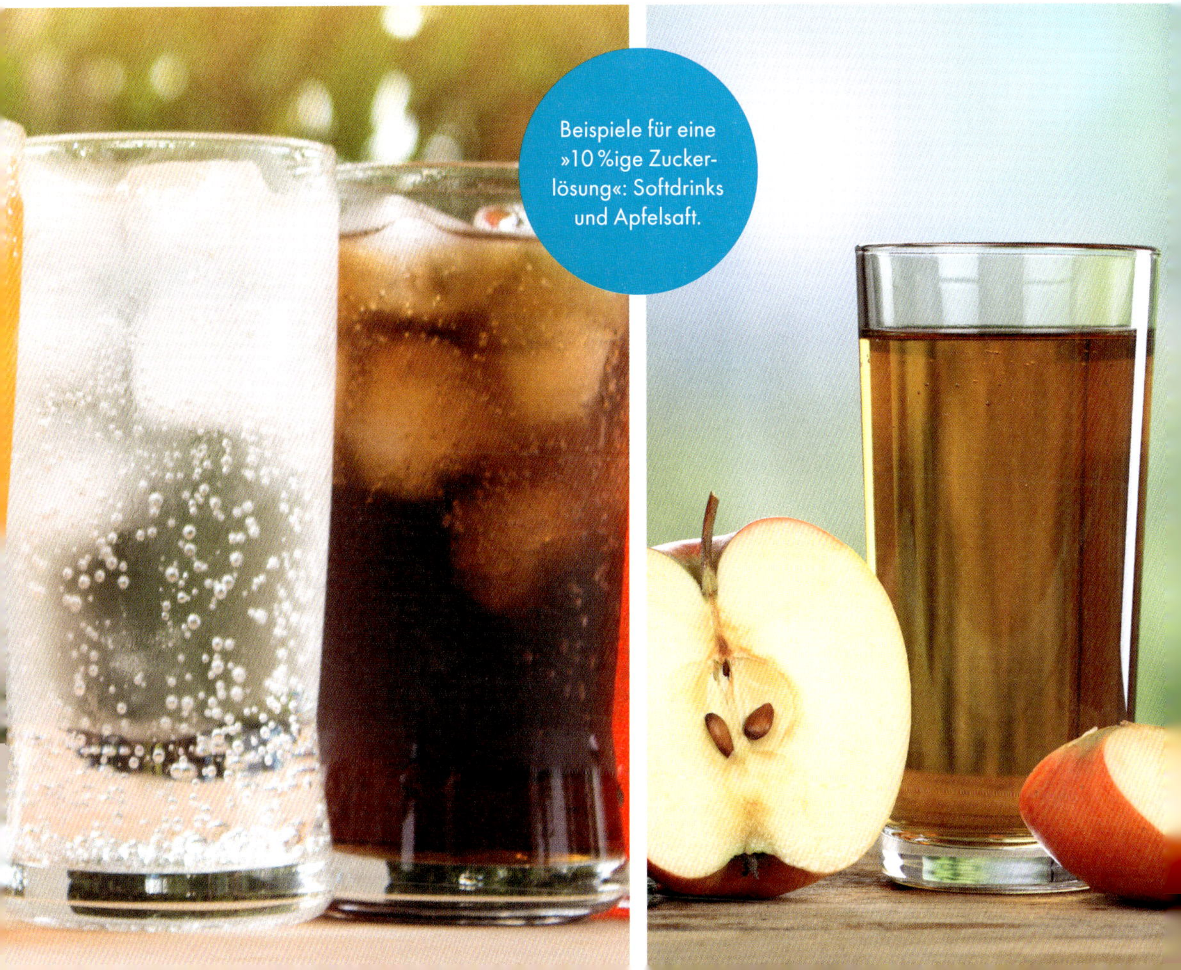

Beispiele für eine »10 %ige Zuckerlösung«: Softdrinks und Apfelsaft.

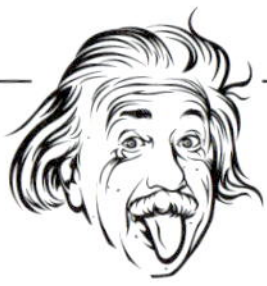

ZUCKER SENKEN DEN PH-WERT. Stephan und Miller befestigten kleine pH-Elektroden auf den Zahnoberflächen ihrer Probanden und ließen sie mit einer 10%igen Zuckerlösung (Glukose) zwei Minuten lang spülen. Der pH-Wert auf der Zahnoberfläche sank unmittelbar stark ab und erreichte nach fünf bis zehn Minuten Werte zwischen 4 und 5. Zur Erinnerung: Das Herauslösen der Mineralien beginnt bereits schon bei pH-Werten um 5,5 – das ist der kritische pH-Wert für den Zahnschmelz.[28] Nach diesem pH-Minimum erreicht der pH-Wert nach etwa 30 bis 60 Minuten wieder den Ausgangswert von 6 bis 7 (Abb. 1).

ABBILDUNG 1
modifizierte Stephan-Kurve[29]

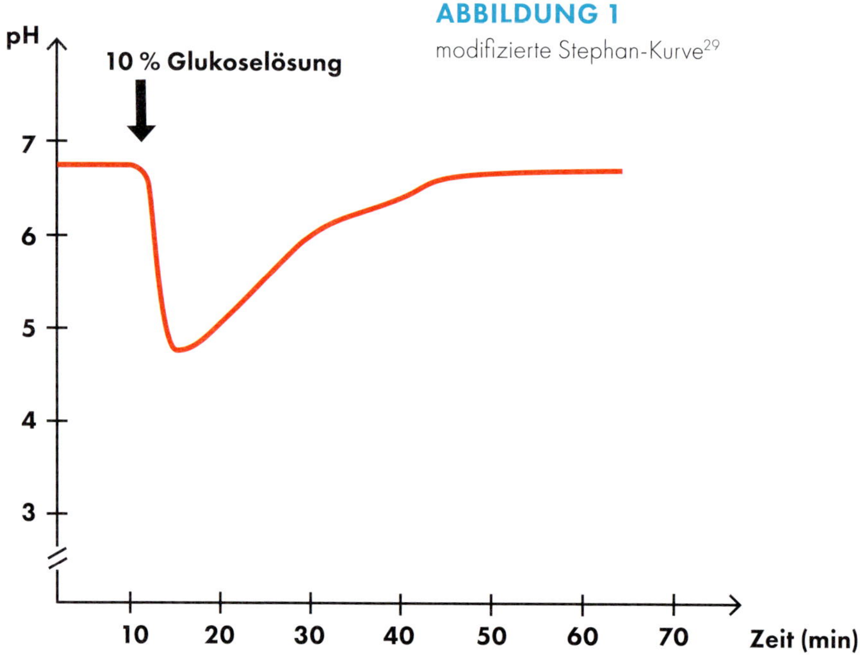

entstehen und fortschreiten. Für die innere Zahnhartsubstanz, das Dentin, liegt der kritische pH-Wert sogar über 6. Das heißt, dass im Dentin eine Karies sehr schnell voranschreiten kann. In diesem sauren Milieu haben die kariogenen Bakterien optimale Lebensbedingungen und vermehren sich sehr stark.[30] Das führt zu einer weiteren Verschiebung des Bakteriengleichgewichts in Richtung der krank machenden Bakterien, was es der Karies noch leichter macht. Aber auch Zahnfleischentzündungen werden dadurch gefördert. Fest steht: Je mehr und je häufiger wir Zucker und andere fermentierbare Kohlenhydrate konsumieren, desto mehr wird die Vermehrung der krank machenden Bakterien gefördert.[31, 32] Und je klebriger sie sind, desto länger verbleiben sie auf der Zahnoberfläche.

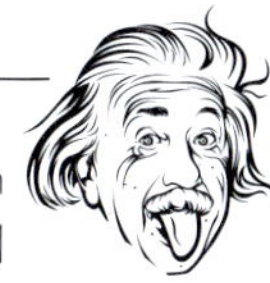

ZUCKER IST SCHULD AN KARIES. Bengt E. Gustaffson und Kollegen führten in den 1940er-Jahren die sogenannte Vipeholm-Studie durch. Sie stellte ganz eindrucksvoll den Zusammenhang des Konsums von Zucker bzw. prozessierten kohlenhydrathaltigen Nahrungsmitteln mit der Entstehung kariöser Defekte dar.[33] Die Studie wurde von 1945 bis 1953 an der Vipeholm-Klinik in Lund/Schweden, einer psychiatrischen Klinik, durchgeführt. Da sich die Patienten rund um die Uhr in der Klinik aufhielten und ausschließlich dort ihre Mahlzeiten zu sich nahmen, waren dies kontrollierte Studienbedingungen.
Die Studie wurde nach Veröffentlichung ethisch stark kritisiert, da es sich bei den Studienteilnehmern um geistig behinderte Patienten handelte. Solch eine Studie würde heute sicherlich keine Ethikkommission genehmigen. Die über 400 Probanden wurden in verschiedene Gruppen eingeteilt und bekamen Zucker in unterschiedlichen Mengen, variierender Häufigkeit und in unterschiedlicher Darreichungsform – in Form von reinem Zucker (Fabrikzucker), mit Zucker angereichertes Brot, Schokolade, Karamell oder speziell hergestellten Toffees. Eine Gruppe bekam jeweils nur die üblichen Mahlzeiten ohne zusätzlich zuckerhaltige Nahrungsmittel – das war die Kontrollgruppe. Über einen Zeitraum von insgesamt 5 Jahren wurde das Auftreten von Karies untersucht.
Die Ergebnisse dieser Studie waren beeindruckend. Die Kontrollgruppe hatte nach diesen 5 Jahren im Durchschnitt etwa 1,5 Zähne mit Karies, die Gruppe mit zusätzlichem Haushaltszucker bzw. die Gruppe mit Schokolade hatten jeweils durchschnittlich etwa 3,5 Zähne mit Karies, die Gruppe mit dem gezuckerten Brot etwa 2 bis 4 Zähne mit Karies, die Gruppe mit Karamell durchschnittlich etwa 7,5 Zähne mit Karies und die Gruppen mit den Karamellbonbons durchschnittlich 9,5 bzw. 15 Zähne mit Karies. Es war die erste klinische Studie, die den Zusammenhang des Zuckerkonsums unter solch kontrollierten Bedingungen am Menschen untersuchte. Hier zeigte sich deutlich: Je größer die konsumierte Menge Zucker ist und je häufiger Zucker konsumiert wird, die Karies umso schneller und häufiger entstehen kann. Weiterhin fanden die Autoren einen Zusammenhang zwischen der Konsistenz, also der Klebrigkeit der zuckerhaltigen Nahrungsmittel, und der Bildung von Karies. Je klebriger ein zuckerhaltiges Nahrungsmittel, desto höher das kariogene Potenzial.

Fluoride als kariesvorbeugende Maßnahme

Fluoride sind auf verschiedene Weise kariesvorbeugend. Sie wirken bereits, bevor überhaupt Zähne im Babymund sichtbar sind, auf die Bildung und Reifung des Zahnschmelzes. Forscher kamen jedoch zu dem Schluss, dass die wesentlichen kariesvorbeugenden Effekte der einwirkenden Fluoride auf die Zahnoberfläche in der Mundhöhle überwiegen.[34]

Aufgrund ihrer antikariogenen und antibakteriellen Eigenschaften sind Fluoride in der Kariesprophylaxe weit verbreitet. Sie werden in verschiedenen Formen angewendet, am häufigsten in fluoridhaltiger Zahnpasta, fluoridiertem Speisesalz, Fluoridtabletten, fluoridierten Mundspüllösungen, fluoridhaltigen

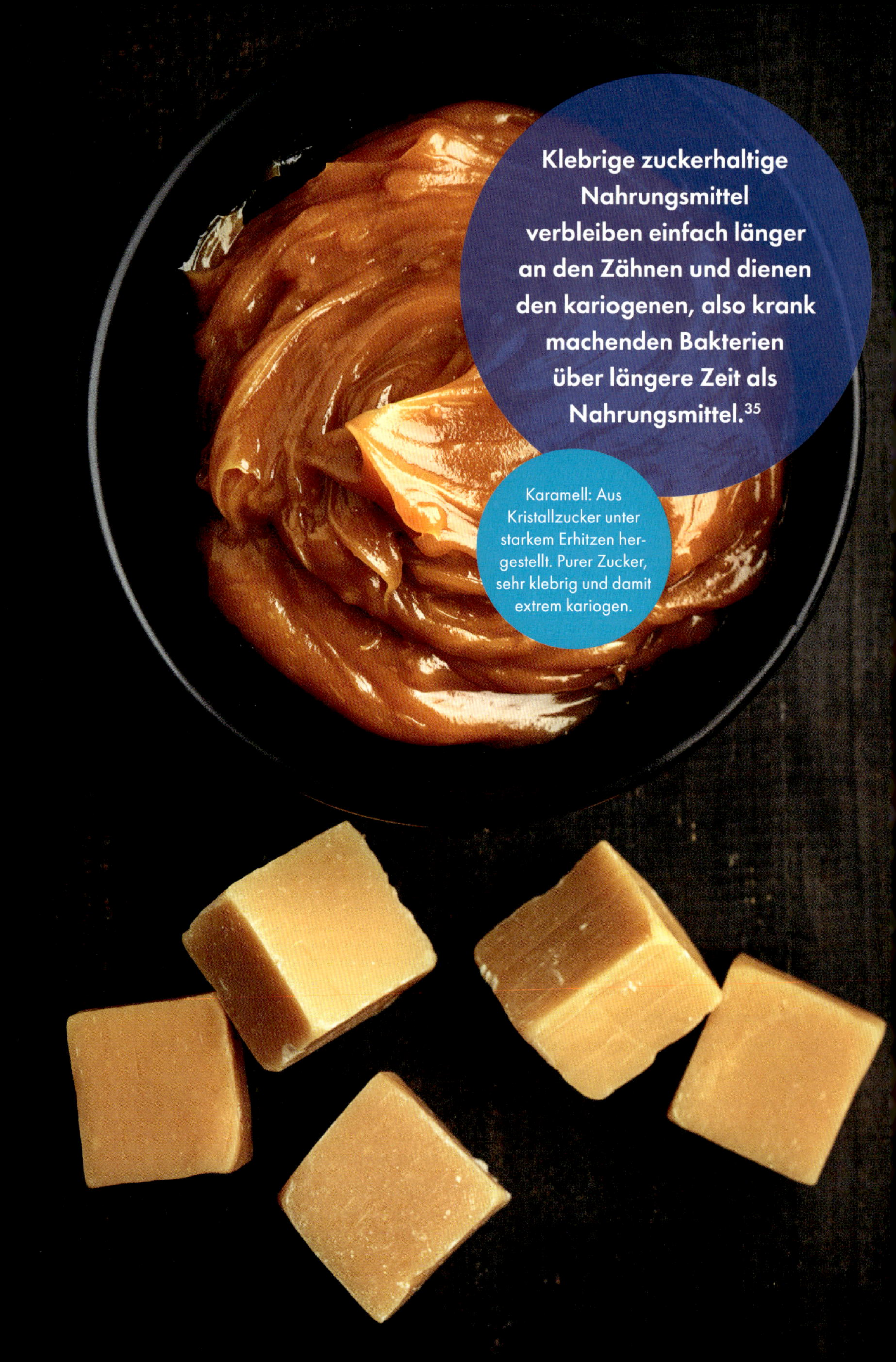

Klebrige zuckerhaltige Nahrungsmittel verbleiben einfach länger an den Zähnen und dienen den kariogenen, also krank machenden Bakterien über längere Zeit als Nahrungsmittel.[35]

Karamell: Aus Kristallzucker unter starkem Erhitzen hergestellt. Purer Zucker, sehr klebrig und damit extrem kariogen.

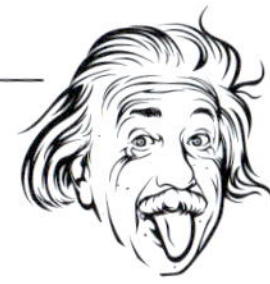

FLUORIDE HEMMEN KARIES. Die antibakterielle Wirkung von Fluoriden besteht darin, dass sie den bakteriellen Stoffwechsel stören und für die Bakterien lebenswichtige Enzyme hemmen. Auf die Zahnhartsubstanz wirken Fluoride über mehrere Mechanismen. So wird das Herauslösen von Mineralien aus dem Zahnschmelz im Kariesprozess gehemmt. Weiterhin wird die Remineralisation der Zahnhartsubstanzen gefördert und der remineralisierte Schmelz durch die Bildung von Fluorapatit-Kristallen gestärkt. Dadurch ist der durch Fluorid angereicherte remineralisierte Zahnschmelz widerstandsfähiger gegen die demineralisierende Wirkung von Säuren durch Bakterien. Fluoride hemmen die extrazelluläre Polysaccharidproduktion, diesen schleimigen Verbund der Bakterien bzw. die Biofilmbildung auf der Zahnoberfläche. Da sich Fluorid in den bakteriellen Biofilm auf der Zahnoberfläche einlagert und konzentriert, hemmt es den Prozess, bei dem die Bakterien aus Kohlenhydraten Säuren herstellen.[36]

Gelen und Lacken. So können sie in der Mundhöhle mit der Zahnoberfläche (Zahnschmelz und Dentin) bzw. dem Biofilm reagieren.

Im Teenager-Alter (12. bis 17. Lebensjahr) sind die bleibenden Zähne nahezu vollständig in die Mundhöhle durchgebrochen. In diesem Alter werden oft Zahnseide und Zahnzwischenraumbürsten empfohlen, weil sie die Zwischenräume zwischen den Zähnen erreichen und den Zahnbelag dort effektiver entfernen als die Zahnbürste allein. Jedoch gibt es keinen Beweis aus klinischen Studien, dass diese Hilfsmittel allein das Kariesrisiko senken, wenn sie im häuslichen Alltag angewendet werden. Zudem gibt es in vielen klinischen Studien keine Angaben über die Ernährung der Studienteilnehmer. Es ist hinreichend nachgewiesen, dass zweimal tägliches Zähneputzen mit einer fluoridhaltigen Zahnpasta das Kariesvorkommen reduziert und dass mehrfach täglich durchgeführtes Zähneputzen mit einer fluoridhaltigen Zahnpasta eine bessere kariespräventive Wirkung zeigt als ein einmal täglich durchgeführtes Putzen.[37] So formulieren das die Zahnmediziner! Klinische Studien fanden jedoch heraus, dass der karieshemmende Effekt des Zähneputzens wahrscheinlich allein auf Fluoriden in der Zahnpasta beruht und nicht primär auf der mechanischen Entfernung des Biofilms durch die Zahnbürste.[38, 39, 40]

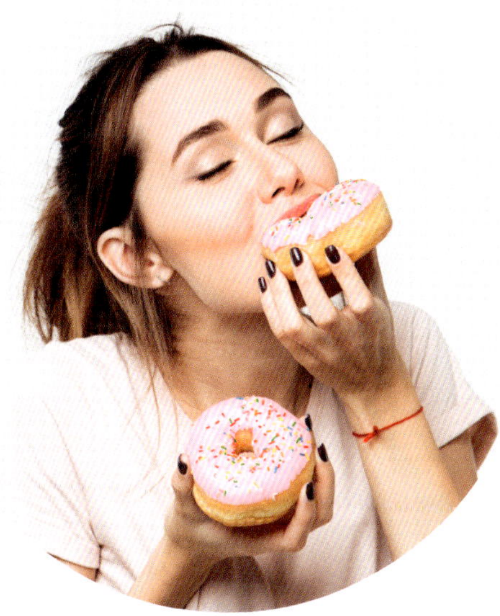

SCHÜTZT ZÄHNEPUTZEN WIRKLICH VOR KARIES? Der karieshemmende Effekt des Zähneputzens scheint allein auf der Wirkung von Fluoriden in der Zahnpasta zu beruhen. Dies ist durch mehrere Untersuchungen belegt.[41] Eine dieser Studien wurde an einer Schule mit Schülern im Alter von 9 bis 11 Jahren durchgeführt. In zwei Gruppen wurde das Zähneputzen mit oder ohne Fluorid-Zahnpasta über 3 Jahre beaufsichtigt, während eine Kontrollgruppe nicht beaufsichtigt wurde. Beide beaufsichtigten Zahnputz-Gruppen wiesen im Vergleich zur Kontrollgruppe signifikant reduzierte Plaquemengen auf den Zähnen auf, aber nur in der Fluorid-Zahnpasta-Gruppe wurde eine signifikante Reduktion der Karies beobachtet. Es ist allgemein anerkannt, dass der Rückgang der Zahnkaries in erster Linie auf die fluoridhaltige Zahnpasta zurückzuführen ist.[42] Forscher konnten nachweisen, dass die Verwendung von fluoridhaltiger Zahnpasta im Durchschnitt mit einer 24 %igen Reduktion von Karies im bleibenden Gebiss von Kindern und Jugendlichen im Vergleich zu einer nicht fluoridhaltig Zahnpasta assoziiert ist.[43] Die bisher verfügbaren Studien liefern keine klare Evidenz, dass Zähneputzen ohne Fluoride für die Kariesprophylaxe bzw. Kariesreduktion effektiv sei. Zähneputzen mit fluoridhaltiger Zahnpasta ist jedoch eine wirksame Methode zur Kariesprävention bzw. -reduktion.[44, 45]

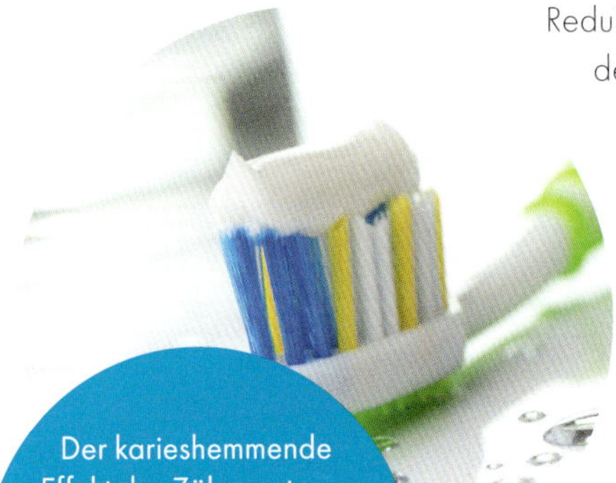

Der karieshemmende Effekt des Zähneputzens scheint allein auf Fluoriden in der Zahnpasta zu beruhen und nicht primär auf dem Wegputzen des Zahnbelags durch die Zahnbürste.

Lassen Sie uns das noch mal zusammenfassen: Zähneputzen ohne fluoridhaltige Zahnpasta scheint nach den wissenschaftlichen Ergebnissen in Bezug auf das Vorbeugen bzw. Vermeiden von Karies nicht effektiv zu sein. Fluoride sind also bei einer Ernährung, die Zucker und prozessierte kohlenhydrathaltige Nahrungsmittel enthält, nicht mehr wegzudenken.

Die »stillen Krankheiten« – Gingivitis und Parodontitis

Haben Sie schon mal rot gefärbten Schaum beim Ausspucken nach dem Zähneputzen gehabt? Das kann entweder an einer rot gefärbten Zahnpasta liegen oder an einer Zahnfleischentzündung. Letztere ist in Deutschland und anderen Industrieländern nicht selten: Es wird davon ausgegangen, dass rund 90 % der Bevölkerung eine Zahnfleischentzündung (Gingivitis) und im mittleren Erwachsenenalter rund 50 % eine Parodontitis, also eine entzündliche

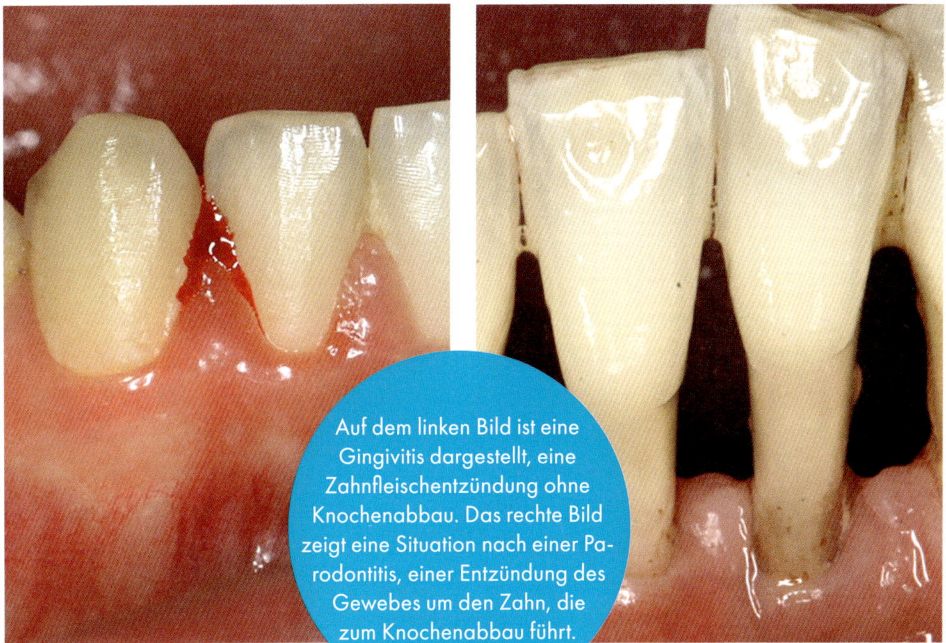

Auf dem linken Bild ist eine Gingivitis dargestellt, eine Zahnfleischentzündung ohne Knochenabbau. Das rechte Bild zeigt eine Situation nach einer Parodontitis, einer Entzündung des Gewebes um den Zahn, die zum Knochenabbau führt.

Erkrankung des Zahnhalteapparats, haben.[46] Ist das Zahnfleisch (Gingiva) entzündet, dann reagiert der Körper auf diese Entzündungsreaktion mit einer vermehrten Durchblutung der entzündeten Region. Dadurch schwillt das Zahnfleisch an, hat dann auch eine rötliche Farbe und fängt bereits bei leichtem Druck durch die Zahnbürste an zu bluten.

Gingivitis und Parodontitis tun oft nicht weh und werden deshalb bei der Beratung durch den Zahnarzt kaum nachgefragt. Daher werden Zahnfleischentzündungen und Parodontitis auch als »stille Krankheiten« bezeichnet. Dass sie jedoch – abgesehen von möglichen Schmerzen – keineswegs still sind, sondern eher ein »schrilles Warnsignal«, werden wir noch sehen. Eigentlich steht dem Zahnarzt eine zweijährlich verwendbare Abrechnung für einen Parodontitis-Test zur Verfügung. Der Index heißt PSI – »Parodontaler Screening-Index«. Er dauert nicht lange und drückt gefühlsmäßig nur leicht am Zahnfleisch, also gut durchführbar. Das Problem ist jedoch, dass ihn nicht alle Zahnärzte durchführen. Nach Hochrechnung von Daten der Krankenkassen wird der PSI nur bei 50 % der gesetzlich versicherten Patienten durchgeführt.[47] Dementsprechend laufen viele Patienten mit einer parodontalen Entzündung durch die Gegend und wissen es einfach nicht.

TIPP Werden Sie aktiv! Fragen Sie Ihren Zahnarzt:
Wie sieht mein Zahnfleisch aus? Können Sie den PSI erheben?

Warum viele Zahnärzte das nicht von sich aus machen, ist schwer zu sagen, es würde ja Geld einbringen. Vermutlich liegt es daran, dass Parodontologie, also die Lehre von der Parodontitis, immer noch sehr wenig Unterrichtszeit im zahnmedizinischen Studium erfährt.[48] Vielleicht zu wenig in Anbetracht der hohen Erkrankungshäufigkeit in der deutschen Bevölkerung.

Parodontose oder Parodontitis?

Kurz zur begrifflichen Klärung: Viele Menschen reden von einer Parodontose, meinen damit aber im medizinischen Sinne eine Parodontitis. Der Begriff Parodontose wurde durch den Berliner Zahnarzt Oskar Weski geprägt, der um die Jahrhundertwende davon ausging, dass der Knochen »sich nicht entzündlich abbaut«, medizinisch ausgedrückt »degeneriert«, was in der Endsilbe als eine »-ose« bezeichnet wird.[49] Mit der Erkenntnis, dass der Knochenabbau um die Zähne aber doch von einer Entzündungsreaktion begleitet ist, wird nun von einer »-itis« gesprochen, also Parodontitis. Wenn Sie bei Ihrem Zahnarzt noch mehr mit Fachwissen glänzen wollen: Sagen Sie statt Zahnfleischentzündung »Gingivitis«. Während die Gingivitis lediglich auf das Zahnfleisch beschränkt ist, bedeutet Parodontitis, dass bereits Knochen um den Zahn entzündlich abgebaut wurde und sich dabei Zahnfleischtaschen gebildet haben.

Wie bereits ausgeführt, ist die Ernährung an dieser Entzündung um den Zahn herum alles andere als unbeteiligt. Aber wie? Lassen Sie uns tiefer einsteigen!

Wie hätten Sie es denn gerne? Oder: Wie Sie Parodontitiskeimen eine Freude machen können

Parodontitis hat etwas mit Keimen zu tun. Und die Keime, die mit Parodontitis zu tun haben, finden Säuren nicht so toll, sondern freuen sich über ein basisches Milieu – denken Sie auch hier wieder an Philip Marsh (Seite 16). Nur, wie bekommen sie ihr Lieblingsmilieu? Ähnlich wie Karius und Baktus: Selbst machen! Anders als Kariesbakterien können die Parodontitiskeime keinen Zucker verstoffwechseln, sondern sind auf Eiweiß angewiesen.[50] Doch wer gibt ihnen Eiweiß? Das Schnitzel, das tagelang zwischen den Zähnen klemmt? Es lässt sich gar nicht ausschließen, dass auch dies die Parodontitiskeime freut.

Wahrscheinlicher ist jedoch, dass der Körper ihnen selbst die Eiweiße zur Verfügung stellt. Und auch hier hat Philip Marsh Bedeutendes geleistet, indem er die Faktoren beschrieb, wie die Keime an ihre Proteine kommen: Es gibt einen Spalt zwischen Zahn und Zahnfleisch und auch darunter, zwischen Zahn und Knochen. Der ist ziemlich schmal, sodass ihn noch nie jemand mit bloßem Auge zu sehen bekommen hat. Auf jeden Fall wird über diesen Spalt eine Flüssigkeit ausgesondert, das sogenannte Sulkusfluid. Es lässt sich mit dem Blutserum vergleichen, der Flüssigkeit, in welcher die Blutkörperchen schwimmen und welche sehr reich an Immunzellen und Eiweißen ist. Und jetzt kommt's: Im Falle von Entzündungen wird der Ausstrom von Sulkusfluid verstärkt. Die Wissenschaft ging immer davon aus, dass dieser dazu dient, Bakterien »wegzuspülen« und ihnen mit Immunzellen auf die Pelle zu rücken. Einer der bekanntesten Keime, der häufig in entzündeten Zahnfleischtaschen zu finden ist, ist *Porphyromonas gingivalis*. Er und noch andere mit Parodontitis assoziierte Keime haben jedoch Fähigkeiten entwickelt, um die Immunzellen auszuschalten. Sprich: mehr Entzündung, mehr Nahrung für die Parodontitiskeime. Ähnlich dem Mechanismus, wie *Streptococcus mutans* und andere Bakterien Säuren produzieren, produzieren *Porphyromonas gingivalis* und andere Verbindungen aus Ammoniak – und das macht die Umgebung basisch.

Und schlimmer noch: Wenn mehr Entzündung am Zahnfleisch entsteht, wird die Durchblutung und dadurch gleichzeitig die Temperatur am Zahnfleisch erhöht. Und das finden die Parodontitisbakterien noch mal besonders gut. *Porphyromonas gingivalis* hat normalerweise Fimbrien – einfach gesprochen kleine Füßchen, welche er abwirft, wenn er in warme Gefilde kommt.[51] Das ist so, als wenn Sie nach Hause kommen und die Schuhe gegen die Pantoffeln tauschen – »hier bleibe ich, hier mach ich's mir gemütlich!«

Was finden Parodontitiskeime noch gut? Wenig Sauerstoff! Ähnlich wie bei einem eingesessenen Hamburger Kneipenfreund, der den Zigarettendunst liebt und die frische Luft meidet, haben Parodontitiskeime Angst vor Sauerstoff. Sie sind Anaerobier. Und je tiefer sie in die Hamburger Spelunke vordringen, desto ärmer wird die Luft an Sauerstoff. Parodontitismäßig gesprochen: Je tiefer die Zahnfleischtasche ist, desto bessere Bedingungen haben die Parodontitiskeime. Das ist auch der Grund,

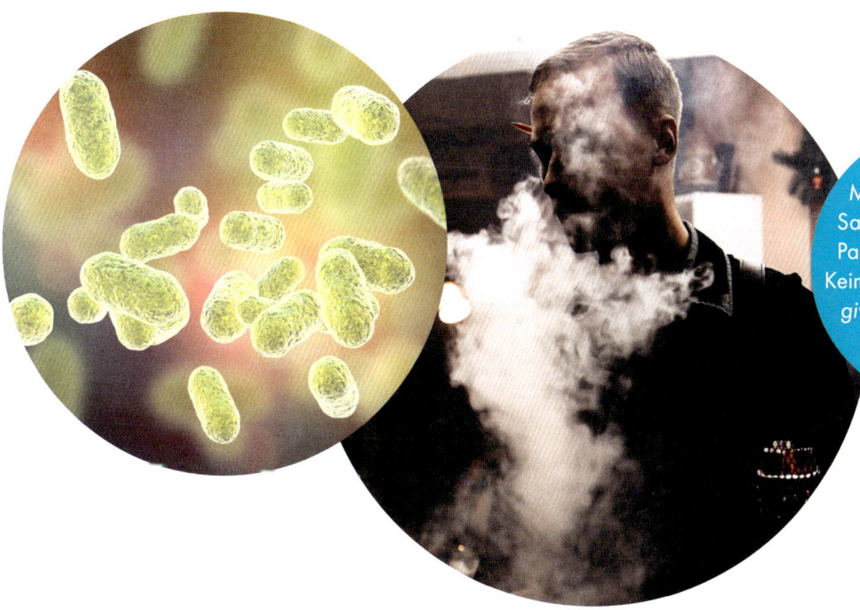

Mögen beide keinen Sauerstoff: links der mit Parodontitis assoziierte Keim *Porphyromonas gingivalis*, rechts Raucher in einer Kneipe.

warum Ihr Zahnarzt im Falle einer Parodontitis Ihnen womöglich auch vorschlagen wird, das Zahnfleisch teilweise wegzuschneiden. Er macht das, um die Tiefe der Zahnfleischtasche zu reduzieren und damit den Parodontitiskeimen die anaeroben Bedingungen zu vermiesen. Ob das jedoch eine kausale Therapie ist – sprich: ob die Therapie den Grund des Übels angeht – ist eine andere Frage. Manchmal kann eine Zahnfleischoperation notwendig sein, aber in vielen Fällen ist sie es nicht.

Wenn wir all die oben genannten Faktoren zusammenbringen, haben wir einen wesentlichen Schlüssel, wie wir Parodontitiskeimen das Leben vermiesen können.

Parodontitis vorbeugen? Die Entzündung am Zahnfleisch möglichst gering halten!

Haben wir handfeste Nachweise dafür, dass ein entzündungsfreies Zahnfleisch auch Parodontitis vorbeugen kann? Ja, haben wir! Und zwar konnten Langzeitstudien aus Norwegen Folgendes zeigen: Während Menschen mit keiner oder nur milder Ausprägung einer Zahnfleischentzündung über mehrere Jahrzehnte hinweg fast alle Zähne erhalten konnten, hatten Patienten mit ständigem Zahnfleischbluten nach 50 »Zahnjahren« nur noch rund 60 % ihrer Zähne im Mund (Abbildung 2).[52]

Die Frage, die sich jetzt logischerweise aufdrängt: Wie lässt sich eine Zahnfleischentzündung verhindern? Lassen Sie uns einen Blick auf Erkrankungen werfen, die häufig mit Parodontitis einhergehen. Über die Jahre der wissenschaftlichen Beschäftigung mit Parodontitis zeigte sich immer mehr, dass die Erkrankung in den seltensten Fällen einfach so auftrat, sondern die Patienten häufig parallel an anderen Erkrankungen litten. Die stärksten Einflüsse auf die Ausprägung einer Parodontitis haben mit absteigendem Risiko der normale Prozess des Alterns, dann das Zigaretten rauchen und folgend die Zuckerkrankheit, Diabetes mellitus.[53]

Faktor 1: »Normales« Altern in einer Industrienation

Beim Faktor »Altern« werden Sie natürlich sagen: »Das ist eben so.« Aber stimmt das auch? Studien zeigen, dass der ältere Organismus mit einer veränderten Entzündung reagiert, in manchen Punkten mehr entzündlich, in manchen weniger. Zudem entstehen über die Jahre hinweg immer mehr Schäden am Genom und es bilden sich mehr entzündungsförderliche Radikale. Die Verknüpfung zwischen Altern und erhöhter Entzündlichkeit wird wissenschaftsenglisch auch »Inflammaging« genannt.[55] Nur, ist dieser Prozess auch »normal«, also für unsere Spezies unabdingbar? Ein Problem dabei ist: Wenn heutzutage alte Menschen

ABBILDUNG 2

Eine Kaplan-Meier-Überlebenskurve: Auf der linken Achse sind die Prozente an verbliebenen Zähnen aufgeführt, auf der unteren die Lebensjahre der Zähne. Haben Patienten nun konstant ausgeprägte Zahnfleischentzündung, gehen über die Jahre Zähne verloren (rote Linie). Haben Patienten keine oder nur minimale Zahnfleischentzündungen, bleiben hochwahrscheinlich die meisten Zähne im Mund (grüne und blaue Linie) – zumindest was Parodontitis anbelangt.[54]

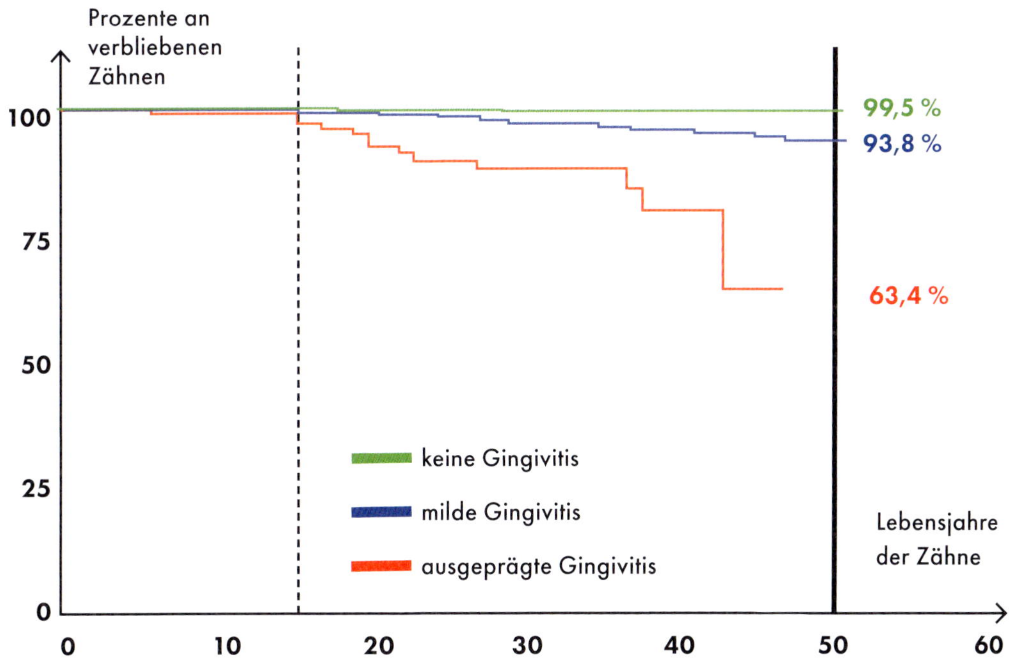

untersucht werden, kann ihr Alter auch gleichzeitig »eine lange Zeit an Stress, Fehlernährung, Umweltgiften« bedeuten. Das heißt, dass es gar nicht klar ist, ob diese veränderten Reaktionen auf dem »normalen« Prozess des Alterns beruhen oder auf den vielen aufsummierten Jahren eines negativen Lifestyles. In vielen Bereichen gibt es Hinweise darauf, dass Altern keineswegs mit mehr Erkrankungen einhergeht. So zeigen Untersuchungen an wildlebenden Gesellschaften wie den «!Kung«-Buschmännern keine oder nur minimale Anzeichen von Übergewicht, Karies, Bluthochdruck oder Herz-Kreislauf-Erkrankungen.[56] Wir haben im Laufe der Jahre viele ältere Patienten mit nur minimalem Knochenabbau und voller Bezahnung gesehen. Woran kann das liegen? Ernährung? Bewegung? Es mag ungesund sein, sich im Alter einem Fitnesswahn hinzugeben und aussehen zu wollen, als wäre man wieder 18. Aber umgekehrt sollte das Alter auch nicht als

Couch des schlechten Gewissens benutzt werden, um sich darauf auszuruhen. »Turne bis zur Urne« ist in diesem Zusammenhang tatsächlich ein Hit vom Arzt Dietrich Grönemeyer. Dieser setzt sich seit Langem für die gesundheitsfördernde Wirkung von körperlicher Aktivität ein. Tatsächlich ist diese ein Füllhorn an positiven Wirkungen: langsameres Altern, gesünderes Altern, entzündungsärmeres Altern. Zudem ist sie gut gegen Stress und macht gute Gefühle.

Faktor 2: Rauchen – nicht nur für Herz und Lunge, sondern auch fürs Zahnfleisch der Killer!

Im Hinblick auf die Parodontitis spielt vor allem die Wirkung von Nikotin eine große Rolle:[57] Nikotin verengt die kleinen Blutgefäße. Und das Zahnfleisch ist voll von kleinen Blutgefäßen. Dies hat zwei verheerende Konsequenzen: Zum einen wird dadurch der Sauerstoffgehalt in der Zahnfleischtasche gesenkt und damit den Anaerobiern der Ball zugespielt (die Zahnfleischtasche wird also zur Hamburger Raucherkneipe). Und zum anderen hat das »normalisierende« Immunsystem keinen Zugang mehr zum Ort des Geschehens, die Bakterien haben quasi freie Hand. Männlichen Patienten mit Bezug zum Hausbau hilft oft das Bild einer Baustelle ganz gut: Stellen Sie sich vor, Sie haben eine Baustelle, aber die Zugangswege und Straßen sind einfach zu klein, um mit dem notwendigen Material hinzukommen. Eine vernünftige »Heilung« des Zahnfleisches ist unter den Bedingungen des Rauchens eigentlich nicht möglich. Aber auch hier macht die Dosis das Gift. Wenn Sie rauchen sollten und es schaffen, Ihren Konsum auf weniger als fünf Zigaretten am Tag zu beschränken, sind die Effekte nur gering ausgeprägt. Erfreulicherweise geht der Anteil des Rauchens insgesamt zurück, vor allem bei den Männern. Während 1995 noch ungefähr 40 % der erwachsenen Männer rauchten, sind es mittlerweile nur noch ungefähr 30 %. Auch bei den Frauen ist in diesem Zeitraum die Quote von 30 % auf 23 % gesunken. Rauchen ist einfach nicht mehr so cool.

Faktor 3: Diabetes mellitus

Das Drittschlimmste, was dem Zahnfleisch passieren kann, ist ein ausgeprägter Diabetes mellitus. Wie häufig kommt dieser vor? Erhebungen des Robert-Koch-Instituts zeigen, dass auch hier ein starker Alterszusammenhang besteht: Im Alter zwischen 50 und 60 Jahren haben ca. 5 % aller Männer und Frauen einen Diabetes mellitus Typ II (»Altersdiabetes«), zwischen 60 und 70 Jahren tritt dieser zu ca. 10 % bei beiden Geschlechtern auf und zwischen 70 und 80 Jahren trifft es ca. jeden Fünften, also 20 %. Dies gilt wohlgemerkt für den Typ II Diabetes,

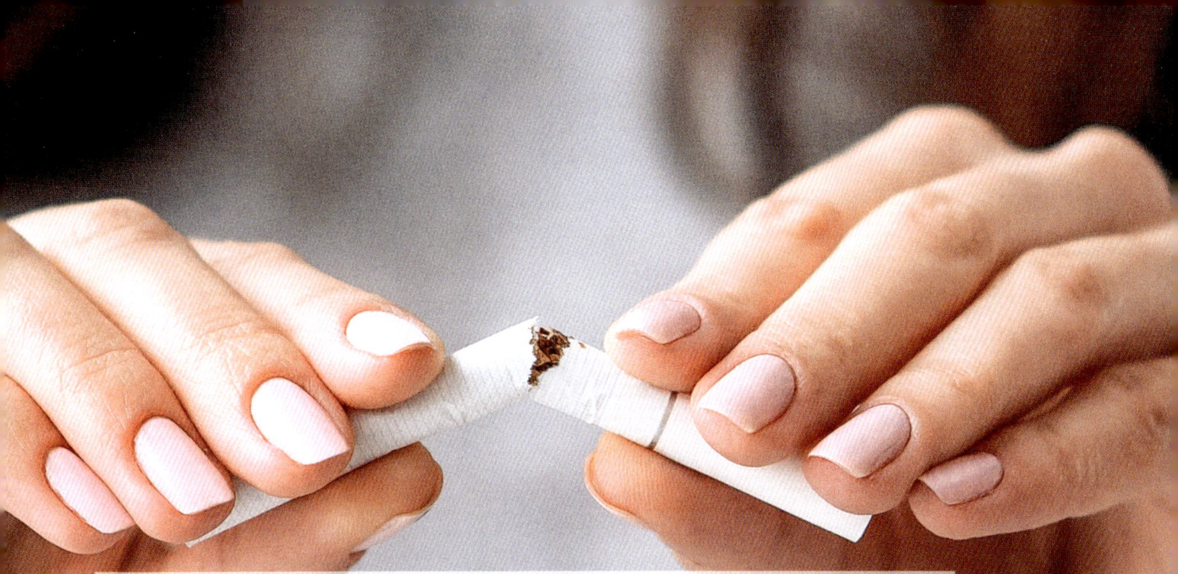

TIPP

Kleiner Praxishinweis für Raucher

Sind Sie Raucher und haben schon mal erfolglos versucht, mit dem Rauchen aufzuhören? Ja? Sogar mehrmals? Und Sie haben das Gefühl, dass das Rauchen einfach zu mächtig oder Sie einfach zu schwach sind? Dann sind Sie nicht allein – aber trotzdem auf dem Holzweg, zumindest aus Ihrer Sicht. Denn: Sie haben bereits die ersten erfolgreichen Schritte gemacht! Die Frage ist: Was brauchen Sie für den nächsten Anlauf und wie könnten Sie ihn noch ein Stückchen erfolgreicher gestalten? Sie haben aus Ihren vergangenen kleinen Erfolgserfahrungen viel lernen dürfen! Was verdirbt Ihnen den Erfolg? Der Kumpel, der Ihnen nach dem fünften Bier die Zigarette reicht? Oder die Waage, die nach 4 Wochen Nichtrauchen bereits 5 Kilo mehr anzeigt? Oder die eigene Unausgeglichenheit, die Ihr Umfeld auf die Palme gebracht hat? Für alle Probleme gibt es gute Lösungen!

Wir haben wahrscheinlich alle ein Problem mit dem »Scheitern«! Was gibt es Tolleres, als sich endlich dazu zu entschließen, mit dem Rauchen aufzuhören? Aber statt unseren Versuch als eine Leistung anzuerkennen – egal ob nur zwei Tage oder zwei Monate erfolgreich –, geißeln wir uns als »Versager« oder »Schwächling«. Warum? Wahrscheinlich war das Ziel am Anfang zu hoch gesteckt und die Vorbereitung noch nicht optimal. So zumindest die Erkenntnisse der Gesundheitspsychologie. Wissenschaftliche Untersuchungen zeigen ganz klar, dass psychologisch und pharmakologisch begleitete Raucherentwöhnung Ihnen helfen kann, einfach mit dem Rauchen aufzuhören. Probieren Sie es aus!

An wen kann ich mich wenden?

Viele Kliniken und Hausärzte arbeiten mit Stellen zur Rauchentwöhnung zusammen. Fragen Sie danach!

Daneben gibt es noch das empfehlenswerte Angebot der Bundeszentrale für gesundheitliche Aufklärung: www.rauchfrei-info.de/

Tel: 0 800 8 31 31 31 (kostenfrei)

der aber 90 % der Fälle insgesamt ausmacht. Der Diabetes ist damit also eines der »Altersgespenster«, vor denen eine Industriegesellschaft Angst haben darf.

Das Hauptmerkmal des Diabetes ist ein Zuviel an Glukose in der Blutbahn. Beim Typ II Diabetes liegt das daran, dass das Insulin, welches hilft, die Glukose in die Zellen zu transportieren, nicht mehr so gut wirkt. Deswegen wird auch von einer »Insulinresistenz« oder »verminderter Insulinsensitivität« gesprochen. Über die Jahre hinweg reagieren die Zellen einfach nicht mehr so empfindlich auf das Insulin, sie stumpfen quasi ab. Dieses Zuviel an Glukose in der Blutbahn hat nun den Nachteil, dass es zum einen Eiweiße verzuckert, die mit dem kleinen angehängten Zuckerrest nicht mehr so gut funktionieren oder auch entzündungsförderlich wirken. Zum anderen reagieren die Zellen des Immunsystems wie Kinder, denen eine ordentliche Portion Zucker eingeflößt wurde – sie drehen leicht durch. Oder medizinisch gesprochen: Sie reagieren »hyperreaktiv«. Und damit haben wir wieder ein Mehr an Entzündung, was für die Parodontitiskeime Heimvorteil bedeutet.

Faktor 4: Übergewicht – ein Weg zum Diabetes

Das wären also die »Big Three« der Risikofaktoren der Parodontitis: Altern in einer Industrienation, Rauchen und Diabetes. Aber es gibt noch mehr. Ein Faktor, der auch mit Insulin zu tun hat, ist Übergewicht. Wir werden uns das bei der Wirkung von Kohlenhydraten im Körper noch genauer anschauen, aber eines sei schon vorweggenommen: Unter einem hohen Spiegel von Insulin im Blut haben die Fettzellen nur ein Signal: »Gute Zeiten, mehr Fett einlagern.« Und auf keinen Fall: »Fett abbauen, Blutzucker erhöhen.« Was auch hier sich über die Jahre der Gesundheitsforschung gezeigt hat, ist, dass ein Bauch nichts mehr mit Wohlstand zu tun hat, sondern eher mit einer tickenden Zeitbombe für andere chronische Erkrankungen. Denn obwohl der Bauch sehr passiv aussieht, ist er im Gegenteil hoch aktiv. Und zwar im Ausschütten von sogenannten Adipokinen. Das sind Entzündungsvermittler, die aus Fettzellen ausgesondert werden und das Immunsystem zu weiteren Entzündungsreaktionen veranlassen.[58] Und dementsprechend auch hier: mehr Entzündung = mehr Parodontitis.

Faktor 5: Stress, lass nach!

Stress führt sowohl zu ungesünderen Verhaltensweisen (wie mehr Zigaretten, Alkohol, fett- und zuckerreiche Ernährung etc.) als auch direkt zu einer stärkeren Entzündungsbereitschaft des Körpers. Aufgrund dieser Faktoren ist Stress auch nachweislich mit mehr Parodontitis verbunden.[59] Im Bereich der Stress- und Suchtforschung gab es in den letzten Jahren faszinierende neurobiologische

Erkenntnisse, unter anderem hinsichtlich der Frage, wie Stress die neuronalen Kontrollzentren für gesundes Verhalten lahmlegt. Diese »Kontrollzentren« hören Sie mitunter, wenn Ihr Gehirn sagt »ein Bier reicht auch für heute Abend« oder »Nachtisch brauchst du nicht auch noch …«. Diese Stimmen hören Sie unter Stress nicht mehr, sondern Sie greifen einfach zu. Glücklicherweise zeigen Studien, dass zum Beispiel die Meditationsform des Achtsamkeitstrainings helfen kann, diese Zentren wieder zu aktivieren und damit langfristig Stress (oder auch Süchte) zu überwinden.[60]

Vorbeugen ist besser als behandeln!

Eine Erkrankung existiert eigentlich erst, wenn ein Arzt seinen Stempel in Form einer Diagnose draufgesetzt hat. Bis es so weit kommt, erklimmt man viele tausend Stufen, bevor eine Erkrankung manifest wird. Warum darauf warten? Zivilisationserkrankungen kommen nicht einfach so, sondern haben zahlreiche einwirkende Ursachen. Und im Mittelpunkt steht unser Lebensstil. Zuerst die Ernährung und dann die körperliche Aktivität sind neben dem Rauchen die größten alltäglichen Einflussfaktoren. Warum die Ernährung zuerst? Sportwissenschaftler und die Zuckerindustrie werden Ihnen definitiv was anderes

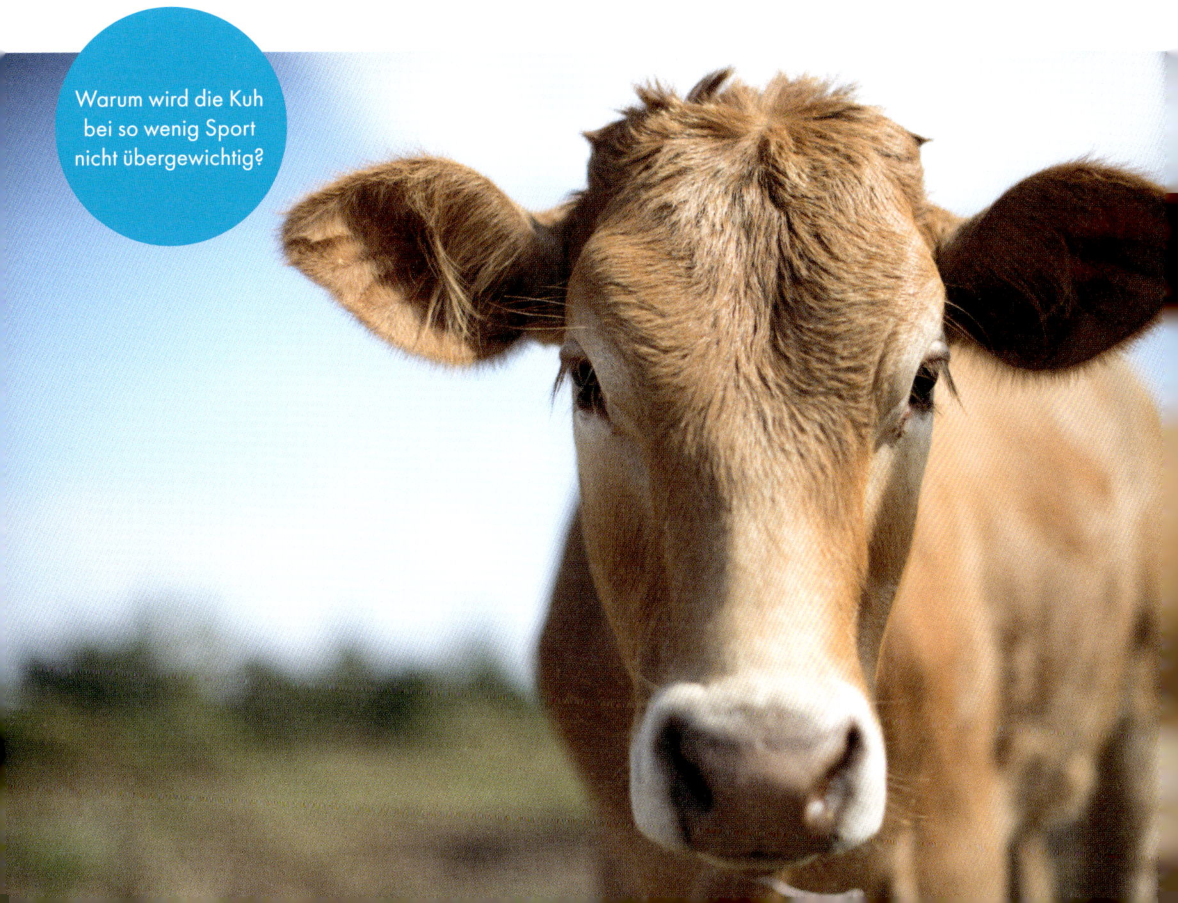
Warum wird die Kuh bei so wenig Sport nicht übergewichtig?

ABBILDUNG 3

Ein Ungleichgewicht zwischen oxidativem Stress (OS) und Antioxidantien (AO) kann in den Mitochondrien zu einer Fehlfunktion und einer unkontrollierten Entzündung führen.[61]

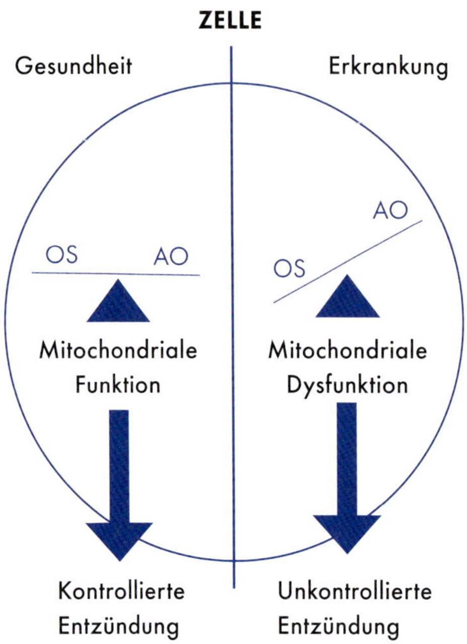

sagen. Aber schauen Sie sich mal in der Natur um: Tiere machen keinen zusätzlichen Sport. Viele von ihnen wirken sogar sehr faul, werden aber trotzdem nicht dick. Oder haben Sie schon mal übergewichtige Tiere in der Wildnis gesehen? Manche machen Hochleistungssport, aber nicht, weil sie zu viel Energie haben, sondern um durch die Beute an Energie zu gelangen.

Ein Problem, das bei unserer sogenannten Western Diet auftritt, ist die Leptinresistenz.[62] Das Fatale an dieser Resistenz ist, dass Leptin ein natürliches Signal an den Organismus sendet, Energie auszugeben. Sprich: Leptin fördert den Bewegungsdrang und zügelt den Appetit.[63] Im Falle einer Resistenz sinkt daher die Lust auf Sport, es steigt jedoch die Lust auf die Couch und eine Tüte Chips. Ein überzeugender Grund, warum es lohnt, zunächst die Ernährung zu optimieren! Die Lust auf Sport kommt dann oft von ganz alleine.

Was haben alle Risikofaktoren der Parodontitis gemeinsam? Sie verursachen oxidativen Stress!

Die bisher genannten Faktoren treffen sich im Prinzip an einer gemeinsamen Schnittstelle: dem erhöhten oxidativen Stress. Oxidativer Stress ist eine Stoffwechsellage, bei der ein Übermaß an reaktiven Sauerstoffverbindungen vorliegt. Dieses Übermaß führt wiederum zu einer verstärkten Entzündungsreaktion, falls nicht genug antioxidatives Gegengewicht vorhanden ist (siehe Abb. 3). Dementsprechend lässt sich feststellen, dass Entzündungen auch Antioxidantien »verbrauchen«. Wenn Zahnfleischtaschen auf Parodontitis geprüft werden, findet sich regelmäßig ein lokaler Mangel an Antioxidantien.[64] Wird bei der Parodontitis z. B. ein Reiz für den oxidativen Stress entfernt – in Form einer Zahnbelagsentfernung –, erhöht sich auch wieder die antioxidative Kapazität im Speichel.[65]

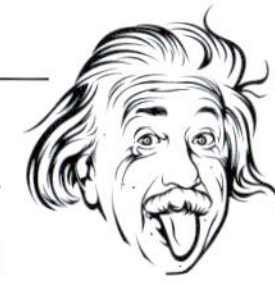

PRÄVENTION DURCH PLAQUEREDUKTION FUNKTIONIERT! In einer großen Langzeitstudie mit 375 Patienten konnten Forscher der Universität Göteborg für einen Zeitraum von 30 Jahren den Effekt eines engmaschigen Plaque-Kontroll-Programms untersuchen.[66] Die Plaquekontrolle beinhaltete ein Motivationsgespräch über Mundhygienemaßnahmen und Anpassung der häuslichen Mundhygienehilfsmittel (sprich Zahnbürste und Zahnzwischenraumbürsten) sowie eine professionelle Zahnreinigung – je nach Risiko – alle 3 bis 12 Monate. Und jetzt kommt's: Die Zahnverlustrate in diesen 30 Jahren war durchschnittlich ein Zahn! Stellen Sie sich vor, Sie verlieren in Ihrem Leben (mal angenommen, Sie werden 90 Jahre alt) insgesamt nur drei Zähne. Das ist in Anbetracht der (noch) häufigen Prothesen und Implantationen eine unglaubliche Zahl. Zudem können klinische Studien kaum länger laufen. Kaum ein Forscher hat die Möglichkeit, an einem Ort so lange zu bleiben, um solche Studien durchzuführen.

Und Sie ahnen es schon: Ernährung beeinflusst alle diese Punkte! Bevor wir aber dazu kommen, welche Ernährung die beste bei Parodontitis und natürlich auch bei Karies ist, möchten wir Ihnen zunächst vorstellen, wie die derzeitigen Behandlungsstrategien gegen Parodontitis aussehen.

Die (klassische) Therapie der Parodontitis

Aus den bereits beschriebenen Ideen über die Entstehung einer Parodontitis (ein Zuviel an Zahnbelag), können Sie sich vorstellen, wie diese auch heute noch behandelt werden: Weg mit dem Dreck! So oder so ähnlich heißen nicht wenige Fortbildungsangebote auch für Zahnärzte, die sich über die Therapie von Parodontitis weiterbilden wollen. Und das funktioniert auch. Bei einer konsequenten und peniblen Entfernung von Zahnbelag (über und unter dem Zahnfleisch) können Sie und Ihr Zahnarzt die Entzündung des Zahnfleisches sehr effektiv herunterfahren. Und das zahlt sich auch für die Parodontitis aus.

Die kontinuierliche eigene und professionell unterstützte Entfernung von Zahnbelag schützt nachgewiesenermaßen vor Zahnverlust durch Parodontitis.

Womit können Sie zu Hause am besten Zahnbelag entfernen? Das ist eine auch marktwirtschaftlich heiß umkämpfte Frage. Schauen Sie in Ihren nächsten Drogeriemarkt oder Ihre Apotheke: Es springen Sie eine Fülle von Mundhygienehilfsmitteln an. Bürsten in unterschiedlichsten Winkeln, Borsten, Zahnseiden, Zahnzwischenraumbürstchen,

TABELLE 1

Was macht eine gute Untersuchung aus?

Studienqualität, Aussagekraft der Studie	Hoch	Gering
Randomisierung (= zufällige Verteilung der Probanden)	Ja	Nein
Probandenanzahl	Hoch	Niedrig
Kontrolle	Ja (Eine Gruppe erhält eine Behandlung, die andere nicht bzw. bekommt ein Placebo.)	Nein (Es wird nur der Effekt in einer Gruppe angeschaut.)
Zeitliche Ausrichtung	Prospektiv (Die Daten werden noch zukünftig mit einer festen Fragestellung erhoben.)	Retrospektiv (Die Daten lagen schon vor und werden nach der Fragestellung untersucht.)
Art	Interventionell (Es wird etwas an den Probanden angewandt.)	Beobachtend (Patienten werden dazu befragt, was sie angewendet haben.)
Förderung	Öffentliche Mittel/Universitäten	Industriegelder (bergen die Gefahr, dem Geldgeber ein gutes Ergebnis zu präsentieren)
Zusammenfassend	Randomisiert kontrollierte Studien (engl. Randomised controlled trials, RCT) Meta-Analysen von RCTs (= Zusammenfassungen)	Retrospektive Studien, Beobachtungsstudien, Fallberichte

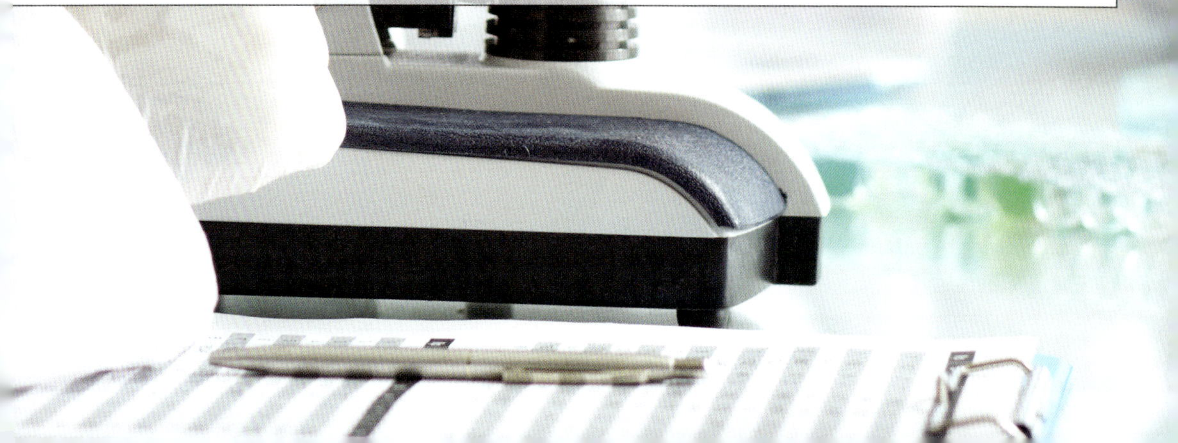

Spülungen und so weiter. Gerade weil dieses Thema marktwirtschaftlich so heiß umkämpft ist, ist hier ein streng wissenschaftliches Vorgehen so wichtig. Von daher lassen Sie uns einen kurzen Ausflug machen mit der Frage, was eine gute wissenschaftliche Untersuchung ist. Tabelle 1 gibt Ihnen einen Überblick über Punkte, die die Studienqualität und deren Aussagekraft beeinflussen.

Wenn Sie also Ihren Zahnarzt oder einen Verkäufer von Mundhygieneprodukten testen wollen, fragen Sie ihn, ob das Produkt auch in *randomisierten, kontrollierten Studien* erfolgreich getestet wurde oder ob es sogar Meta-Analysen dazu gibt. Worum geht es dabei? Randomisierte, kontrollierte Studien haben einen hohen Aufwand in der Durchführung und lassen daher meist nur geringe Probandenzahlen zu. Die Meta-Analyse bedient sich nun mehrerer solcher Studien und fügt die Ergebnisse zusammen. Das ist ein wenig Zahlenzauber, aber wenn sie streng wissenschaftlich durchgeführt wird, erlaubt sie einen Blick auf viele Patientendaten. Ob das Ergebnis dann wirklich wahr ist, ist immer noch nicht klar. Aber zumindest ist die Wahrscheinlichkeit höher, dass es stimmen könnte. Damit stellt diese Studienart auch die Grundlage für eine wissenschaftliche Zahnmedizin, auch »evidenzbasierte« Zahnmedizin genannt, dar. Wer dabei immer noch unberücksichtigt bleibt, sind Sie! Wieso? Die Wissenschaft kann die tollsten Nachweise für bestimmte Medikamente, Nahrungsformen oder Instrumente bringen. Es bleibt jedoch völlig unklar, ob diese Maßnahmen für den Patienten umsetzbar sind und ob sie ihm gefallen. Deswegen gehört zum großen Puzzle nämlich auch der wichtige Bestandteil der Patientensicht. Was sagen aber nun die bestverfügbaren Studien und Meta-Analysen zum Thema Mundhygiene?

Der beste wissenschaftliche Nachweis für Mundhygienemaßnahmen besteht für elektrische Zahnbürsten.[67] Aber auch Handzahnbürsten sind gut, wenn eine geschulte Systematik angewendet wird.[68] Für die Zwischenraumreinigung gilt: Interdentalraumbürsten top, Zahnseide flop.[69]

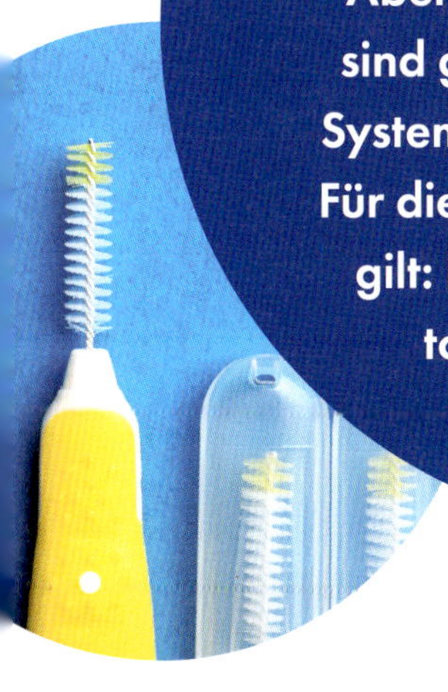

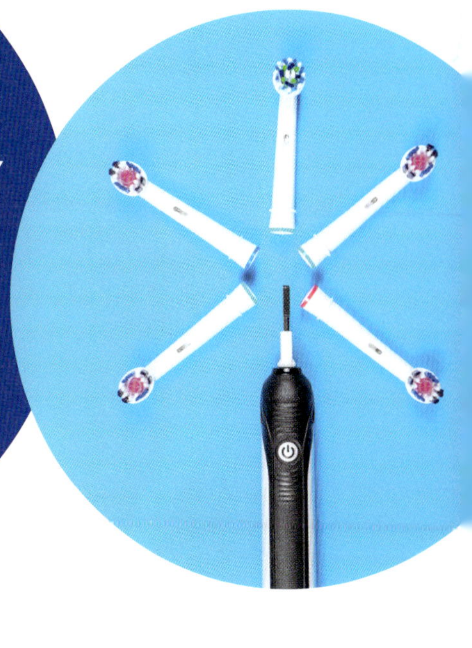

Wenn Sie diese oberen Punkte bezüglich der Mundhygiene beachten, sind Sie in der Lage, Zahnbeläge gezielt zu entfernen und somit wirksam gegen Parodontitis vorzugehen. Die, die es genauer wissen wollen, finden im Anhang ab Seite 177 weitere Informationen.

Aber: Ist Zähneputzen eine kausale oder symptomatische Therapie?

Wenn Dinge nicht kausal behandelt werden, wirken sie im Hintergrund an anderer Stelle weiter. Das ist, als würden Sie in Ihrem Auto eine aufleuchtende Warnleuchte mit einem Aufkleber abdecken. Die offensichtliche Warnung ist erst mal weg, aber das Problem ist nicht gelöst, sodass im Auto irgendwann ein größerer Schaden auftreten wird. Der Ernährungsmediziner Joel Fuhrman vergleicht das mit der Situation, in der jemand sich regelmäßig mit dem Hammer auf die Finger haut und dagegen Schmerzmittel einnimmt. Die Schmerzen lassen sich dadurch mindern, aber das eigentliche Problem besteht weiter.

Daher gibt es bezüglich der akribischen Zahnbelagsreduktion zwei Dinge zu bedenken: Woher kommt der »Drang« des Zahnfleisches zur Entzündung? Wenn Plaque als die Ursache gesehen wird, wäre die Therapie kausal. Wenn die Ernährung jedoch tatsächlich eine wesentliche Rolle spielt, dann wäre die Zahnbelagsreduktion und die folgende Reduktion der Zahnfleischentzündung nur ein »Kaschieren« der Symptome. Symptome, die eigentlich schreien: »Mein Körper

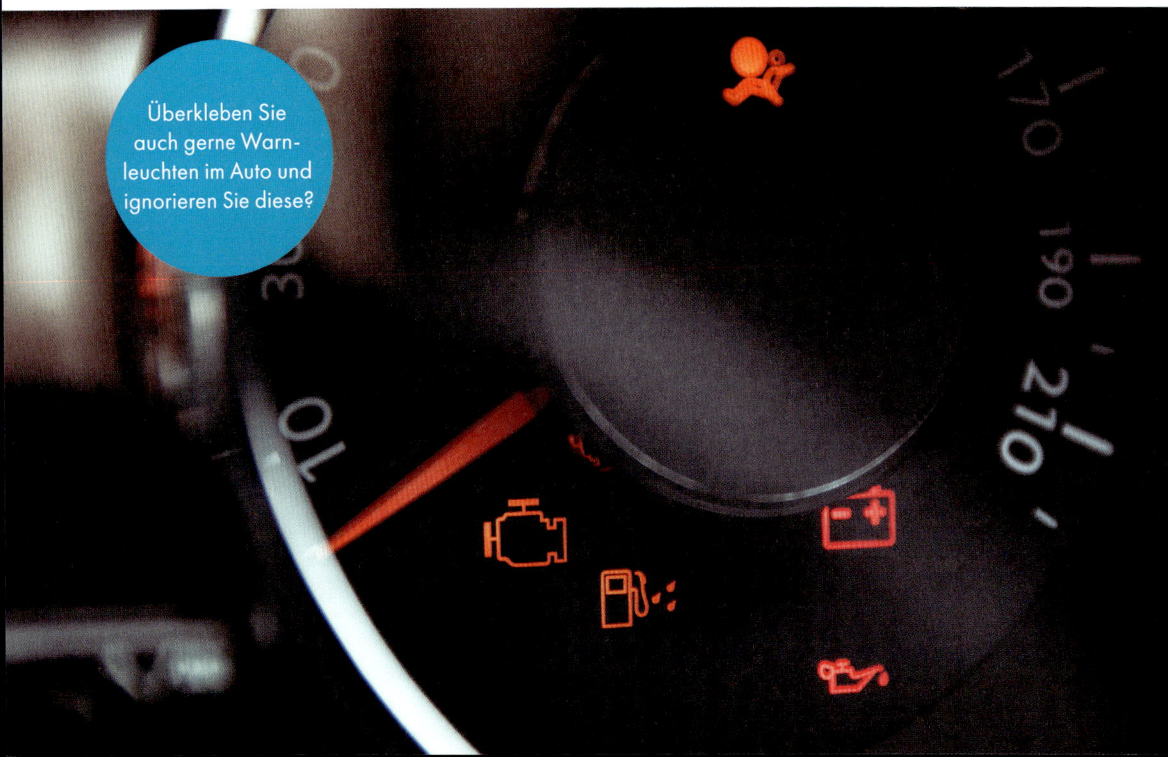
Überkleben Sie auch gerne Warnleuchten im Auto und ignorieren Sie diese?
170
190
210
10

hat eine verstärkte Entzündungsneigung, die durch einen bestimmten Lifestyle ausgelöst wird. *Bitte verändere etwas!*«

Des Weiteren lässt sich auch mit penibler Zahnbelagsentfernung oft nicht alles in den Griff kriegen. Für einige seltene Syndrome ist der Zahnverlust durch Parodontitis eigentlich unaufhaltbar (wie zum Beispiel beim Leukozyten-Adhäsionsdefekt-Syndrom).[70] Zudem gibt es noch genetisch ungünstige Situationen (auch Prädisposition genannt), in denen trotz perfekter Mundhygiene dennoch parodontaler Knochenabbau stattfindet. Das betrifft meist schon junge Menschen, bei denen Parodontitis in der Verwandtschaft vorkommt. Die bisherige Klassifikation sprach hier von »aggressiver Parodontitis«. Und zudem entsteht manchmal die Situation, dass das Gleichgewicht zwischen gesunden und krank machenden Bakterien so gekippt ist, dass die alleinige Reinigung nicht mehr zur Gesundung führt. In solchen Fällen können neben der Reinigung auch Antibiotika notwendig werden.

Antibiotika bei besonders schweren Fällen

Die Notwendigkeit zur Antibiose wird sehr unterschiedlich betrachtet: Wären Sie Zahnarzt an der Universität in Göteborg, würden Sie zunächst versuchen, alles ohne zusätzliche Antibiosen zu behandeln (über ein engmaschiges Plaque-Kontroll-Programm). Wären Sie Zahnarzt an der Universität in Genf, würden Sie bei Fällen schwerer Parodontitis sehr schnell zur Antibiose greifen. Die Argumente schwanken zwischen Antibiotikaresistenzen auf der einen und der geringeren parodontalen Operationsrate auf der anderen Seite.[71] Wir denken, dass in jedem Fall ein abwartendes Verhalten gut ist. Falls die Parodontitis sich aber durch die klassische Therapie nicht merklich bessern sollte, machen Antibiotikagaben – vor allem bei jüngeren Menschen – durchaus Sinn.

In diesen besonders schweren Fällen hat sich eine Kombination der beiden Antibiotika Amoxicillin und Metronidazol als die beste Option erwiesen, unabhängig davon, welches genaue Bakterienprofil vorliegt.[72] Wichtig beim Einsatz von Antibiotika ist, dass zunächst der »schleimige« Bakterienverbund (Biofilm) durch die Reinigung unter dem Zahnfleisch durcheinandergewirbelt wird. Ansonsten sitzen die Bakterien hinter ihrem schleimigen Schutzwall und lachen über die Substanzen, die vorbeifließen. Die Wissenschaft spricht auch davon, dass Bakterien um bis zu 1.000 Mal resistenter sind, wenn sie sich erst mal in einem Biofilm organisiert haben.[73] Ein Problem bei der Antibiose (neben den Resistenzbildungen und Nebenwirkungen) ist ihre oft nur kurzfristige Wirkung. Eine Fünf-Jahres-Studie konnte zum Beispiel keinen Unterschied in Bezug zur Anzahl der erhaltenen Zähne finden, ob bei der Parodontitis-Therapie Antibiotika eingesetzt wurden oder nicht.[74] Könnte dies ein Hinweis sein, dass es gar nicht die »bösen« Bakterien sind, die die Parodontitis befeuern, sondern der pro-entzündliche Lifestyle?

Und auch bei der nachweislichen Wirksamkeit der Antibiotika in der kurzen Zeit stellt sich die Frage, ob die Bakterien im Mund direkt angegangen werden. Möglicherweise entfaltet die Antibiose ihre große Wirkung gar nicht auf die oralen Bakterien, sondern auf die Darmflora. Eine interessante Tierstudie an Mäusen zeigte, dass ein großer Teil der negativen Effekte der Western Diet – wie zum Beispiel die Zunahme an Gefäßsteifigkeit (ein Risikofaktor für Herz-Kreislauf-Erkrankungen) – durch eine Breitbandantibiose kurzzeitig wieder rückgängig gemacht werden konnte.[75] Das heißt, dass die Fütterung unserer kleinen Freunde im Darm mit einer Western Diet die wirklich negativen Konsequenzen beschleunigt. Daraus lässt sich Folgendes ableiten: Wenn Antibiotika notwendig werden, sollte der Patient auch seinen Lifestyle ändern. Vor allem nach der Antibiotikagabe sind Ballaststoffe das Beste, was er seinen verbliebenen Bakterien anbieten kann.

Statt Bakterien töten lieber gesunde Bakterien verabreichen?

Eine erfreuliche und neue Entwicklung ist die Erforschung von Probiotika und Präbiotika im Einsatz gegen Parodontitis. Unter Probiotika werden gesunde Bakterien verstanden, die im Organismus gesundheitsfördernde Wirkung entfalten sollen. Präbiotika sind wiederum Stoffe, die diesen gesundheitsfördernden Bakterien als Nahrung dienen.[76] Für den Einsatz von Probiotika bei der Parodontitis-Therapie gibt es mittlerweile einige positive Studien und auch Meta-Analysen, die einen Effekt belegen.[77] Probiotika bieten zudem eine wirklich nebenwirkungsarme Therapie, die sogar bei Schwangeren erfolgreich gegen Zahnfleischentzündungen eingesetzt werden kann.[78] Allerdings ist auch – wie bei den Mundhygienemaßnahmen – eine kontinuierliche Anwendung notwendig, um die Effekte aufrechtzuerhalten.

Nun haben Sie einen guten Überblick über die Prozesse, die zu Karies und Parodontitis führen können und wie Karies und Parodontitis klassischerweise behandelt werden – zumindest wenn der Zahnbelag als Bösewicht gilt. Das sollte im Groben auch das Grundlagenwissen sein, das Ihnen Ihr Arzt oder Zahnarzt geben kann. Aber lassen Sie uns weiterforschen. Wir haben bewusst das Thema Ernährung bisher nur am Rande erwähnt. Jetzt nehmen wir den ernährungsmedizinischen Aspekt direkt unter die Lupe.

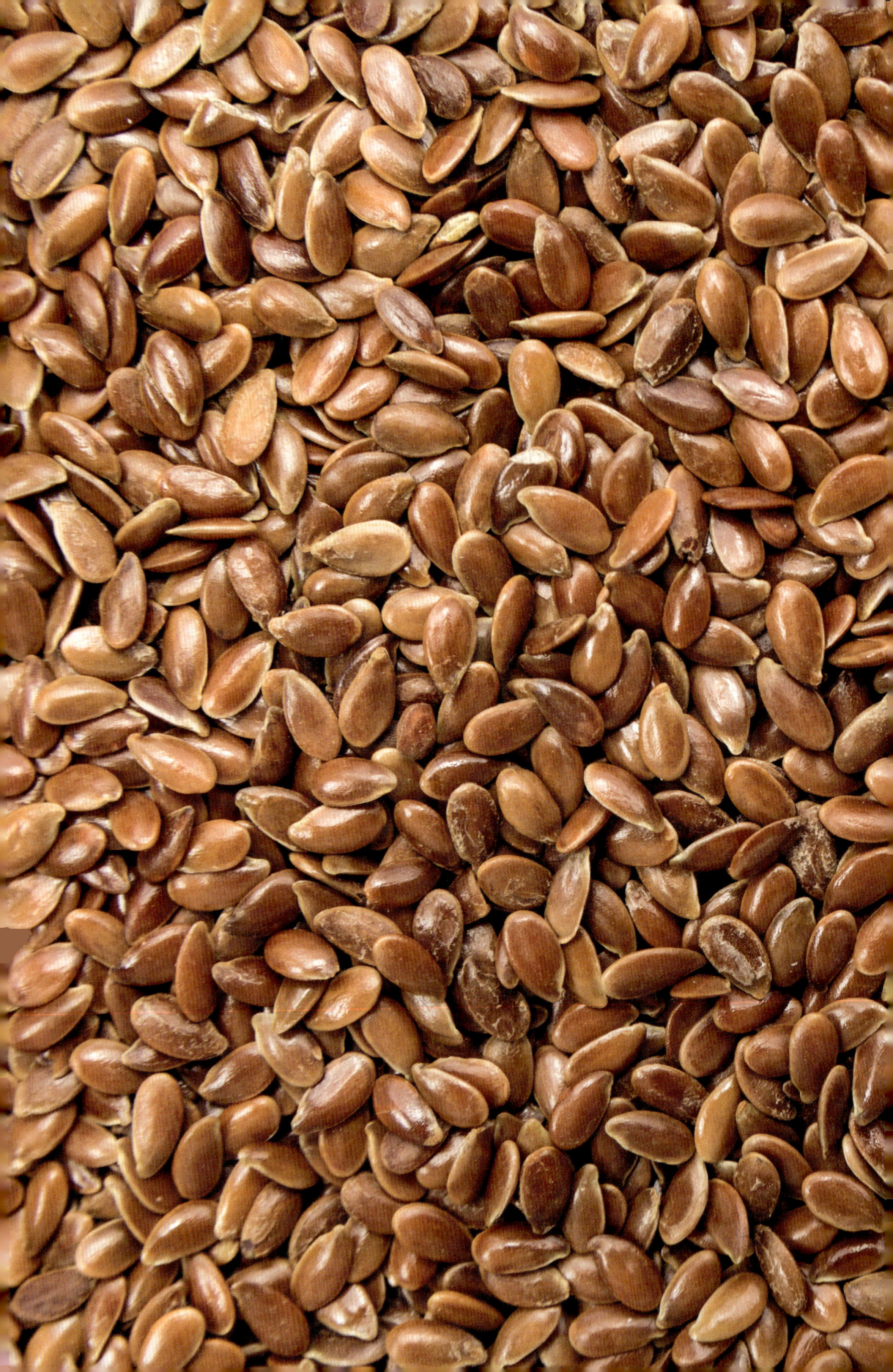

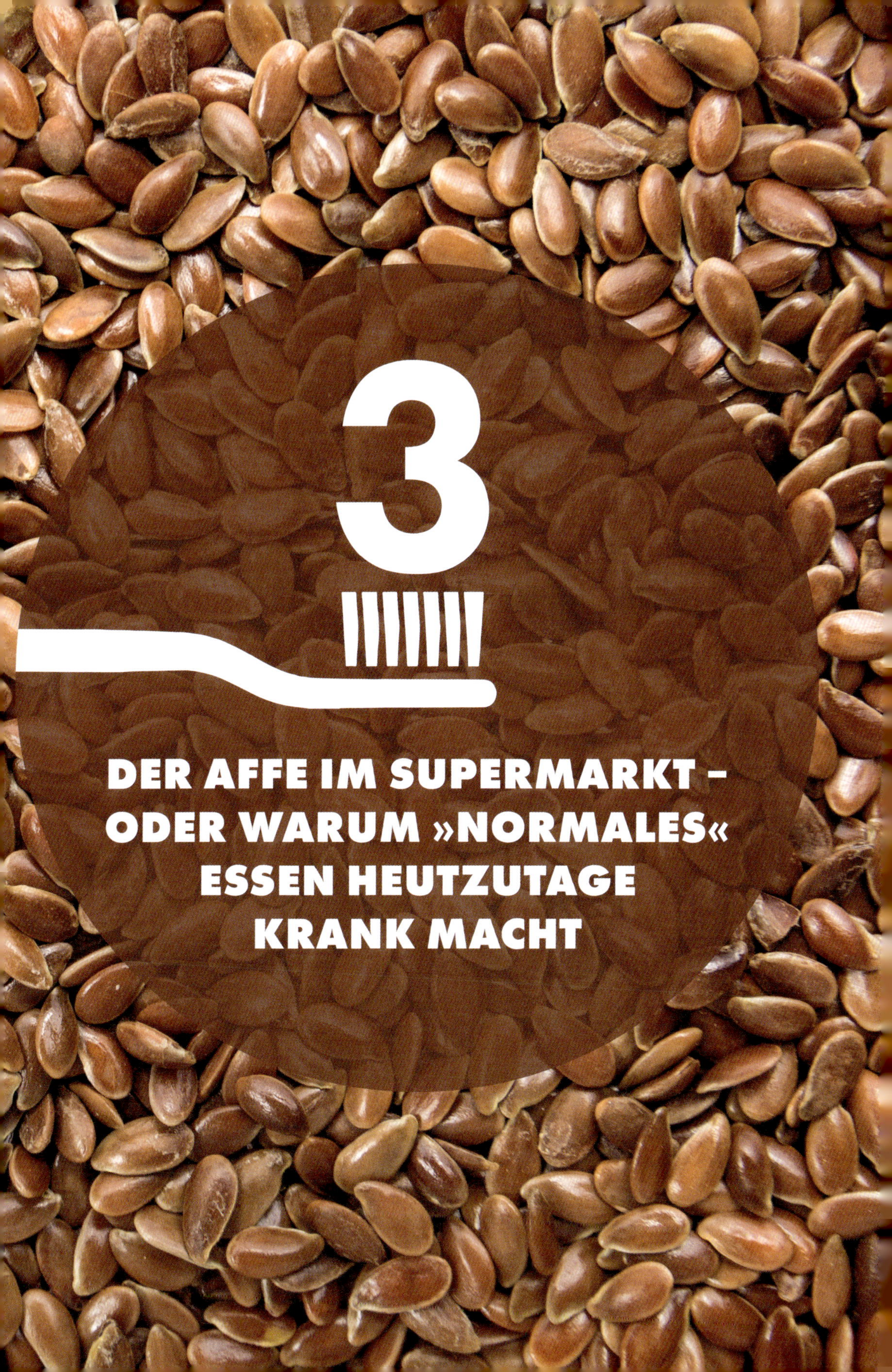

3

DER AFFE IM SUPERMARKT – ODER WARUM »NORMALES« ESSEN HEUTZUTAGE KRANK MACHT

Nach welchen Kriterien wählen Sie Ihr Essen aus? Die meisten Menschen werden sagen, je nachdem, was ihnen eben »schmeckt«. Das ist ein sehr intuitives Vorgehen, im wahrsten Sinne »ein Bauchgefühl«. Wenn die weite Verbreitung von Übergewicht und ernährungsbedingten Erkrankungen in Betracht gezogen wird, lässt sich jedoch klarstellen:

Heutzutage macht ein intuitives Ernährungsverhalten krank!

Was in der Steinzeit noch funktioniert hat, funktioniert heutzutage, in Zeiten des hoch entwickelten Ackerbaus und nach industrieller Revolution, leider nicht mehr. Das menschliche Ernährungsgehirn wird bombardiert von Einflüssen, für die es evolutionär überhaupt nicht ausgelegt ist und die seiner Gesundheit nicht guttun. Stellen Sie sich einen Affen im Supermarkt vor, der zuvor schon mal mit Süßigkeiten in Kontakt gekommen ist – Süßigkeiten bekommt man ja an jeder Ecke. Was wird er machen? Sie werden ihn zwischen den Regalen für Süßigkeiten finden, mit lauter aufgerissenen Packungen und mit einem extrem hohen Blutzucker.

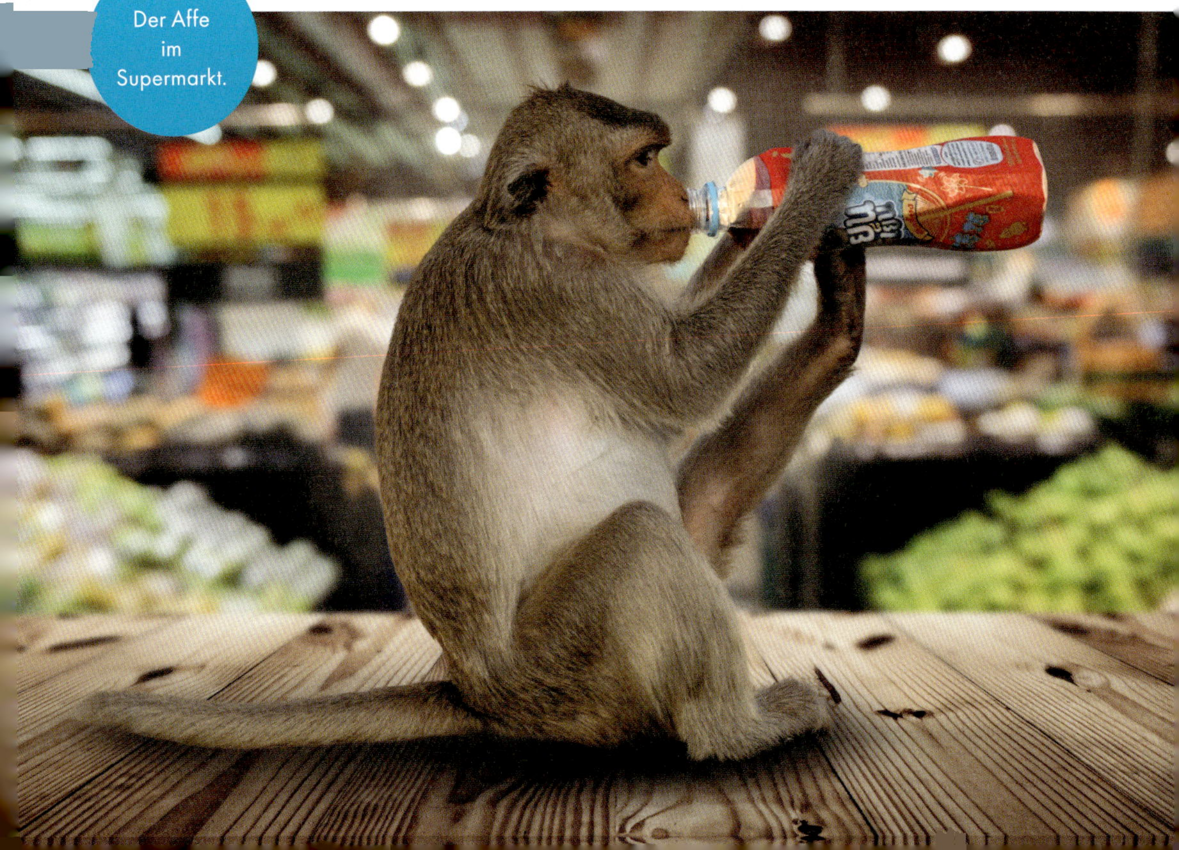

Der Affe im Supermarkt.

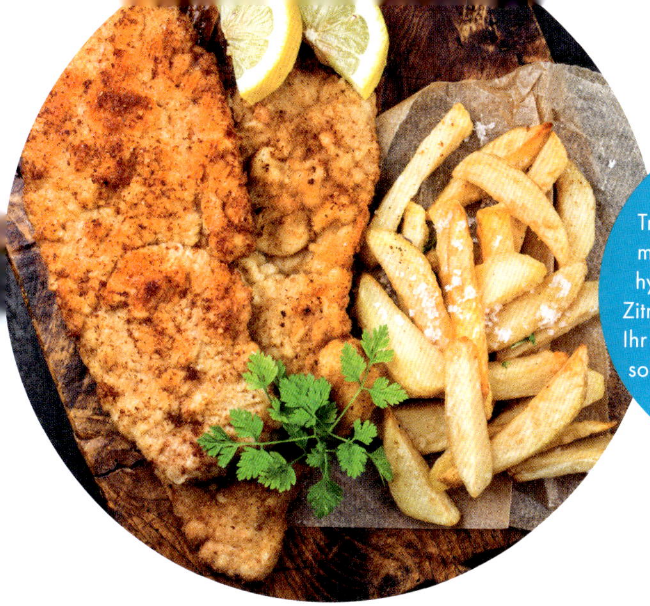

»Normales Essen«: Transfette, tierisches Eiweiß, mikronährstoffarme Kohlenhydrate (abgesehen von der Zitrone und der Petersilie). Falls Ihr Gehirn noch spontan sagen sollte: »Lecker!«, dann wird es Zeit für eine Umstellung.

»Modernes« Essen ist auf Glücksgefühle (sprich: Dopamin) ausgelegt. Schauen Sie sich einmal ganz bewusst Fernsehwerbung oder Werbung für Lebensmittel auf der Straße an. Wird mit den Tausenden von gesunden Inhaltsstoffen des wunderbaren Brokkolis geworben? Nein. Warum nicht? Er hätte es verdient. Es wird vor allem ungesunde Nahrung angepriesen, optimiert auf die Ausschüttung von Neurotransmittern, die das Gehirn in einen Zustand der Glückseligkeit befördern. Fast Food, Süßigkeiten, Schnitzel mit Pommes, Cola, weiße Nudeln mit Ketchup: Das macht das Gehirn zumindest kurzfristig glücklich – und langfristig leider krank und unglücklich.[79] Die Erkenntnis, bewusst auf die Verlockungen der Industrie zu verzichten und sich neu zu programmieren, ist ein harter Schritt. Bevor wir zu den Lösungsvorschlägen im nächsten Kapitel kommen, schauen wir uns jedoch kurz an, wie es zum momentanen Ernährungsverhalten kommen konnte.

Willkommen im Anthropozän

Wie wir bereits aus dem Steinzeit-Experiment gelernt haben (Seite 19), gab es unter steinzeitlichen Bedingungen wahrscheinlich eine bessere Mundgesundheit als heute. Was ist passiert? Die Veränderungen durch die Besiedelung des Planeten Erde durch den Homo sapiens sind so einschneidend, dass Geologen sogar schon vom *menschengemachten Erdzeitalter*, dem Anthropozän, sprechen. Nicht mehr Eiszeiten, Vulkanausbrüche oder Meteoriten sind die entscheidenden Einflüsse, sondern die Gesamtheit von Umformungen und Produktionen durch den Menschen, angefangen von Landschaftsumgestaltung bis zum Klimawandel. Dementsprechend ist es gar nicht mehr so leicht, wirkliche »Natur«

zu finden. Der nächste Baum, den Sie draußen sehen werden, wurde höchstwahrscheinlich nicht durch frei fliegende Samen im Wind dort hingebracht, sondern willentlich von Menschen gepflanzt. Sie ahnen schon, dass dieser »Verlust« an Natürlichkeit auch Auswirkungen auf unser Essen hat.

Kein steinzeitlicher Homo sapiens musste sich Gedanken um Zuckerentwöhnung oder die ausreichende Zufuhr von Ballaststoffen machen. Er konnte sich (zumindest in geeigneten Umgebungen) rein intuitiv ernähren, ohne Gefahr zu laufen, irgendwann an einer Zivilisationserkrankung zu leiden. Wie wir in Kapitel 2 schon gesehen haben, wurde der Homo sapiens durch seine Vorliebe für »süß« dazu motiviert, verstärkt zuckerhaltige Pflanzen anzubauen. Im Industriezeitalter stieg er dann in die Massenproduktion ein: Dafür, dass Zucker in seiner industrialisierten Form ohne Ballaststoffe in der Natur gar nicht vorkommt, ist sein Verkaufspreis von weniger als einem Euro pro Kilo ein erschreckendes Wunder! Neben der immer künstlicher werdenden Ernährung gab und gibt es immer wieder soziale Trends, die einen starken Einfluss auf die »normale« Ernährung haben. Nehmen Sie ein Weißbrot mit Salami als Beispiel: lediglich verarbeitete Stoffe, die so in der Natur gar nicht vorkommen und bei regelmäßigem Konsum krank machen. Die hierin enthaltenen ungesunden Inhaltsstoffe sind überwiegend gesättigte Fettsäuren, Nitritpökelsalz, tierische Proteine aus der Massentierhaltung und Arachidonsäure. Außerdem zeichnen sich diese Produkte durch das Fehlen von Mikronährstoffen und Ballaststoffen aus. Nach dem zweiten Weltkrieg wurde Weißbrot von Bäckern stark beworben und es ist immer noch ein »Nahrungsmittel«, das vielen »normal« erscheint.

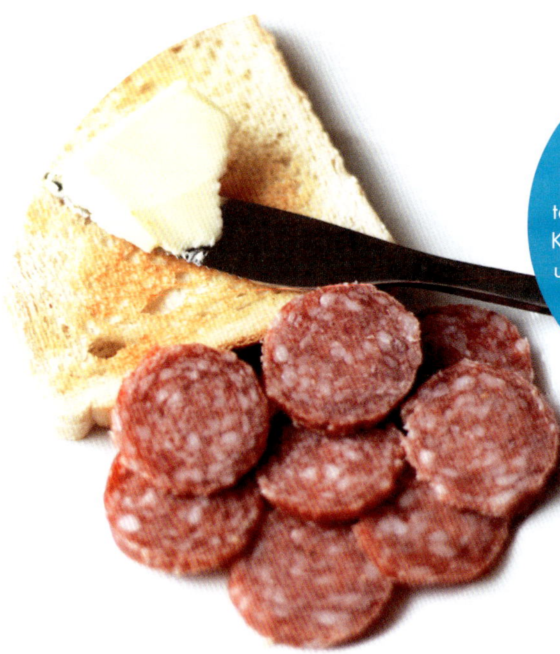

Weißbrot mit Butter und Salami, oder besser gesagt Nitritpökelsalz, tierische Proteine aus der Massentierhaltung, Kohlenhydrate ohne Ballaststoffe und gesättigte Fettsäuren: Essen, das gar kein Essen ist, aber heute »normal« erscheint.

Low-Fat oder Low-Carb?

Eine weitere Frage, die sich ein Steinzeitmensch nicht stellen musste, ist, ob er mit Low-Fat oder Low-Carb abnehmen will. Er war ja auch nicht übergewichtig. Für uns Menschen von heute gilt, dass im Grunde beides funktioniert, wenn es nur langfristig durchgehalten wird.[80] Medizinisch gesehen ist jedoch beides wahrscheinlich keine optimale Betrachtungsweise von gesunder Ernährung. Denn eine Ernährung, die alle Kohlenhydrate oder alle Fette ausschließt, ist auch ungesund.[81] Ein großes Problem, das bei gesellschaftlichen Ernährungstrends nämlich auftreten kann, ist, dass plötzlich ein Makronährstoff zugunsten eines anderen gefördert oder verbannt wird. Und sowohl Makro- als auch Mikronährstoffe sind im Anthropozän nicht einfach Nahrungsbestandteile, sondern Fokus handfester Wirtschaftsinteressen. Egal ob die Aktiengesellschaft nun Zucker, Fleischprodukte, Butter oder Olivenöl produziert: Die Aktionäre wollen Gewinn und die Industrie und ganze Marktwirtschaften stecken Millionen in Lobbyarbeit, Werbung und interessengeleitete Forschung – völlig unabhängig davon, ob das für den kaufenden Homo sapiens nun wirklich gesund ist oder nicht. Ein bedeutendes Beispiel, wie Industrien auf die gesellschaftliche Debatte Einfluss nahmen, kann anhand der Low-Carb- vs. Low-Fat-Kontroversen der 60er-Jahre betrachtet werden.

Kampf der Makronährstoffe – Zucker vs. Fett

Mit dem Anstieg koronarer Herzerkrankungen seit den 60er-Jahren wurde die Forderung nach gesunden Ernährungsformen laut. Der britische Ernährungsphysiologe John Yudkin veröffentlichte 1972 ein Buch mit dem Titel »Pure, White and Deadly«. Er warnte darin vor den gesundheitlichen Risiken von Zucker und rief zu einer drastischen Reduktion des Zuckerkonsums auf. Ancel Keys, Ernährungswissenschaftler aus den USA, sah hingegen das Nahrungsfett als Hauptursache für Herz-Kreislauf-Erkrankungen, den »Killer Nummer 1« aller

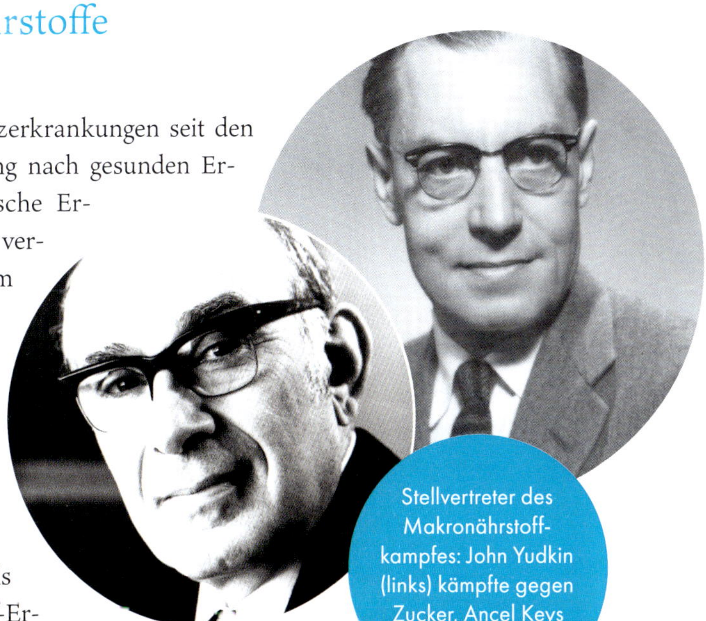

Stellvertreter des Makronährstoffkampfes: John Yudkin (links) kämpfte gegen Zucker, Ancel Keys (rechts) gegen Fett.

chronischen Erkrankungen. Yudkin wurde folgend zur Zielscheibe der Zucker-Lobby. Doch wie konnte die Zuckerindustrie ihn ruhigstellen? Sie stattete Forscher, die eine gegenteilige Meinung hatten, mit viel Geld aus. In diesem Fall wurde Ancel Keys als Gegenspieler aufgebaut und seine Forschungen finanziert, um Yudkins Forschungen zu widersprechen.[82] Immer, wenn Yudkin einen Artikel veröffentlichte, sorgte die Zucker-Lobby für einen passenden Gegenartikel von Keys.

Als Yudkin 1970 z. B. einen Artikel veröffentlichte, in dem Zucker für Herzkrankheiten verantwortlich gemacht wurde, schrieb Keys 1971 einen Gegenartikel, der besagte, dass Zucker nicht die Ursache sei, sondern das Fett. Mitte der 1970er-Jahre teilte sich die Ernährungswissenschaft in zwei Lager: eine Mehrheit, die die Ursache für Herz-Kreislauf-Erkrankungen im Nahrungsfett sah, und eine Minderheit, die die Zucker-Hypothese vertrat. Daraus entstand zunehmend die weltweit verbreitete Meinung, dass Nahrungsfett ungesund sei und zu Herzkrankheiten führe.

Die Nahrungsmittelindustrie reagierte sehr schnell darauf und produzierte fettreduzierte oder sogar als fettfrei deklarierte Lebensmittel. Da Fett aber ein wichtiger Geschmacksträger ist, schmeckten die fettreduzierten Lebensmittel natürlich nicht so gut. Von daher mussten diese Lebensmittel mit Zusätzen wieder schmackhaft gemacht werden und der hauptsächliche Geschmackszusatz war: Zucker! Auf diese Weise kamen fettreduzierte Eiscremes, fettreduzierte Joghurts usw. in die Supermärkte, denen aber allen Zucker zugesetzt wurden. Die »Low-Fat-Hypothese« mit der Ansicht, dass Zucker völlig ungefährlich ist, ist auch heute noch weit verbreitet. In den Supermärkten enthalten etwa 70 bis 80 % der industriell hergestellten Lebensmittel zugesetzten Zucker. Das bedeutet: Wenn die Supermärkte alle Lebensmittel, denen Zucker zugesetzt wurden, aus ihren Regalen nehmen würden, dann wären sie nahezu leer.

Übt die Wirtschaft Einfluss auf die öffentliche Wahrnehmung aus?

Aber warum protestierten die Zahnärzte nicht gegen diesen Irrsinn? Auch im Bereich der Zahnmedizin beeinflusste die Zuckerindustrie die wissenschaftliche Forschung bezüglich der Prävention von Karies und anderer Erkrankungen der Mundhöhle. So ließ sie Millionenbeträge in Forschungsprojekte fließen, die sich mit Mundhygiene-Artikeln und -Maßnahmen wie Zahnbürsten, Zahnpasta, Fluoride oder sogar Impfungen gegen Karieskeime beschäftigten. Um kausale Strategien wie die Vermeidung prozessierter Kohlenhydrate sollte es dabei nicht gehen.[83] Damit aber unter geförderten Publikationen nicht gleich der Name »Coca Cola Company« oder »Ihre Zuckerindustrie« stand, gründete die Lebensmittelindustrie »Institute« mit dem Ziel, interessensgelenkte Wissenschaftsergebnisse zu produzieren und Lobbyarbeit in politischen Gremien zu machen. Hier eine kleine Auswahl der skurrilsten Ergebnisse solcher Forschung:

- »Getränke mit Süßstoffen reduzieren das Körpergewicht mehr als Wassertrinken«[84]
- »Zucker ist *nicht* mit Übergewicht oder Leberverfettung einhergehend«[85]
- »Gezuckerte Cerealien zum Frühstück sind gleich kariogen wie »anderes normales Frühstück«.[86] Diese Studie wurde übrigens von General Mills gesponsert, einem der größten Cerealien-Hersteller der USA. Oder sollten wir lieber sagen: Süßigkeitenhersteller? In der Publikation im renommierten *Journal of Dental Research* publiziert, wurden einfach keine genauen Angaben zur Ernährung der Kontrollgruppe (»anderes normales« Frühstück) gemacht. Willkommen in der »Normalität«!

Institute und Organisationen wie die *World Sugar Research Organisation* (Gründungsmitglied von Coca Cola und so gut wie jedem internationalen Zuckerunternehmen) oder das *International Life Sciences Institute*, dem alle großen Lebensmittelkonzerne angehören (wie Danone, Nestlé, Monsanto oder Unilever), sind immer noch aktiv, »fördern« Wissenschaft und politische Lobbyarbeit. Zudem müssen wissenschaftliche Publikationen schon sehr genau studiert werden, um herauszufinden, ob die Arbeiten mit Geld aus der Nahrungsmittelindustrie gefördert wurden. Manchmal wird es nicht einmal angegeben.

Wenn wir wissen, dass Zucker krank macht – warum kommen wir so schwer davon weg?

Es ist mittlerweile aber gar nicht mehr viel Einfluss von der Industrie nötig, um Menschen für Zucker zu gewinnen. Ein großes Problem, das die gezuckerte Low-Fat-Welle angerichtet hat, ist, dass viele Menschen ein extremes Verlangen nach Zucker haben. Viele betrachten Süßes als Genuss für die Seele. »Süße Versuchungen« sind allgegenwärtig. Jeder Deutsche isst durchschnittliche über 30 Kilogramm Zucker im Jahr bzw. etwa 80 Gramm pro Tag.[87] Die Weltgesundheitsorganisation empfiehlt – wenn überhaupt – maximal 25 Gramm Zucker pro Tag zu sich zu nehmen.

Der Umschlagplatz für die Zuckersucht ist der Supermarkt. Nur etwa ein Drittel des konsumierten Zuckers steckt in den Süßigkeiten. Zwei Drittel verbergen sich in industriell hergestellten Produkten wie zuckerhaltigen Getränken, Backwaren, Brotaufstrichen und Milchprodukten. Und das hat Folgen: Fett auf den Hüften und immer mehr Menschen beim Arzt und Zahnarzt. Süßigkeiten machen das Leben vermeintlich schöner. Es ist dieses starke Genussempfinden, das Süßes für den Homo sapiens so attraktiv macht. Egal ob als Nachtisch, zwischendurch, als Belohnung oder als Trostpflaster. Aber unser Körper kommt mit dieser Lust in der modernen industriellen Welt nicht gut zurecht. Einmal angefangen, fällt es schwer aufzuhören. Für diesen Verlust an Appetit-Regulation durch eine Western Diet gibt es mittlerweile gute Nachweise.[88]

Warum hat Süßes so viel Macht und was geschieht dabei im Körper?

Das Trinken gesüßter Getränke, wie einer Cola oder Fruchtsaft, erhöht den Blutzuckerspiegel sehr schnell – wie eine Zuckerinfusion. Um den Blutzuckerspiegel wieder auf normale Werte zu senken, ist eine große Menge Insulin, das Hormon aus der Bauchspeicheldrüse, notwendig. Wird viel Zucker konsumiert, dann wird infolge des rasch ansteigenden Blutzuckerspiegels sehr viel Insulin ausgeschüttet. Der ganze Zucker muss nun aus der Blutbahn in die Körperzellen gelangen. Nach ein bis zwei Stunden sinkt der Blutzuckerspiegel aufgrund der starken Insulinausschüttung dann meist sehr rasch und oft sogar unterhalb des normalen Levels (»Unterzuckerung«). Es kommt ein Gefühl von Heißhunger auf. Und so beginnt die Insulin-Achterbahnfahrt. Jede Unterzuckerung bringt Heißhunger mit sich und wir essen Schokolade, Gummibärchen, Kekse und Chips bis abends vor dem Fernseher.

Mit jeder neuen Zuckerportion knabbern wir uns über jedes Insulin-Tief hinweg. Und wer sich zusätzlich kaum bewegt oder Sport macht, der wandelt den ganzen Zucker in Fett um. Und das geschieht in der Leber. Unsere Leber kann Zucker in Form des Speichermoleküls Glykogen speichern. Sind diese Speicher voll, wird der überschüssige Zucker in der Leber in Fett umgewandelt und in Fettzellen gespeichert. Zu viel Zucker über längere Zeit führt aber auch zur Ansammlung von Fett in der Leber. Zu viel Zucker macht also nicht nur unseren Körper im Allgemeinen, sondern auch unsere Leber im Besonderen fett. Und irgendwann kommt auch das Insulin nicht mehr hinterher – die Folge: Diabetes! Aber Zucker ist nicht gleich Zucker. Es macht einen großen Unterschied, ob wir einen Fruchtsaft trinken oder die ganze Frucht essen. Der Zucker aus dem Saft geht sofort ins Blut, der aus der Frucht braucht länger.

Zucker wirkt nicht nur auf den Blutzuckerspiegel, sondern auch auf unser Gehirn. In Tierstudien und klinischen Untersuchungen konnte festgestellt werden, dass insbesondere Zucker die Belohnungskaskade sehr stark aktiviert. Die Aktivierung entspricht den gleichen Mechanismen, die auch bei anderen abhängig machenden Substanzen wie Tabak, Alkohol oder sogar Drogen greifen.[89] Kinder reagieren sensitiver auf solch aktivierende Reize als Erwachsene – zumindest gilt das bei Tieren.[90] Bereits beim Anblick oder dem Geruch von Süßem reagieren bestimmte Regionen im Gehirn. Es werden Signale an die Großhirnrinde gesendet und dort als bewusstes Verlangen erfasst. Von der Großhirnrinde werden Signale in den gesamten Körper gesendet, mit dem Ziel, dieses Verlangen zu stillen.

Gelangt die Süßigkeit nun in den Mund und in den Verdauungstrakt, werden Signale der Geschmacksknospen der Zunge und von Nervenzellen der Magenwand an bestimmte Areale unseres Gehirns gesendet. In unserem Gehirn werden dabei chemische Substanzen (wie Dopamin) freigesetzt. Und Dopamin in unserem Gehirn gibt uns ein gutes Gefühl, ein starkes Genussempfinden. Dieses Belohnungsempfinden beim Verzehr von zuckerreichen Nahrungsmitteln führt zu einem starken Verlangen nach Wiederholung und längerfristig zum Überkonsum von Süßem. Und das kann zu Übergewicht und einem Verlust eines natürlichen Appetit- und Hungerempfindens führen.[91]

Die Dopamin-Ausschüttung im Gehirn kann auch durch andere Stimuli wie Kokain, Koffein, Alkohol, Amphetamine und prozessierte Kohlenhydrate ausgelöst werden. Prozessierte, fettreiche und kohlenhydratreiche Nahrungsmittel wie Fast Food, Fertigprodukte und süße Backwaren aktivieren besonders die Belohnungskaskade in unserem Gehirn. Dies kann zu Abhängigkeiten von diesen Substanzen führen, aus denen das Ausbrechen schwerfällt. Solchen ungewöhnlichen Stimuli waren unsere Vorfahren nicht ausgesetzt, wir sind ihnen demgegenüber täglich ausgeliefert. Abhängigkeiten von Drogen und Alkohol sind uns bekannt. Dass auf bestimmte Nahrungsmittel ähnliche gesundheitsschädigende Charakteristika zutreffen, wissen nur die wenigsten. Dabei werden sie von einem Großteil der Menschheit täglich konsumiert.

Mit dem Wissen um Lebensmittelabhängigkeiten im Hinterkopf hat die Low-Carb-Ernährung gegenüber der Low-Fat-Ernährung einen wesentlichen Vorteil: Fett stimuliert die Belohnungszentren einfach viel weniger als Zucker.[92]

Das können Sie mit einem einfachen Gedankenexperiment nachempfinden: Woran denken Sie lieber? An Gummibärchen oder an Butter? Und dass es sich lohnt, schon früh zugesetzten Zucker zu vermeiden, zeigt eine Studie, die bei Kindern eine besondere Vorliebe für Süßes feststellen konnte, wenn diese bereits als Babys in Kontakt mit gesüßter Nahrung kamen.[93]

Modernes Essen: Ein Mikronährstoff-Fasten

Natürlich haben Makronährstoffe wie Kohlenhydrate und Fette einen wichtigen Einfluss auf körperliche Gesundheit und Gewicht. Aber was häufig vergessen wird: Der Körper braucht auch Mikronährstoffe, also Vitamine, Mineralien und Spurenelemente – und die sind in modernem Essen häufig nicht mehr vorhanden und fallen bei der Diskussion um Low-Fat oder Low-Carb völlig unter den Tisch.[94] Das heißt, dass eine strenge Low-Carb-Ernährung mit Eiern, Butter und Fleisch im Grunde gleichzeitig ein Mikronährstofffasten ist. Dies gilt jedoch auch für einen »veganen« Nuss-Nougat-Crepe: viele Kohlenhydrate und Fette (Makronährstoffe), aber keine nennenswerten Mikronährstoffe.

Warum ist das so schlimm? Zu den Mikronährstoffen zählen Vitamine, Mineralien und Spurenelemente. Sie haben eine Vielzahl von Funktionen im menschlichen Körper und diverse positive Eigenschaften. Sie sind an Reaktionen des Immunsystems beteiligt, für viele Stoffwechselprozesse essenziell und sorgen für die Aufrechterhaltung der Funktionen unserer Zellen. Eine wesentliche Aufgabe von Mikronährstoffen ist aber ihre antioxidative Wirkung.

Wie Sie bei den Risikofaktoren der Parodontitis schon gelesen haben, hat unser Körper ein Problem mit einem Übermaß an oxidativem Stress. Oxidativer Stress entsteht ganz wesentlich bei der Zufuhr von Energie, sprich Kalorien, als Nebenprodukt in der sogenannten Atmungskette in den kleinen Kraftwerken unserer Zellen, den Mitochondrien. Und eigentlich gehen bei natürlichen Lebensmitteln (Obst, Gemüse, Nüssen, Samen usw.) die Kalorien (Makronährstoffe) Hand in Hand mit den antioxidativen Mikronährstoffen. Dementsprechend gibt es bei natürlicher Ernährung auch immer ein Gleichgewicht zwischen oxidativem Stress (durch die Kalorienverarbeitung) und Antioxidantien. Ronald Prior und Kollegen vom Arkansas Children's Nutrition Center in Little Rock (USA) haben diesen Umstand weiter untersucht und eine Relation hergestellt zwischen der Kalorienaufnahme und der notwendigen Antioxidantien-Aufnahme, um eine Überlast von oxidativem Stress zu vermeiden (Abb. 4).[95] Bei einer genauen Betrachtung der Western Diet verwundert es nicht, dass wir uns mit einer Epidemie an Erkrankungen konfrontiert sehen, die von erhöhtem oxidativem Stress abhängen.

ABBILDUNG 4

Ausgewogene Beziehung zwischen Makronährstoffen (Energie) und Antioxidantien (Mikronährstoffe).[96] Gehen mit den Energieaufnahme zu wenig Antioxidantien einher, gibt es eine Überlast an oxidativen Stress. Wo läge der Zucker auf diesem Diagramm?

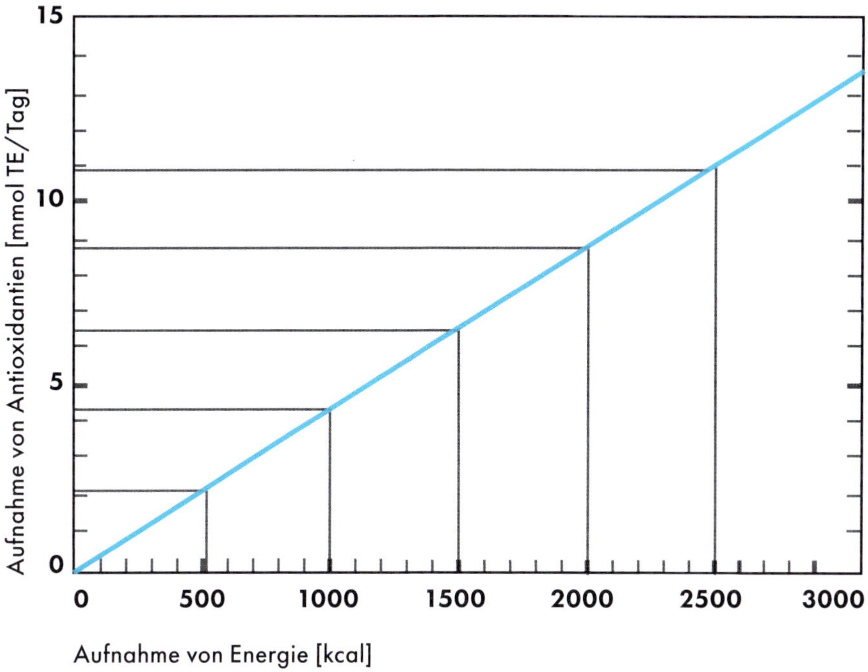

Fazit

Wir können festhalten: Moderne Ernährungsgewohnheiten haben sich weit von unserer biologischen Wirklichkeit und unserer evolutionären Voraussetzung entfernt. Sie sind nicht mehr artgerecht, entsprechen nicht mehr den Bedürfnissen des menschlichen Körpers, sondern sind vielmehr ein handfestes Ziel von Wirtschaftsinteressen, denen die Wirkungen auf unsere Gesundheit völlig gleichgültig sind. Zudem ist moderne Ernährung maßgeblich geprägt von ihrer psychoaktiven Wirkung im Gehirn (wie z. B. die Dopaminausschüttung durch Zucker).

Genau diese Ernährungsgewohnheiten sind jedoch »normal« geworden. Je mehr es allerdings »normal« ist, fünfmal täglich eine süße Mahlzeit zu sich nehmen (Brot mit Marmelade, Schokopudding, Apfelsaftschorle, ein Stück Kuchen, Gummibärchen), umso »normaler« ist es auch, dass wir krank werden – im Mund und im gesamten Körper.

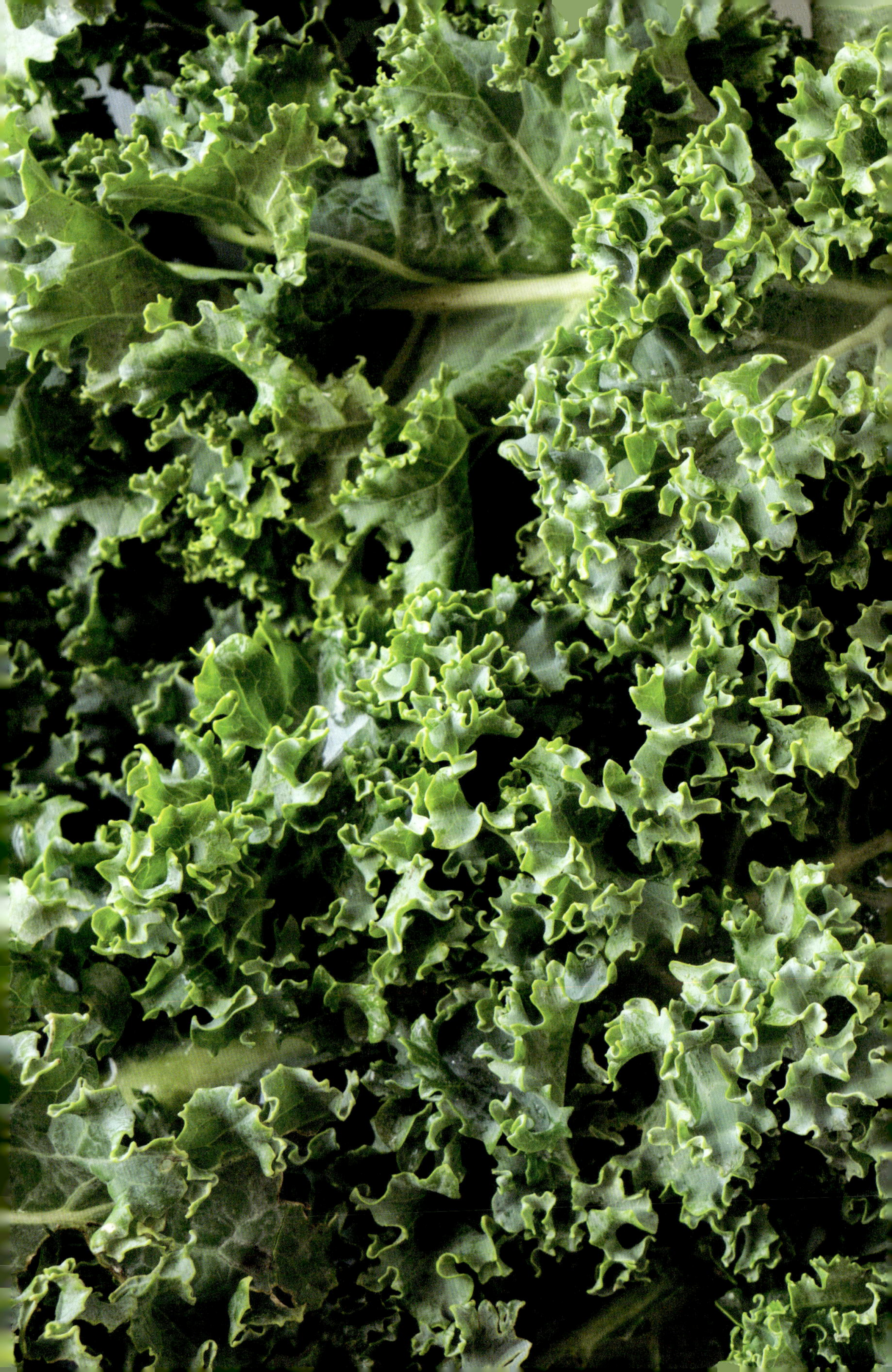

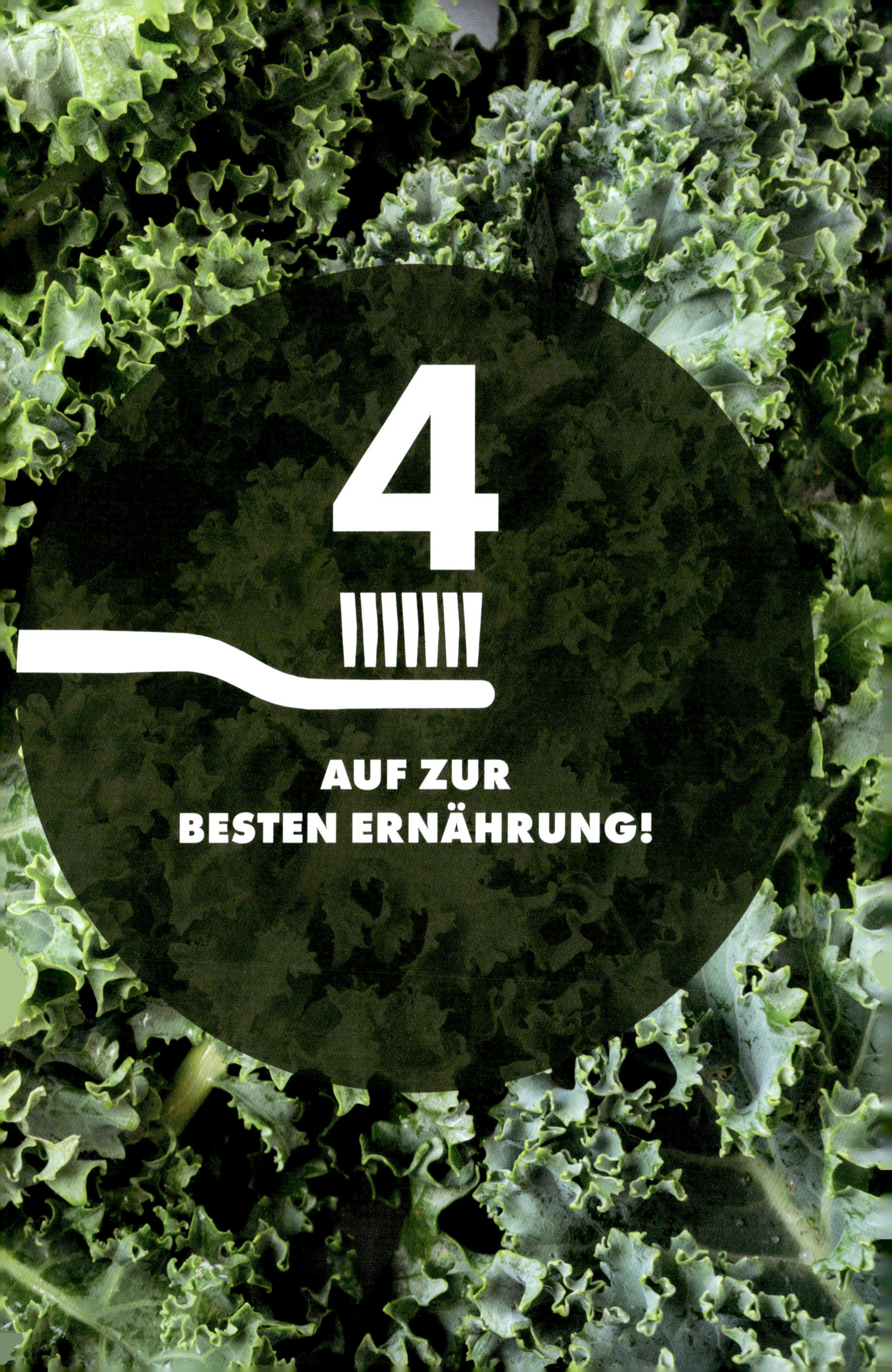

4

AUF ZUR BESTEN ERNÄHRUNG!

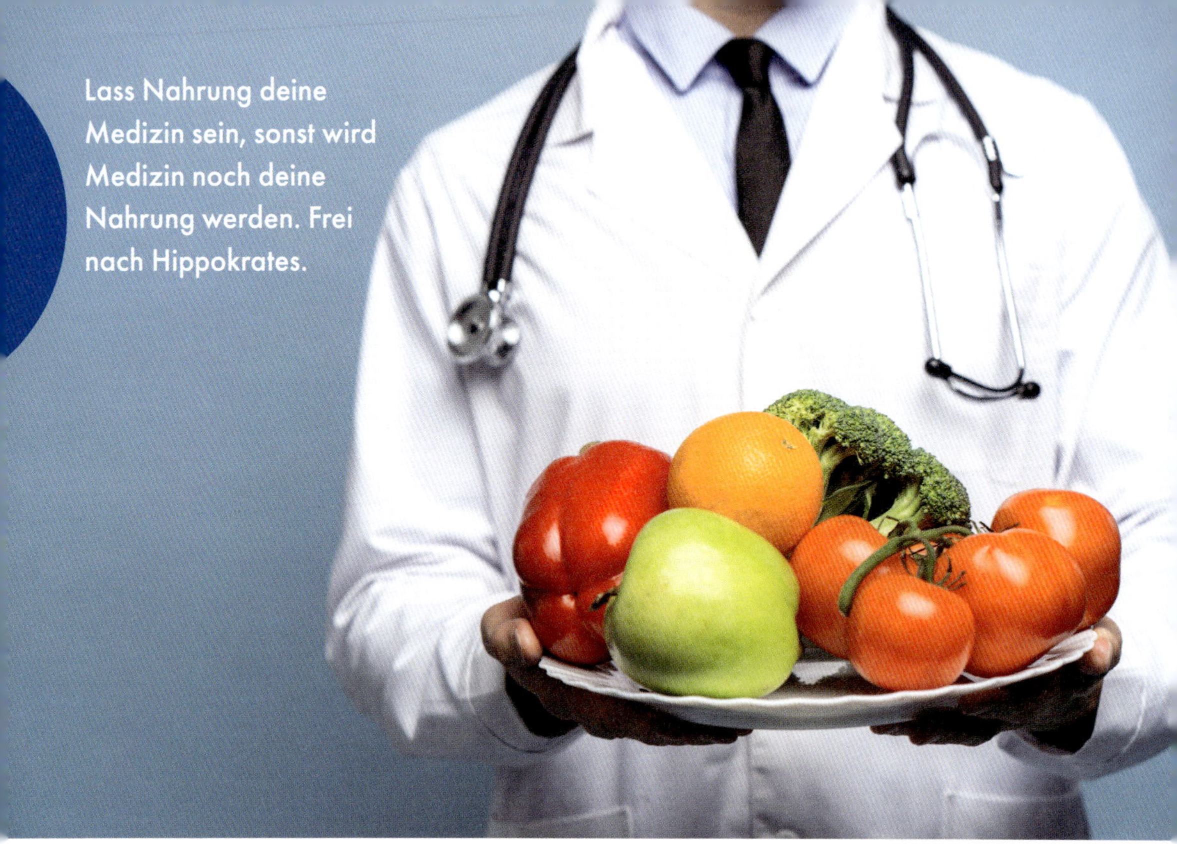

Lass Nahrung deine Medizin sein, sonst wird Medizin noch deine Nahrung werden. Frei nach Hippokrates.

Ernährung wirkt! In welche Richtung, liegt an uns

Nun stellt sich die Frage: Gibt es sie, die »beste« mundgesunde Ernährung? Nachdem wir die Effekte auf das Zahnfleisch durch die Ernährungsumstellung gesehen haben, geisterte uns diese Frage pausenlos durch das Gehirn und wir haben viel recherchiert und eigene Untersuchungen durchgeführt. Es gibt eine Vielzahl an Studien, die beeindruckende, positive Effekte durch bestimmte Ernährungsweisen zeigen konnten. Das Wissen darüber sollte eigentlich in jeder Schule unterrichtet werden.

Wir haben menschheitsgeschichtlich die einmalige Situation, uns so gut ernähren zu können wie noch nie.

Aufgrund der neuen Technologien und der unglaublichen Infrastruktur können wir heutzutage zum Beispiel jederzeit Blaubeeren, Südfrüchte und sämtliche Superfoods konsumieren, ob im Sommer frisch oder im Winter aus dem Tiefkühlregal – von den ökologischen Problemen einmal abgesehen. Zudem können wir überall geniale Produkte wie Haferkleie kaufen und Substanzen wie Vitamin D ersetzen, die von unserem Körper unter bestimmten Bedingungen (wie einem modernen Lebensstil im Winter) nicht gebildet werden können. So gute Voraussetzungen hatte die Menschheit noch nie!

Die sechs Prinzipien der mundgesunden Ernährung

Wir wollen Ihnen nun die Elemente vorstellen, die unserer Meinung nach zu den wichtigsten Prinzipien einer mundgesunden Ernährung gehören.

Wie Sie im Folgenden sehen werden, ist es nicht immer einfach, alle Prinzipien unter einen Hut zu bringen. Aber sie geben stets eine gute Leitstruktur bei der Frage, ob etwas regelmäßig gegessen werden sollte oder lieber nicht.

Warum es sich lohnt, diese Prinzipien anzuwenden, und welche Wirkung sie auf die Mundgesundheit haben, werden wir Ihnen am Ende dieses Kapitels zeigen.

ABBILDUNG 5

Die sechs Prinzipien einer mundgesunden Ernährung: niederglykämisch, ballaststoffreich, mikronährstoffreich, präbiotisch, reich an Omega-3-Fettsäuren und evolutionär.

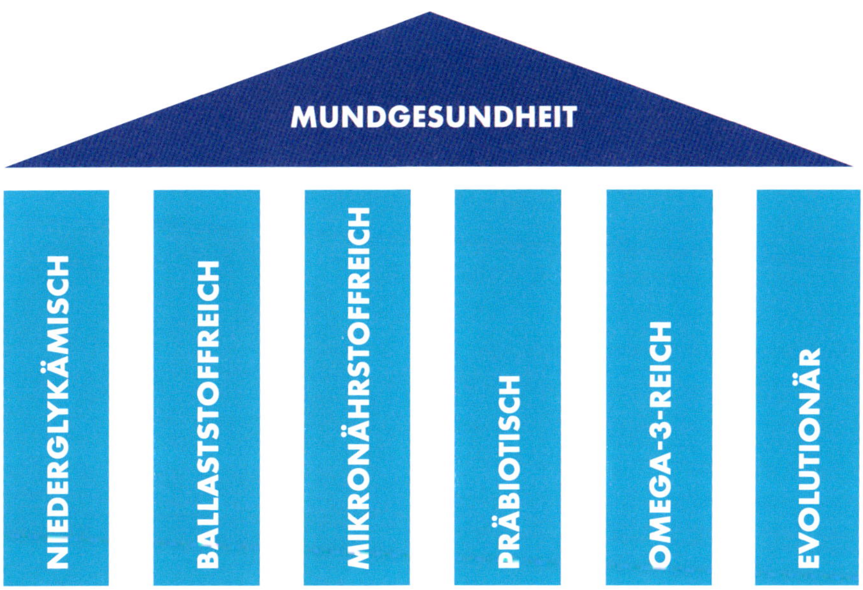

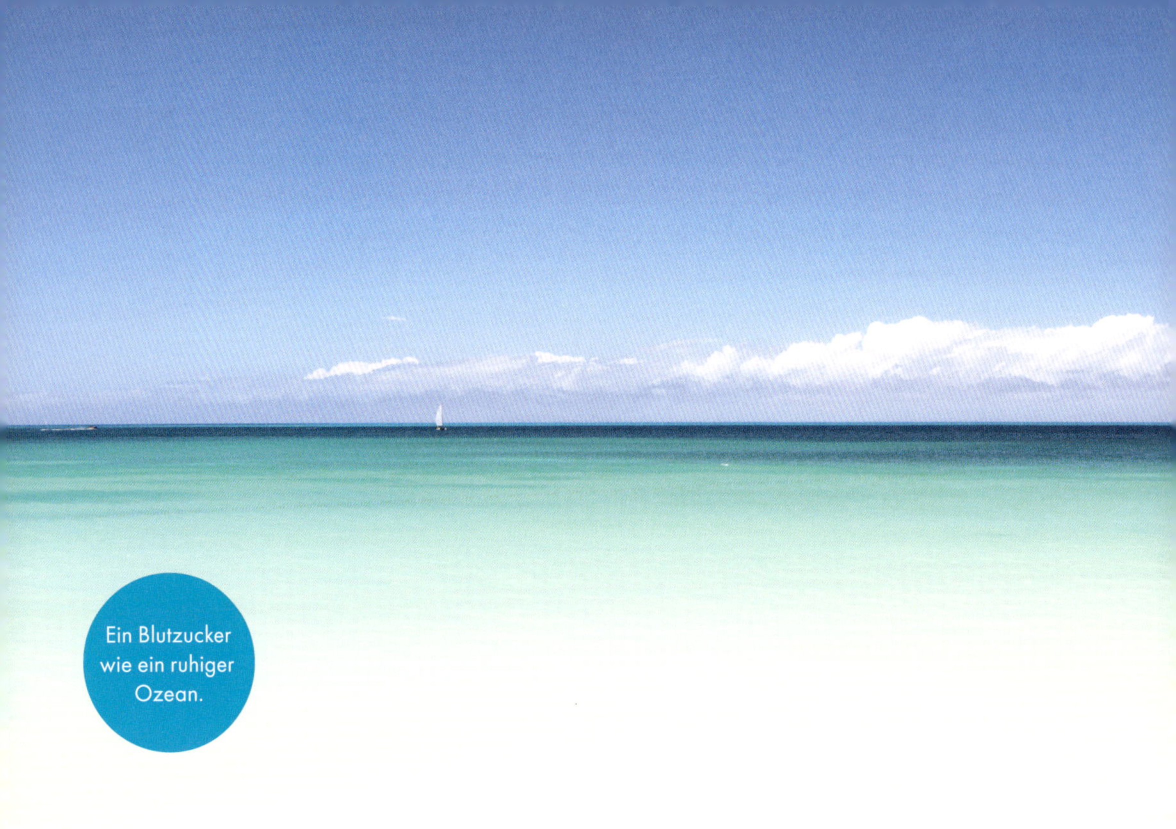

Lassen Sie den Blutzucker in Ruhe! Das niederglykämische Prinzip

Wie wir bereits in Kapitel 3 gesehen haben, ist die heutige Western Diet durch eine sich immer wiederholende Hyperglykämie (hyper = zu viel, glykämisch = Glukosespiegel im Blut) geprägt. Morgens Brötchen mit Marmelade, vormittags evtl. ein halbes belegtes Pausenbrot, mittags Spaghetti Bolognese, nachmittags ein Stück Kuchen, abends Brot mit Aufschnitt und vielleicht das Feierabendbier. Was haben alle diese Gerichte gemeinsam? Sie enthalten alle reichlich prozessierte einfache Kohlenhydrate, denen die Ballaststoffe entzogen wurden und die den Blutzuckerspiegel stark ansteigen lassen, und dies stärker, als es die Natur vorgesehen hat. Während das einmal die Woche wahrscheinlich kaum eine Rolle spielt, haben diese sich häufig wiederholenden Blutzuckerspitzen verheerende Konsequenzen:

Um den Blutzucker bei Kohlenhydratkonsum zu regulieren, wird Insulin ausgeschüttet. Insulin hemmt den Fettabbau.

Wissen Sie, warum wir nicht gleich sterben, wenn wir mal einen oder mehrere Tage das Essen weglassen (also keine »Spontanverhungerung« erleiden)? Es liegt an unserem Energiespeicher namens Glykogen, einem Speicher für Kohlenhydrate und dem gespeicherten Fett im Fettgewebe. Auch wenn sie auf den ersten Blick nicht sichtbar sind, haben alle diese Speicher. Und in westlichen Industrienationen strotzen die Menschen nur so vor gespeicherter Energie, vor allem im Fettgewebe. Seit 2004 leiden auf der Erde mehr Menschen an Übergewicht als an Untergewicht.[97] Die Natur hat diese Speicher eigentlich genial eingerichtet. In Zeiten von Hunger werden diese fettigen Energiereserven konstant in Glukose umgewandelt, um kontinuierlich einen ausgeglichenen Blutzucker von ca. 6 Teelöffel Zucker im Blut zu haben. Dieser Prozess wird medizinisch Glukoneogenese genannt. Dafür müssen wir nichts tun, das geschieht automatisch. Selbst wenn wir mehr denken (das Gehirn verbraucht am meisten Glukose), reguliert unser Körper auf fantastische Art und Weise unseren Blutzucker. Das heißt auch: Wir müssen dem Körper nicht aktiv Glukose zuführen. Testen Sie mal Ihren Zahnarzt und fragen ihn, ob es gesundheitlich ok wäre, den Zucker ganz wegzulassen! Seien Sie gespannt, was er sagt.

Wir wissen, dass es sich manchmal verdammt notwendig anfühlt, Zucker zuzuführen. Aber »Heißhunger« ist ein Gefühl. Ein Gefühl, dass wir im Laufe von Tausenden von Jahren Zivilisation verlernt haben, richtig zu deuten. Untersuchungen legen nahe, dass das »normale« Hungerempfinden mit knurrendem Magen, Zittern, Unruhe und Nervosität wahrscheinlich nicht das »normale« Hungerempfinden ist, sondern eher Entzugserscheinungen, die bei einer mikronährstoffreichen Ernährung gar nicht mehr auftreten.[98]

Keine Angst vor ausgefallenen Mahlzeiten: Es gibt keine Spontanverhungerung

Ganze Ernährungsphilosophien sind darauf ausgelegt, weniger zu essen (Kalorienrestriktion) oder auch mal immer wieder zwischendurch zu fasten (das sogenannte »intermittierende Fasten«). Wie bei einem Vermeiden von einfachen Kohlenhydraten halten diese Ernährungsformen den Blutzuckerspiegel flach und ermöglichen ein effektives Abnehmen. Denn das nach dem Konsum von einfachen Kohlenhydraten ausgeschüttete Insulin ist für die Fettzellen ein Signal: »Alles gut, wir haben Zucker als Energiequelle, es wird keine Fettverbrennung gebraucht.«[99] Aber durch eine Ernährung, die auf Zucker und andere einfache Kohlenhydrate verzichtet, lässt es sich unter einer Protein/Fett-Mahlzeit bzw. durch Fasten gut abnehmen, da die Fettzellen bereitwillig ihr Fett abgeben. In diesem Falle wird kaum Insulin ausgeschüttet und die Fettverbrennung kann auf Hochtouren laufen.

Im Falle des Fastens treten aber noch weitere positive Effekte auf, sogenannte Zellreinigungsprozesse, die auch »Autophagie« genannt werden. Daher spricht der Biochemiker Frank Madeo auch davon, dass wir den Hunger eher »liebevoll begrüßen« sollten, als ihn als schlimmes Gefühl zu verteufeln.[100]

In diesem Zusammenhang ist auch eine interessante Frage: Was essen wir eigentlich nachts? Notgedrungen scheint das nächtliche Fasten, das mit dem morgendlichen Fastenbrechen (engl. »breakfast«) beendet wird, ja von der Natur aus »gewollt« zu sein. Und tatsächlich sehen einige Studien einen klaren Zusammenhang zwischen Schlafmangel, höheren Blutglukosewerten, Übergewicht und Diabetes mellitus.[101] Eine optimale Schlafdauer scheint dabei zwischen 7 und 8 Stunden zu liegen. Längeres Schlafen scheint auch wieder mit negativen gesundheitlichen Konsequenzen verbunden.

Begrüßen Sie den Hunger liebevoll, denn er setzt Zellreinigungsprozesse in Gang. (Frank Madeo)

Dass Insulin ausgestoßen wird, ist aber per se noch nichts Schlimmes. Allerdings ist dieses System der Bauchspeicheldrüse von Natur aus für einen »sanften« Anstieg des Blutzuckers konzipiert – also durch Nahrung, die auch in der Natur vorkommt. Ein wesentliches Prinzip ist hierbei die Prozessierung. Während der Konsum von ganzen Orangen, die Fruchtzucker und Ballaststoffe enthalten, zwar den Blutzucker beeinflusst und auch Insulin erfordert, verursacht der Konsum von Orangensaft einen unnatürlich starken Blutzuckeranstieg, der eine überschießende Insulinantwort erfordert. Beim Orangensaft wurden die Ballaststoffe (das Fruchtfleisch) entfernt, zurück blieb der Fruchtsaft mit seinem Fruchtzucker.

Hinzu kommt, dass sich durch Orangensaft viel größere Mengen Zucker in kurzer Zeit aufnehmen lassen als durch ganze Orangen. Schauen Sie einmal auf eine Packung Orangensaft im Supermarkt. Da wird teilweise mit Slogans geworben wie »Das Beste aus 15 Orangen« – in einem Liter Orangensaft! Haben Sie schon mal 15 Orangen auf einmal gegessen? Ein Liter Orangensaft lässt sich relativ schnell trinken.

Die dümmste, aber »normalste« Prozessierung der Moderne: von Obst zu Saft

Das Problem beim Konsum von prozessiertem Kohlenhydraten (wie Saft) ist, dass bei diesem Überschuss an Insulin nach wenigen Stunden ein sogenannter reaktiver Unterzucker auftritt. Dabei sinkt das Blutzuckerniveau kurzfristig unter sein normales Niveau, was mit einer Stressreaktion und einem unangenehmen Gefühl verbunden ist.[102] Wahrscheinlich führt dieser reaktive Unterzucker zu einer großen Anzahl von Zwischenmahlzeiten. Klassische Bewältigungsstrategien

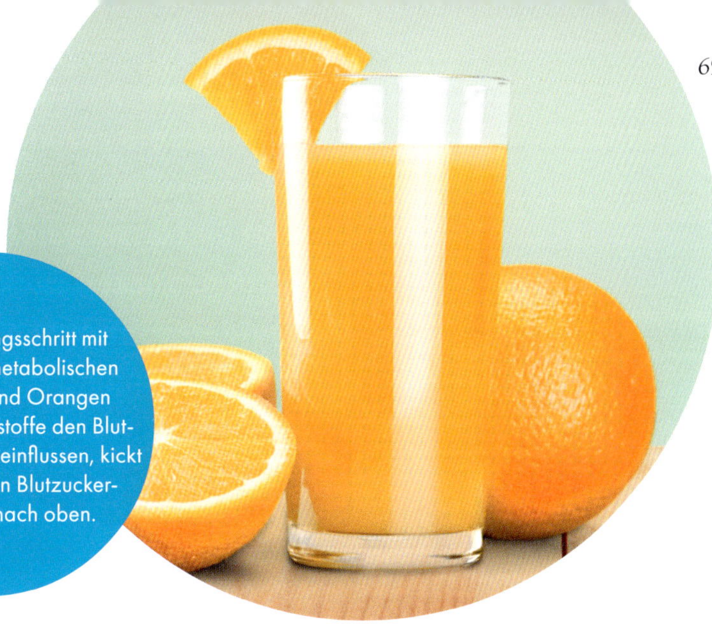

Ein Verarbeitungsschritt mit verheerenden metabolischen Folgen. Während Orangen durch ihre Ballaststoffe den Blutzucker weniger beeinflussen, kickt Orangensaft den Blutzuckerspiegel stark nach oben.

bei einer Western Diet sind die Vormittagspause mit einem Snack, wie z. B. einem Pausenbrot oder einer Süßigkeit, nachmittags der Kaffee mit Kuchen. Wie Sie sehen, reagiert der Körper auf den reaktiven Unterzucker mit einem nervösen Hungergefühl. Bei einer Vollwertkost mit komplexen Kohlenhydraten tritt dieser reaktive Unterzucker nicht auf. Dadurch führen einfache prozessierte Kohlenhydrate auch zu einem Mehr an Hungergefühl. Prozessierte Nahrungsmittel haben auch eine hohe Kaloriendichte. So haben 100 Gramm gekochte Kartoffeln etwa 70 kcal, 100 Gramm Pommes frites etwa 300 kcal und 100 Gramm Kartoffelchips etwa 500 kcal. So wird ein hoher Konsum prozessierter Nahrungsmittel langfristig bei den meisten Menschen zu einer Gewichtszunahme führen.

Interessanterweise finden Sie diese Begriffe in der Umgangssprache wieder. Viele sprechen von »Nervennahrung«, um diese »genervte« Situation zu beruhigen. Ein anderer Begriff ist auch »Unterzucker«. Wenn wir von metabolisch gesunden Menschen ausgehen (also zum Beispiel keine Typ-I-Diabetiker, die Insulin spritzen müssen), dann können wir im Grunde genommen mit normaler Ernährung keinen Unterzucker bekommen. Eine Ausnahme gibt es jedoch bei starker sportlicher Betätigung. Hier wird die Energie aus unseren Fettspeichern, den Fettzellen und den Zuckerspeichern, dem Glykogen in den Muskelzellen und der Leber, gewonnen. Sind diese erschöpft und sinkt der Blutzuckerspiegel unter den Normwert, dann kommt es zum Unterzucker. Abgesehen davon kommt ein Unterzuckern nur nach Konsum von prozessierten einfachen Kohlenhydraten (wie Säften oder Süßigkeiten) oder bei Typ-II-Diabetikern vor, wenn schon Insulin gespritzt werden muss. Wo zu viel Insulin in der Blutbahn herrscht, kann dann reaktiv ein Unterzucker die Folge sein. Der US-amerikanische Endokrinologe Robert Lustig empfiehlt im Übrigen eine Umbenennung des Typ-II-Diabetes in »prozessierte Essens-Erkrankung«.

Prozessierte einfache Kohlenhydrate erzeugen eine überschießende Insulinantwort und damit einen reaktiven Unterzucker. Reaktiver Unterzucker verursacht Stress und mehr Hungergefühl.

Forscher sehen aber auch in der immer wiederkehrenden Stressreaktion bei einer Western Diet einen kritischen Punkt (»Hilfe, ich hab Heisshunger, ich brauch schnell was zu essen!«). Durch diese Stressreaktion schwimmt langfristig mehr Cortisol (ein Stresshormon) im Blut.[103] Dieses ist kurzfristig stark antientzündlich, langfristig aber entzündungsfördernd und blutzuckererhöhend. Zudem fördern die chronisch erhöhten Mengen an Insulin im Blut (Hyperinsulinämie) diverse negative Effekte, wie unter anderem eine vermehrte Ausschüttung von Wachstumshormonen (IGF-1). Wachstum ist im Kindesalter ein hoch erwünschter Prozess, im Alter jedoch nicht mehr, da es dann zumeist mit Übergewicht und Tumoren einhergeht. Und tatsächlich ist der Zuckerkonsum mit diversen Krebsarten korreliert.[104]

Kohlenhydrate aus Hülsenfrüchten wirken sich positiv auf den Blutzuckerspiegel aus

Im Zusammenhang mit Kohlenhydraten und Insulin ist auch eine Eigenart der Hülsenfrüchte (wie Kichererbsen, Linsen und Bohnen) zu nennen. Hülsenfrüchte enthalten Kohlenhydrate in Form von Mehrfachzuckern und Ballaststoffen. Sie lassen den Blutzucker nicht oder nur unwesentlich steigen – und das sogar noch bei der nachfolgenden Mahlzeit.[105] Wenn Sie also mal gezwungen werden, Weißbrot zu essen, verwenden Sie am besten Humus als Brotaufstrich. Damit können Sie den Blutzuckeranstieg, der eigentlich durch das Weißbrot auftreten würde, halbieren.

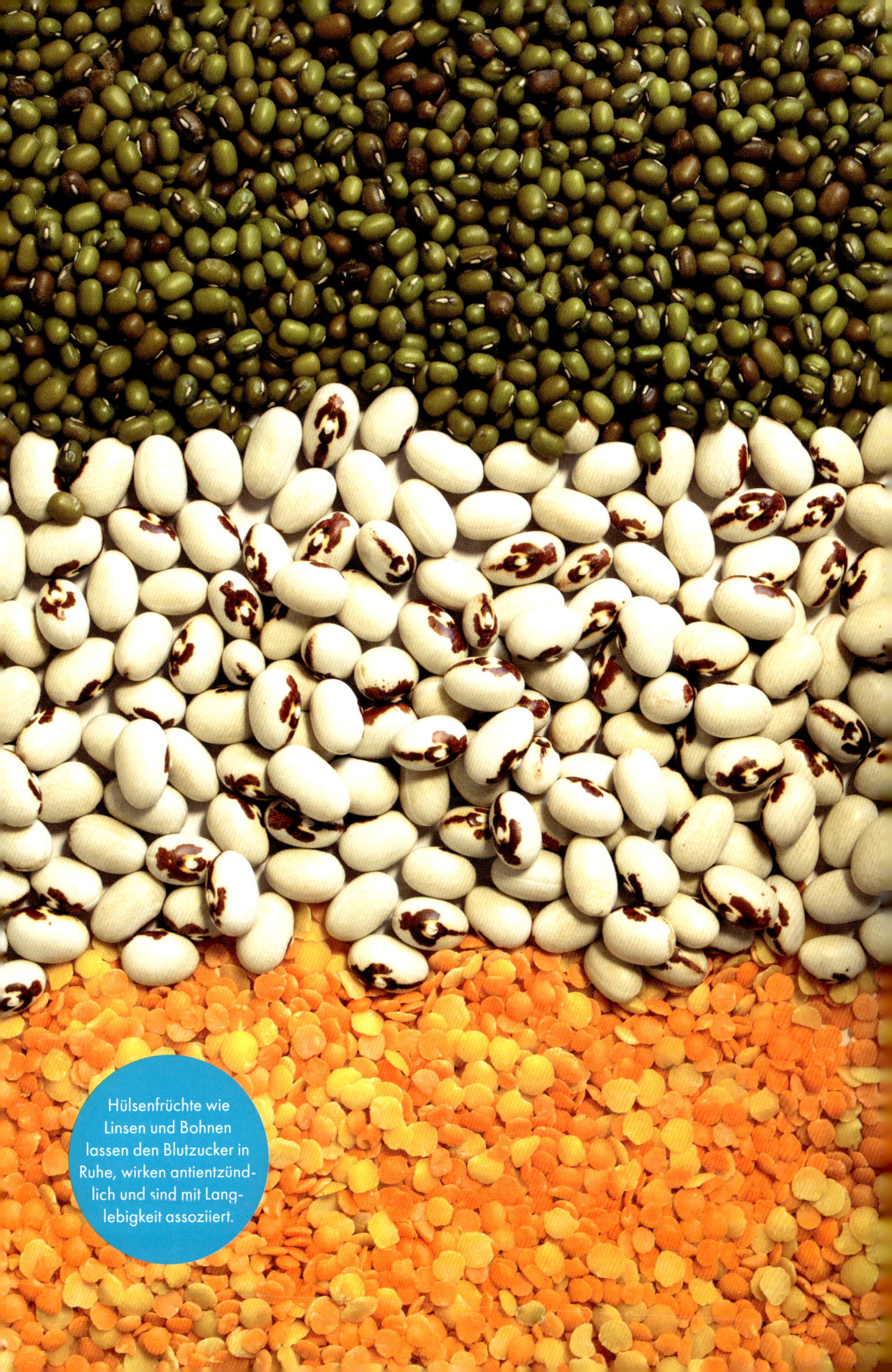
Hülsenfrüchte wie
Linsen und Bohnen
lassen den Blutzucker in
Ruhe, wirken antientzünd-
lich und sind mit Lang-
lebigkeit assoziiert.

JOHAN WÖLBER

Um Ihnen den Effekt einer hochglykämischen Ernährung im Vergleich zu einer niedrigglykämischen Ernährung darzustellen, habe ich Ihnen einmal zwei verschiedene Tage von mir mit einem Blutzuckermessgerät aufgezeichnet (Abb. 6). Der obere Teil der Abbildung zeigt einen Tagesverlauf, an dem ich hauptsächlich Nahrungsmittel mit vielen prozessierten Kohlenhydraten, gesättigten Fettsäuren und tierischen Proteinen konsumiert habe: Am Morgen Weißbrot mit Butter und Honig, am Vormittag ein Stück Kuchen und Kaffee mit Milch und Zucker, am Mittag ein Brötchen mit Schnitzel und einem Cappuccino, dazu einem Täfelchen Schokolade, am Nachmittag wieder ein Stück Kuchen und am Abend Weißbrot mit Käse und zwei Bier (klingt normal, oder?). Die untere Kurve zeigt einen Tagesablauf nach dem nieder-glykämischen Prinzip: am Morgen Haferkleie mit Sojajoghurt und Früchten, am Mittag Linsennudeln aglio e olio und am Abend ein Salat mit Halloumi und zwei Gläser trockenen Wein.

Die unten abgebildete Kurve zeigt einen typischen Tag einer Western Diet – mit vielen zackigen Blutzuckerspitzen. Sie können sich vorstellen, dass ich schleichend Probleme bekommen könnte, wenn ich eine solche Kurve sieben Tage die Woche und 52 Wochen im Jahr hinlegen würde – und zwar mit Zahnfleisch, Karies, Übergewichtigkeit, Diabetes und anderen Erkrankungen. Wie im Folgenden noch weiter beschrieben wird, haben Blutzuckerspitzen nach dem Essen auch für das Immunsystem negative Konsequenzen.

ABBILDUNG 6

Vergleich zweier Tage mit unterschiedlichen Ernährungsweisen und deren Effekt auf den Blutzuckerspiegel.

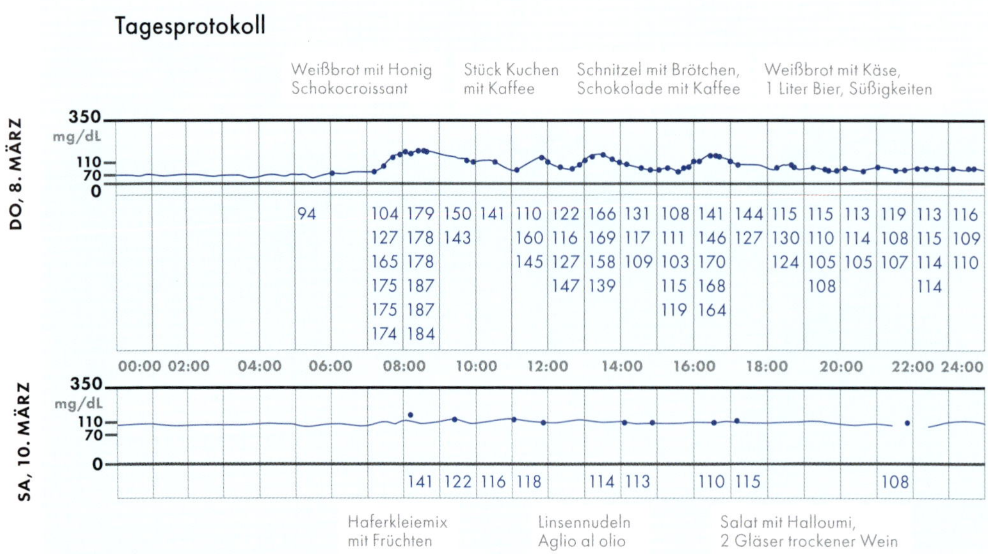

Einfache prozessierte Kohlenhydrate wie Zucker sind neben den und aufgrund der bereits beschriebenen Effekte mit diversen Erkrankungen assoziiert:

- **Zucker fördert Sodbrennen (Reflux).**[106] Als Grund dafür werden sowohl eine Erschlaffung der Magenklappe (die ein Aufsteigen von Magensäure aus dem Magen verhindert) als auch eine erhöhte Magensäureproduktion angesehen.
- **Zucker fördert Osteoporose.**[107] Dieser Zusammenhang stellt sich vermutlich dadurch her, dass regelmäßiger Zuckerkonsum die Ausscheidung von Kalzium (dem Knochenmineral) fördert.
- **Zucker beeinträchtigt das Immunsystem.**[108] Forscher untersuchten die Phagozytosefähigkeit (»Fressfähigkeit«) von Abwehrzellen im Blut, nachdem die Probanden unterschiedliche Arten von Zucker konsumiert hatten. Bis auf die Stärke zeigten alle Zuckerarten (100 g entweder von Saccharose, Glukose, Fruktose, Orangensaft oder Honig) eine Herabsetzung dieser Abwehrfähigkeit der Immunzellen, und zwar am stärksten ein bis zwei Stunden nach dem Konsum, aber auch noch fünf Stunden nach der Einnahme.
- **Zucker fördert Gehirn- und Nervenerkrankungen wie Alzheimer und Multiple Sklerose.**[109] Forscher korrelierten die MRT-Aufnahmen und geistigen Fähigkeiten von Teilnehmern einer großen Kohortenuntersuchung (Framingham-Studie) mit dem Konsum von zuckergesüßten Getränken. Die Ergebnisse zeigten, dass das Gehirnvolumen der Patienten bei Konsum von mehr zuckergesüßten Getränken kleiner war. Dies galt auch für Fruchtsäfte.
- **Zucker fördert Herz-Kreislauf-Erkrankungen (auch schon bei Kindern).**[110] In einer Stellungnahme von 2017 stellte die American Heart Association fest, dass zugesetzter Zucker diverse Risikofaktoren wie Insulinresistenz, nicht-alkoholische Fettleber, Cholesterin, Harnsäure, Bluthochdruck und Übergewicht fördert. Deswegen sollte vor allem bei Kindern auf ein Vermeiden von Zucker geachtet werden!
- **Zucker fördert das Risiko für Diabetes.**[111, 112] Auch wenn Zuckerkonsum von vielen Studien nicht direkt mit Diabetes in Verbindung gebracht werden kann, fördert er indirekt die Entwicklung durch Risikofaktoren wie Übergewicht und Blutfetten.
- **Zucker ist mit Asthma assoziiert.**[113] Wahrscheinlich rührt dieser Umstand von der Entzündungsförderung durch Zucker her.

Die Liste könnte noch endlos verlängert werden. Diese ganzen Effekte und Assoziationen zwischen Zucker und Allgemeinerkrankungen haben ihre Schnittstelle wahrscheinlich in der entzündungsförderlichen und immunverändernden Wirkung.

Zucker weglassen tut (nur kurz) weh

Wir wissen bereits: Zucker kann durch den starken Einfluss auf das Belohnungssystem abhängig machen. Kann man sich aber von dieser Zuckersucht wieder befreien? Lässt sich das Gehirn neu programmieren? Wir haben es geschafft. Und wir sind ohne Zucker kein Stück trauriger, im Gegenteil: Beim Gang über den Wochenmarkt ist der Anblick des frischen Obstes und Gemüses bereits ein wahrer Genuss für das Auge. Ein verrücktes Gehirn, das sich so umprogrammieren lässt.

Gehen Sie es langsam an. Schritt für Schritt! Alleine die Reduktion von zwei Löffel Zucker im Kaffee auf einen Löffel ist ein riesiger Schritt, der sich zu Anfang bequem gehen lässt. Als wir unsere Ernährung gesünder gestalteten, ging das auch nicht von heute auf morgen. Unsere Strategie, um anfangs eine Woche mit fast nur gesunden Nahrungsmitteln durchzuhalten, war der »Überernährungstag«. Sie erinnern sich? Der Tag, an dem wir uns alles gönnen durften, an dem der ganze Heißhunger rausgelassen werden konnte? Schon nach kurzer Zeit war der Überernährungstag nicht mehr nötig. Solch ein Vorgehen kann anfangs helfen, sich Stück für Stück einer gesünderen Ernährung, ja sogar einem gesünderen Lifestyle anzunähern. Und zudem: Sollte »etwas gönnen« tatsächlich mit negativen Konsequenzen für die Gesundheit verbunden sein?

Was hat eine blutzuckerneutrale Ernährung mit Karies und Parodontitis zu tun?

Einfache prozessierte Kohlenhydrate sind Substrat Nummer eins für Karies. Wird kein Zucker konsumiert, dann sinkt das Risiko, Karies zu entwickeln, drastisch.[114] Eine schwedische Forschergruppe untersuchte Probanden, die für sechs Wochen auf jegliche gezuckerte Mahlzeit verzichteten, und fand am Ende der Studiendauer eine stark reduzierte Anzahl des kariogenen Keims *Streptococcus mutans*.[115] Ein anderes, eher zynisches Beispiel für die positiven Effekte einer Zuckerreduktion fand sich in der Sanktionspolitik der Westmächte im zweiten Golfkrieg (1990 bis 1991), die unter anderem die Zuckerimporte in den Irak verhinderte. Was aus »westlicher Sicht« als Strafe gedacht war, zeigte im Gegenteil einen positiven Gesundheitseffekt bei der irakischen Bevölkerung:[116] Der Zuckerkonsum sank in diesem Zeitraum von etwa 50 Kilogramm pro Person pro Jahr auf 16,3 Kilogramm. Im Rahmen einer Studie wurden über 1.000 elf- bis zwölfjährige Kinder anhand des DMFT-Index untersucht. Dieser Index gibt die Anzahl der Zähne (»teeth« = T) an, die entweder Karies haben (»decayed« = D), fehlen (»missing« = M) oder gefüllt (»filled« = F) sind. Bei den untersuchten Kindern sank der DMFT-Index von 4,2 auf 1,6, das Kariesvolumen schrumpfte von 7,6 kariserfahrenen Zähnen auf 2,7. Wir können also festhalten:

Wer Zucker vermeidet, vermeidet Karies.

Und wie sieht es mit der Parodontitis aus? Was lange Zeit nicht bekannt war: Auch hier bewirken Zucker und andere prozessierte Kohlenhydrate einen entzündungsfördernden Einfluss auf das Zahnfleisch. Die Autoren der eingangs erwähnten Steinzeit-Studie schrieben in ihrer wissenschaftlichen Veröffentlichung, dass der so häufig erwähnte Zusammenhang zwischen Zahnbelag und Zahnfleischentzündung bei Wegfall von einfachen prozessierten Kohlenhydraten nicht länger gültig ist.[117] Und dass eine Reduktion von einfachen prozessierten Kohlenhydraten auch Zahnfleischentzündungen reduzieren kann, belegt eine Metaanalyse von Philippe Hujoel, einem Forscher der Universität Seattle.[118] Die Daten legen nahe, dass ein Vermeiden von Zucker eine Gingivitis um 30 % reduzieren kann, ohne öfter Zähne putzen zu müssen.[119] Dabei scheinen die gezuckerten Softdrinks für die Gesundheit des Zahnfleisches wiederum besonders schädlich zu sein.[120] Eine Autorengruppe merkte in ihrem Artikel salopp an, dass eine zuckerfreie Ernährung ja völlig unpraktikabel wäre.[121] Das sehen wir anders – aber dazu mehr in Kapitel 6.

Auch unsere eigenen Daten bestätigten den entzündungsreduzierenden Effekt auf das Zahnfleisch, wenn Zucker, Weißmehle, Säfte usw. weggelassen werden.[122] Falls es um Implantate und Zucker geht: Auch hier lohnt sich ein Weglassen von Zucker, da dieser die Plaquebildung um die Implantate erhöht.[123]

Angesichts des so häufigen Konsums von einfachen prozessierten Kohlenhydraten in der Gesellschaft wird deutlich, welche gewaltige Erkrankungslast hier auf den Mitmenschen und auch auf dem Gesundheitssystem liegt.

Ballaststoffe sind DIE Gesundheitsstoffe! Das Ballaststoff-Prinzip

Kohlenhydrate sind nicht gleich Kohlenhydrate

Was einen wichtigen, wenn nicht sogar den entscheidenden Unterschied ausmacht, ist die Qualität der Kohlenhydrate und die bereits angesprochene Prozessierung. Denn neben den Mikronährstoffen, auf die wir auch noch eingehen, werden beim Prozessieren vieler Nahrungsmitteln wesentliche Ballaststoffe entfernt. Ballaststoffe sind vor allem Zellfaserbestandteile. Wie die Namensgebung schon irreführenderweise vermuten lässt, gingen damalige Ernährungsexperten davon aus, dass diese Bestandteile lediglich »Ballast« seien, da sie zum größten Teil als »unverdaulich« galten. Das Gegenstück dazu finden Sie in dem Begriff der »bekömmlichen« Ernährung, bei der kein Ballast mehr zurückbleibt.

Die Ballaststoffe werden bei den häufigsten Prozessierungen entfernt, zum Beispiel bei Orangen zu Orangensaft, Getreidekörnern zu Weißmehl oder Zuckerrüben zu Zucker. Wie wir im vorherigen Abschnitt sehen konnten, führt der

Konsum von Kohlenhydraten, die arm an Ballaststoffen sind, im Organismus zu einer überschießenden Blutzucker-Insulin-Reaktion. Werden im Gegensatz dazu Kohlenhydrate mit Ballaststoffen konsumiert, sehen wir nur schwache Reaktionen im Blutzucker und dementsprechend auch im Insulinspiegel. Zudem haben Ballaststoffe im Organismus weitere fantastische Wirkungen: Sie senken aktiv Cholesterin und Blutdruck, sie machen satt und sie wirken antientzündlich.[124] Sie sollten dementsprechend umbenannt werden in Gesundheitsstoffe.

Ballaststoffe senken Cholesterin

Wir haben dieses Thema bisher noch nicht angeschnitten, aber hier kommt noch eine weitere dunkle Seite des Zuckers zum Tragen. Zucker besteht aus einem Molekül Glukose, das für die gesamten Blutzucker-Insulin-Reaktion verantwortlich ist, und einem Molekül Fruktose. Fruktose im Blut fordert keine Insulinantwort, wird aber bei Überschuss in der Leber zu Fett umgewandelt. Genauer gesagt: zu Cholesterin und auch noch zur »schlechten« Sorte, dem LDL. Das ist auch der Grund dafür, dass durch fleißigen Softdrinkkonsum – auch ohne einen Tropfen Alkohol getrunken zu haben – eine Fettleber entstehen kann.[125]

Kulinarisches Paradebeispiel ist dabei die Gänsestopfleber. Obwohl auf Fette und Alkohol vollständig verzichtet wird, entsteht bei der Mast von Gänsen mit Maisstärke (die viel Fruktose enthält) eine gelb verfettete Leber. Ein Horror für die Tiere, aber für manchen Homo sapiens ein kulinarischer Hochgenuss. Der Ernährungswissenschaftler und Autor Nicolai Worm spricht angesichts der gesellschaftlichen Essgewohnheiten zugespitzt schon von der »Menschenstopfleber«. Da Cholesterin auch stark entzündungsfördernd ist, ist es nicht verwunderlich, dass in Studien einen Zusammenhang zwischen Cholesterin und Parodontitis festgestellt wurde.[126] Vielleicht haben Sie schon mal gehört, dass wegen der »bösen« Fruktose auch der Fruchtkonsum mit Vorsicht zu genießen ist. Aus metabolischer Sicht können wir Ihnen diese Angst nehmen: Eine kanadische Studie konnte 2001 zeigen, dass der tägliche Konsum von mehreren Kilo Obst lediglich positive metabolische Folgen hatte, insbesondere für die Abnahme des LDLs, des unerwünschten Cholesterins.[127] Das heißt, dass es einen erheblichen Unterschied macht, ob die Fruktose alleine oder in Verbund mit Ballaststoffen und den anderen Pflanzenstoffen konsumiert wird. Eine weitere Wirkung der Ballaststoffe ist, dass sie wie beschrieben satt machen. Und das auf zwei Wegen: Zunächst erscheint es klar, dass der Magen mit Ballaststoffen gefüllt wird. Ballaststoffreiche Nahrungsmittel haben in der Regel ein großes Volumen und eine

»Gesundes« Essen enthält in der Regel viele Ballaststoffe.

geringere Kaloriendichte als ballaststoffarme Nahrungsmittel. Da der Magen über Dehnungsrezeptoren dem Gehirn vermittelt, dass er voll ist, hören wir automatisch mit dem Essen auf. Versuchen Sie mal nach einer großen Schüssel Salat noch einen Teller Pommes zu essen. Was prinzipiell kalorientechnisch mit prozessierten Lebensmitteln locker möglich wäre, ist mit einem Magen voll Salat nur sehr schwer machbar. Ballaststoffe sind also eine natürliche Hungerbremse.

Ein zweiter faszinierender Mechanismus ist, dass Ballaststoffe durch unsere Darmflora zu kurzkettigen Fettsäuren verstoffwechselt werden, die durch den Darm aufgenommen und wiederum von Zellen zu appetitzügelnden Hormonen umgewandelt werden, was zu einer erhöhten Sättigung führt.[128] Zu diesem Thema wissen wir demnach mehr als früher: Ballaststoffe sind kein Ballast.

Ballaststoffe machen satt

Vergleichen wir einmal die verzehrte Ballaststoffmenge unterschiedlicher Personengruppen: Die Probanden der bereits erwähnten Obst-Fruktose-LDL-Studie konsumierten durchschnittlich 55 Gramm Ballaststoffe pro Tag. Ländliche, naturbelassene Bevölkerungen kommen bei überwiegender Pflanzennahrung auf bis zu 150 Gramm pro Tag. Die Deutsche Gesellschaft für Ernährung e.V. (DGE) empfiehlt mindestens 30 Gramm Ballaststoffe täglich. Die durchschnittliche Ballaststoffmenge in der deutschen Bevölkerung entsprach 2012 jedoch gerade einmal 19 Gramm pro Tag. Bei Weißmehl, Zucker und Softdrinks gehen beim Prozessieren also nicht nur wesentliche Mikronährstoffe verloren, sondern auch in erheblichen Maße Ballaststoffe. Es ist dabei nicht verwunderlich, dass ballaststoffarme Lebensmittel auch mit mehr Darmkrebs korreliert sind.[129] Eine zusammenfassende Untersuchung konnte 2019 feststellen, dass ein hoher Ballaststoffkonsum mit einer 15- bis 30 %igen Reduktion der Gesamtsterblichkeit einhergeht.[130]

Die meisten Ballaststoffe finden Sie in Nüssen und Samen (Vollkorn), Kleie, Linsen, Erbsen und generell in nahezu allen pflanzlichen Lebensmitteln, v. a. in Obst und Gemüse (siehe auch Tabelle 2).

Was haben Ballaststoffe mit Karies und Parodontitis zu tun?

Beginnen wir mit Karies: Ein logisches Merkmal von Ballaststoffen ist, dass sie zerkleinert, also gekaut werden müssen. Durch das vermehrte Kauen wird mehr Speichel produziert, dadurch wiederum der in den Nahrungsmitteln enthaltene Zucker schneller weggespült und der Zahn schneller remineralisiert.[131] Und so erscheint es nicht verwunderlich, dass sich mit der Information über die

TABELLE 2

Ballaststoffgehalt unterschiedlicher Lebensmittel

Lebensmittel	Ballaststoffgehalt [Gramm pro 100 Gramm]
Weizenkleie	45 bis 54
Leinsamen (Schrot)	33 bis 40
Linsen	17
Mandeln	15,2
Roggenvollkornbrot	8,7
Müsli	8,1
Weißbrot	2,7
Birnen	3,3
Kartoffeln	2,1
Fleisch	0
Zucker	0
Butter	0

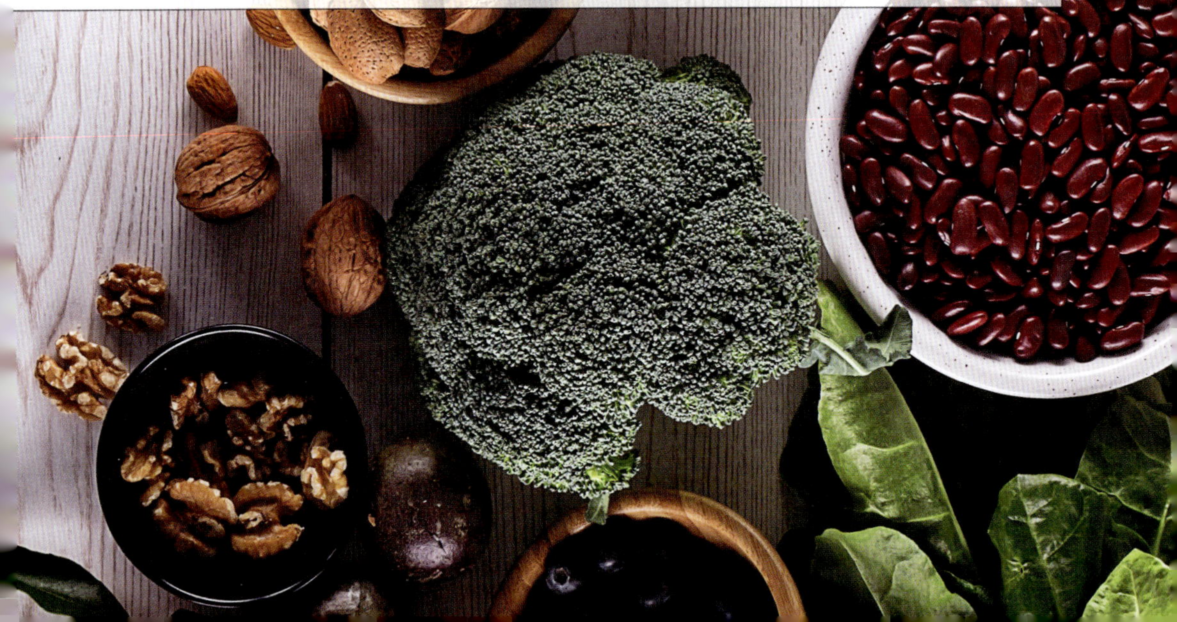

durchschnittliche Ballaststoffaufnahme des Patienten relativ gut auf dessen Kariesrisiko schließen lässt.[132] In einer Querschnittsuntersuchung konnten schwedische Forscher zeigen, dass zahnlose Patienten im Vergleich zu gleichaltrigen bezahnten Patienten signifikant weniger Gemüse, Obst und Ballaststoffe zu sich nahmen. Gleichzeitig hatten die zahnlosen Patienten auch einen höheren Body Mass Index (BMI) und schlechtere Blutfettwerte (Cholesterin).[133]

Die Autoren der Studie schlussfolgerten genau das, was wir auch mit diesem Buch ausdrücken wollen: Ernährung scheint die wesentliche Komponente zu sein, ob der Körper inklusive Mundraum gesund bleibt oder nicht – natürlich abgesehen von Erkrankungen, die stark genetisch bedingt sind oder durch andere Umwelteinflüsse (wie z. B. Feinstaub, Strahlung) hervorgerufen werden.

Der Speichel ist die beste Zahncreme der Welt. Zumindest macht er genau das, was alle Hersteller von Zahnpasta in teuren Werbungen anpreisen: die Zähne gegen Karies stark machen. Das Beste am Speichel ist: Er ist kostenlos.

Ballaststoffe erhöhen den Kauaufwand und führen so zu einem verstärkten Speichelfluss. Speichel spült Zucker von den Zähnen und remineralisiert die Zahnhartsubstanz.

Und wie sieht es mit Ballaststoffen und Parodontitis aus? Tatsächlich zeigen auch hier viele Studien, dass ein hoher Ballaststoffkonsum mit weniger Parodontitis einhergeht.[134] Vermutlich beruht dieser Zusammenhang auf vielen Faktoren: Wie bereits gesehen, produzieren Darmbakterien aus Ballaststoffen antientzündliche Stoffe. Ballaststoffe senken die Blutzuckerspitzen (auf die das Zahnfleisch sehr empfindlich reagiert) und Ballaststoffe sind Marker von Lebensmitteln, die mit vielen gesunden Mikronährstoffen einhergehen. Wie auch vorhergehend dargestellt, senken Ballaststoffe das Cholesterin. Und womit ist Cholesterin auch assoziiert? Mit mehr Parodontitis![135] Wie gesagt, Ballaststoffe sind Gesundheitsstoffe.

Mikronährstoffe sind wichtiger als Makronährstoffe! Das Mikronährstoff-Prinzip

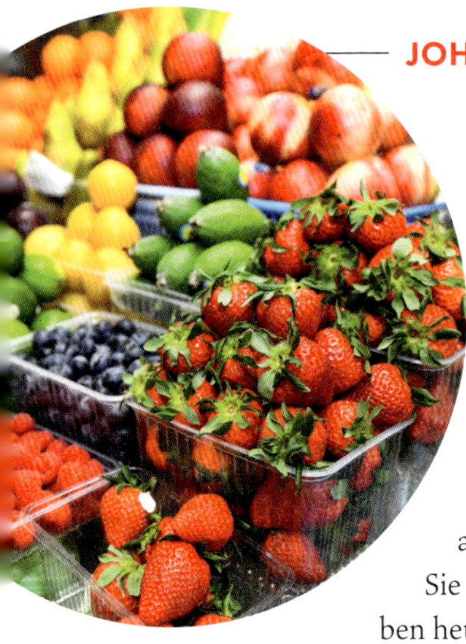

JOHAN WÖLBER

Einer der schönsten Momente im Laufe des Jahres, wenn der Wochenmarkt voll mit großartigen Beeren ist oder besser gesagt mit »Mikronährstoffbomben«.

Es mag seltsam klingen, wenn wir Ihnen Folgendes sagen: Denken Sie in erster Linie nicht an Makronährstoffe, also die Kohlenhydrate, Fette und Eiweiße, auch wenn Ihnen die meisten »Diätformen« deren Wichtigkeit einbläuen und fast ausschließlich auf Kilojoule oder Kilokalorien fokussieren. Fangen Sie stattdessen an, sich für Mikronährstoffe zu interessieren. Wir haben heutzutage in den Industrienationen kein Problem mit einem Mangel an Energie. Im Gegenteil: Wir platzen vor körperlichen Energiereserven.

Vergessen Sie Makronährstoffe, kümmern Sie sich um die Mikronährstoffe!

Vielen Ernährungsformen fehlt genau diese Betrachtung der Mikronährstoffe. Sie werden nur in ganz kleinen Mengen von unserem Körper benötigt – daher eben Mikronährstoffe. Sie sind aber lebensnotwendig und ein Mangel bestimmter Mikronährstoffe führt oft zu Erkrankungen bzw. ist mit Krankheiten assoziiert. Zu ihnen zählen Vitamine, Mineralien und Spurenelemente. Aber helfen diese auch beim Abnehmen? Ja! Der US-amerikanische Arzt und Ernährungsmediziner Dr. Joel Fuhrman ist Befürworter einer »mikronährstoffreichen« Ernährung. In einer Studie konnte er zeigen, dass bei einer Ernährung, die reich an Mikronährstoffen ist, der Organismus insgesamt weniger Energie zu sich nimmt – ohne zu hungern![136]

Nach seiner Ansicht giert der Organismus sowohl nach Energie als auch nach Mikronährstoffen. In der Western Diet konsumieren die Menschen in großen Mengen Nahrungsmittel (wie Pommes, Cola, Schnitzel, Speiseeis), die reich an Makronährstoffen sind, aber kaum Mikronährstoffe enthalten. Das heißt, obwohl der Körper energetisch, also in Sachen Kilokalorien, versorgt ist, hat er immer noch Hunger – und zwar nach mehr Mikronährstoffen. In der natürlichen

Ernährungsumgebung des Homo sapiens seit Beginn der Menschheit gingen Makronährstoffe immer mit Mikronährstoffen im Speiseplan einher (wie bei Obst, Gemüse oder Nüssen und Samen). Dies wurde durch die Western Diet ausgehebelt.

Wir verhungern bei ständiger Nahrungszufuhr oder anders gesagt: Wir praktizieren ein ständiges Mikronährstofffasten. Joel Fuhrmann hat sich daraufhin auf die Suche nach den Lebensmitteln mit der höchsten Mikronährstoffdichte im Verhältnis zur Energie gemacht. Tabelle 3 gibt Ihnen einen kleinen Eindruck von verschiedenen Lebensmitteln mit unterschiedlichen Dichten an Mikronährstoffen.

Seine Berechnungen beruhen auf einem Quotienten (Index) von Nährstoffen zu Kalorien, dem sog. ANDI-Score. Dabei haben die gesunden Nahrungsmittel einen möglichst hohen und die ungesunden einen sehr niedrigen Index. Ein hoher Index bedeutet eine große Menge Mikronährstoffe je Kilokalorie.

Die Konzentration auf Mikronährstoffe ist auch deshalb so lohnenswert, weil sich darunter die meisten gesundheitsfördernden Stoffe befinden: angefangen von Vitaminen wie Vitamin C, das eine fantastische antioxidative Kapazität besitzt, bis hin zu einer Reihe von sekundären Pflanzenstoffen, die immer stärkere wissenschaftliche Beachtung finden.

Zu den Vitaminen gehören die fettlöslichen Vitamine E, D, K, A und die wasserlöslichen Vitamine C und B. Sie erfüllen alle lebenswichtigen Aufgaben und haben ihre jeweilige empfohlene Mindestaufnahmemenge. Vitamin C ist ein tolles Vitamin für das Zahnfleisch und auch geeignet, gesamtkörperliche Entzündungen zu reduzieren.[137]

TABELLE 3

Ausgewählte Lebensmittel und deren ANDI-Score (nach Dr. Joel Fuhrmann). Je höher die Zahl, desto reicher ist das Lebensmittel an Mikronährstoffen und desto ärmer an Makronährstoffen.

Grünkohl	1000	Zwiebeln	109	Rinderhack	21
Spinat	707	Linsen	72	Weißbrot	17
Brokkoli	340	Kirschen	55	Apfelsaft	11
Erdbeeren	182	Bananen	30	Cola	1

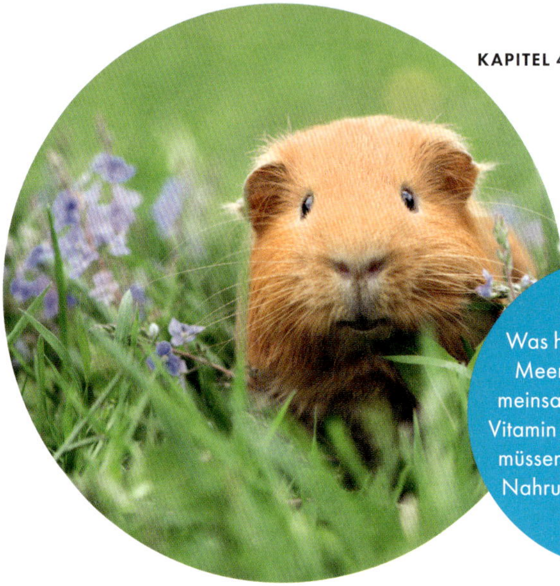

Was haben Mensch und Meerschweinchen gemeinsam? Sie können kein Vitamin C synthetisieren und müssen es deshalb mit der Nahrung zu sich nehmen.

Neben den Vitaminen gibt es noch die Mineralstoffe, die ebenfalls für viele zelluläre und immunologische Vorgänge benötigt werden. Dabei wird zwischen den Mengenelementen, die über 0,01 % des Körpergewichts ausmachen, und den Spurenelementen, die weniger als 50 mg/kg im Körper ausmachen, unterschieden.

Im Grunde genommen lassen sich fast alle Mikronährstoffe durch eine gezielte und optimierte Ernährungsstrategie mit dem Essen aufnehmen. Die Ausnahme bildet das Vitamin D, von dem mit der Nahrung lediglich Vorstufen (Provitamine) aufgenommen werden können. Es wird dann natürlicherweise vom Körper beim Kontakt mit Sonnenlicht aus diesen Vorstufen gebildet. Reich an Provitamin D sind Pilze, Spinat, Kohl, Käse und Fisch (Lachs, Forelle, Thunfisch, Hering). Leider haben wir auch in der Moderne viele Umstände geschaffen, die in der Steinzeit noch anders waren. Die Gründe, warum wir vor allem im Winter (leider) doch zu einem Vitamin-D-Präparat greifen sollten, sind folgende:

- Der Homo sapiens (mit seiner ausgeprägt armen Körperbehaarung) entwickelte sich hauptsächlich entlang des Äquators, an dem ein intensiverer Sonneneinstrahlwinkel herrscht. Dementsprechend hat die Sonne in den nördlichen Breiten eine geringere Intensität.
- Die modernen Lebens- und Arbeitsbedingungen finden praktisch nur noch unter Sonnenabschirmung statt, bekleidet in Häusern.
- Manche Religionen bedingen eine dauerhafte Sonnenabschirmung durch Ganzkörperbekleidung, ob nun Nonnen oder Muslima.
- Dunkle Hauttypen bilden unter der Sonne in den nördlichen Breiten zu wenig Vitamin D.
- Da Vitamin D fettlöslich ist, sammelt es sich bei übergewichtigen Menschen im Fett an und steht nicht mehr im Blutkreislauf zur Verfügung.
- Von einem Vitamin-D-Mangel lässt sich ab Werten von unter 20 ng/mL sprechen, eine Insuffizienz entspricht einem Wert unter 30 ng/mL.[138] Werte

zwischen 40 und 50 ng/mL scheinen optimal zu sein. Diese werden zum Beispiel von Badewächtern am Strand oder auch von wildlebenden Gemeinschaften erreicht. Interessanterweise hätte eine stillende Mutter bei diesen Werten auch genügend Vitamin D in der Muttermilch, sodass Säuglinge kein zusätzliches Vitamin D als Rachitisprophylaxe bräuchten.[139]
- Die alternde Haut kann immer weniger Vitamin D bilden.

Falls Sie sich mit der Supplementation unsicher sein sollten, kann eine einfache Blutuntersuchung beim Hausarzt Klarheit schaffen.

Was hat eine mikronährstoffreiche Ernährung mit der Mundgesundheit zu tun?

Die Bedeutung einer mikronährstoffreichen Ernährung in Bezug auf Karies ist gar nicht so leicht zu fassen. Da Karies durch die Verstoffwechselung von Zuckern zu Säuren entsteht, sind hier natürlich erst mal die Makronährstoffe entscheidend. Einen wesentlichen Einfluss hat die Konzentration von Kalzium und anderen Mineralien im Speichel, die erheblich zur Remineralisation nach Säureeinwirkung beiträgt. Weiterhin scheint die »Abwehrkraft« der Zahnhartsubstanzen wie Schmelz und Dentin von einer idealen Zusammensetzung der Mineralien abhängig zu sein. Vitamin D ist in diesem Zusammenhang ein wichtiges Vitamin zur Bereitstellung und Verwertung von Kalzium. Interessanterweise zeigen Studien, dass die Vitamin-D-Werte im Blut tatsächlich negativ mit Karies assoziiert sind. Hohe Werte an Vitamin D bei Schwangeren sind mit einem geringeren Risiko für Karies beim Kind assoziiert.[140, 141, 142] Und weiter geht's bei den Kindern und Jugendlichen: je höher der Vitamin-D-Spiegel im Blut, desto geringer das Kariesvorkommen.[143, 144] Daher empfehlen einige Forscher die Supplementation von Vitamin D als vorbeugende Maßnahme. Dass das sogenannte Sonnenvitamin die Kalziumaufnahme in den Körper erheblich verbessert, ist dabei ein weiteres Argument.

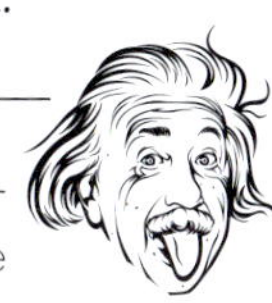

BLAUBEEREN WIRKEN WIE EINE ZAHNREINIGUNG. Eine schwedische Forschergruppe um Cecilia Widén fand heraus, dass 500 g Blaubeeren am Tag für eine Woche einen ähnlichen positiven Effekt für das Zahnfleisch haben wie eine professionelle Zahnreinigung. Für die Untersuchung teilten die Forscher den 28 Probanden unterschiedliche Programme zu: 250 g Blaubeeren täglich für 7 Tage, 500 g Blaubeeren täglich für 7 Tage, keine Ernährungsumstellung (Placebo) und eine professionelle Zahnreinigung.[145] Während die Placebogruppe am Ende der Untersuchung 31 % weniger entzündetes Zahnfleisch hatte, zeigte die 250-Gramm-Gruppe eine 41%ige Reduktion und die 500-Gramm-Gruppe eine 59 %ige Reduktion der Zahnfleischentzündung. Die Kontrollgruppe mit der professionellen Zahnreinigung zeigte eine 58 %ige Reduktion. Die Forscher vermuten als Grund für die Entzündungsreaktion den hohen antioxidativen Polyphenolgehalt der Blaubeeren.

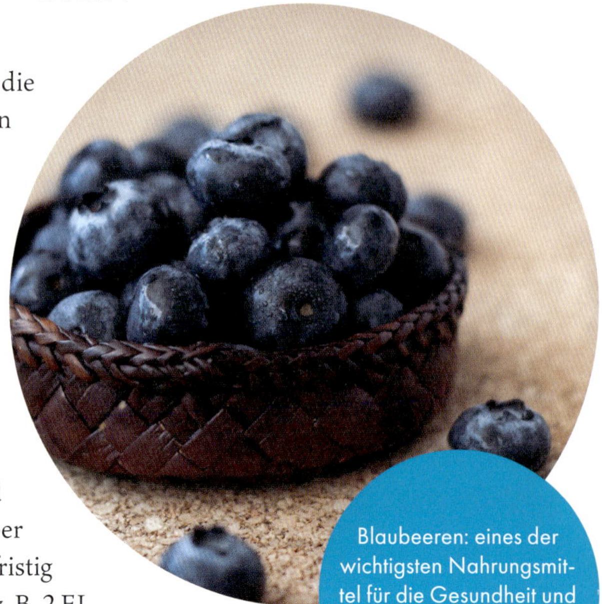

Blaubeeren: eines der wichtigsten Nahrungsmittel für die Gesundheit und besonders gut gegen Zahnfleischentzündungen.

Im Gegensatz zur Karies ist die Bedeutung von Mikronährstoffen für parodontale Erkrankungen immens. Ein tolles Beispiel dafür, wie mikronährstoffreiche Pflanzen sowohl die Mund- als auch die Allgemeingesundheit schützen können, sind Blaubeeren.

Nun lässt sich einwenden, dass 500 g Blaubeeren täglich eine ganz schöne Menge sind und zudem auch einiges kosten. Aber wir denken, dass auch eine langfristig zugeführte kleinere Menge (wie z. B. 2 EL Blaubeeren in das tägliche Müsli) relevante positive Effekte hat. Blaubeeren enthalten sehr wenig Zucker und gleichzeitig eine sehr hohe Menge an Mikronährstoffen und sekundären Pflanzenstoffen, wie Catechinen, Proanthocyanidinen, Anthocyanidinen und Flavonoiden. Vor diesem Hintergrund ist es einleuchtend, dass ihre Wirkung nicht nur auf das Zahnfleisch beschränkt bleiben kann. Und in der Tat führt Blaubeerkonsum auch zu einer erhöhten Gefäßelastizität[146] (was den Blutdruck senkt) und zu einer Senkung von Cholesterin.[147]

Es gibt aber auch Untersuchungen zu gezielten Mikronährstoffen und Zahnfleischentzündung. Die prominentesten Vertreter sind hierbei die Vitamine C und D.[148] Aber auch Vitamin A sowie diverse Mineralien und Spurenelemente werden immer wieder als wichtige Gesunderhalter des Zahnfleisches beschrieben.[149,150] Ein Mangel an Vitamin C wurde schon früh für die Entstehung von Skorbut bei Seemännern verantwortlich gemacht. Der Zahnausfall ist eines der ersten Symptome, unbehandelt kann Skorbut zum Tod durch Herzversagen führen. Von daher war die Krankheit ein relevantes Übel bei Seefahrten, sodass der schottische Flottillenarzt James Lind sie genauer untersuchte.

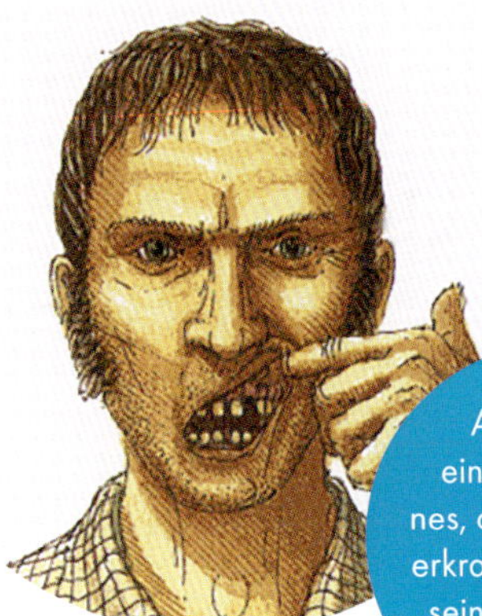

Abbildung eines Seemannes, der an Skorbut erkrankt ist und auf seinen fehlenden Zahn zeigt.

Wie sieht es nun mit unserer heutigen Parodontitis aus? In der Tat zeigen Querschnittsuntersuchungen auch hier niedrigere Serumwerte von Vitamin C bei Patienten mit Parodontitis im Vergleich zu gesunden Probanden.[151] Was in diesem Zusammenhang sehr gut untersucht ist, sind die positiven Wirkungen von pflanzlichen Vitamin-C-Gaben durch Kiwis und Grapefruits.[152,153]

IN EINER DER ERSTEN KLINISCHEN STUDIEN fand der Flottillenarzt James Lind heraus, dass Zitrusfrüchte (welche viel Vitamin C enthalten) in der Lage waren, das Krankheitsbild Skorbut zu heilen. Dafür beobachtete er 12 an Skorbut erkrankte Seemänner und teilte diesen unterschiedliche »Therapien« zu: 2 Probanden bekamen täglich einen Liter Apfelwein, 2 Probanden 25 Tropfen Schwefelsäure, 2 Probanden 6 Löffel Essig, 2 Probanden ein Viertelliter Seewasser, 2 Probanden Orangen und Zitronen und 2 Probanden Gerstenwasser (Bier). Die Orangengruppe musste nach 5 Tagen aufhören, da die Zitrusfrüchte ausgingen, allerdings zeigte sich in dieser Gruppe bereits ein Seemann wieder arbeitstauglich.

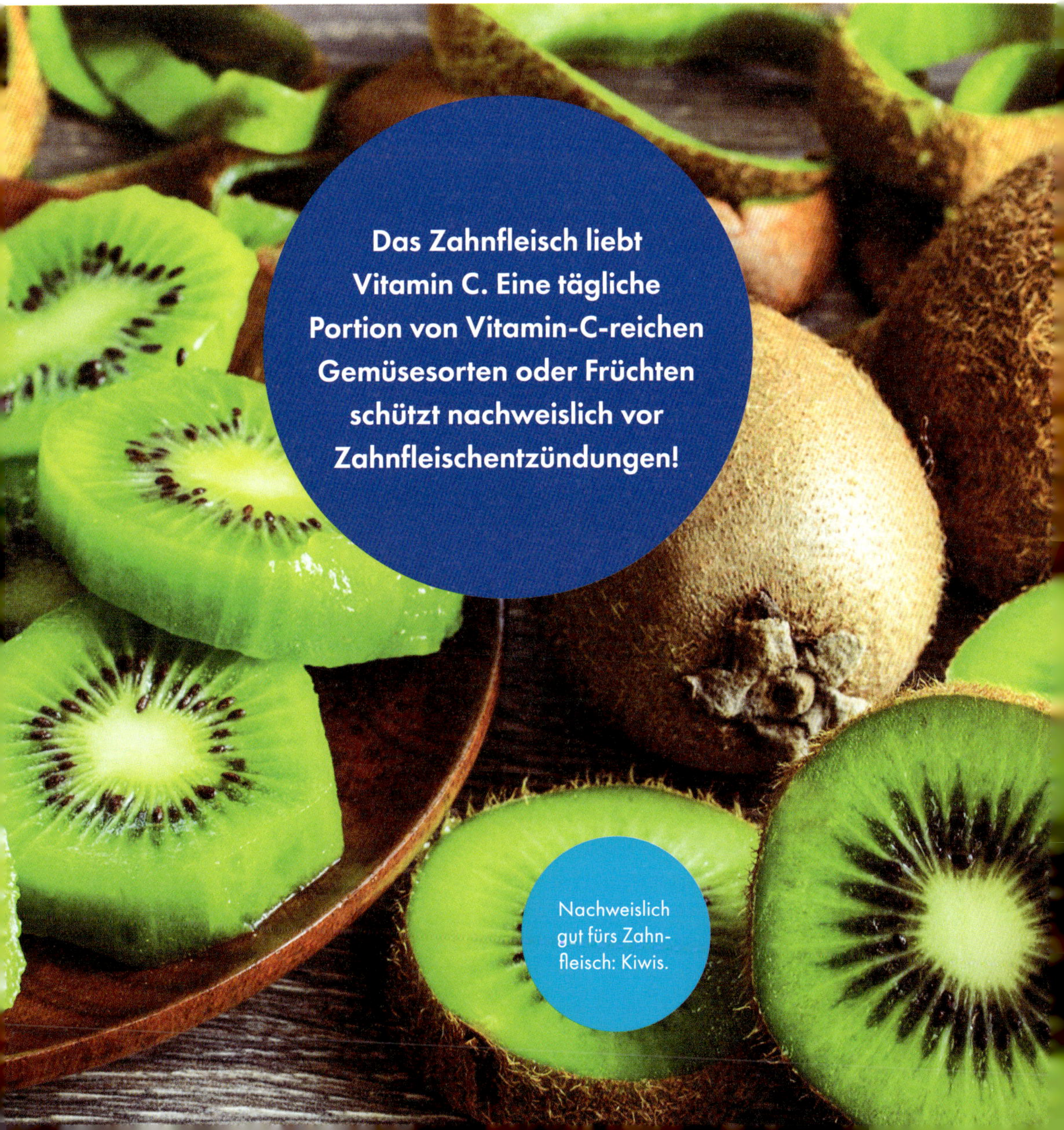

Das Zahnfleisch liebt Vitamin C. Eine tägliche Portion von Vitamin-C-reichen Gemüsesorten oder Früchten schützt nachweislich vor Zahnfleischentzündungen!

Nachweislich gut fürs Zahnfleisch: Kiwis.

TABELLE 4

Lebensmittel mit hohem Vitamin-C-Gehalt (je 100 g).

Lebensmittel	Vitamin-C-Gehalt
Johannisbeeren	198 mg
Paprika roh	140 mg
Brokkoli roh	110 mg
Kiwi	100 mg
Erdbeeren	62 mg
Orangen	50 mg

Die Tabelle links zeigt Ihnen wunderbare Vitamin-C-Lieferanten.

Falls Sie nun auf den Gedanken kommen sollten, fürs Vitamin C mehr als 2 Kiwis täglich essen zu wollen: Halt! Nicht, dass es schädlich wäre, aber mehr als 200 mg Vitamin C nimmt der menschliche Körper nicht nachhaltig auf.[154] Sie können also teure Präparate mit mehr als 1000 mg Vitamin C kaufen, aber der Körper wird das meiste über den Urin wieder ausscheiden.

Neben Vitamin C gibt es noch die wasserlöslichen B-Vitamine, die einen Komplex aus 8 Vitaminen darstellen und als Vorstufen für Enzyme dienen. In einer randomisierten kontrollierten Studie mit 30 Patienten, die eine chirurgische Parodontitis-Therapie bekamen, zeigten die Patienten mit Vitamin-B-Supplementation (50 mg von Thiamin, Riboflavin, Nikotinsäure, Pantothensäure, Pyridoxin, 50 µg von Biotin und Cobalamin sowie 400 µg Folsäure) signifikant bessere Therapieergebnisse.[155] Gleichzeitig ist ein Fehlen von B-Vitaminen auch ein Risikofaktor. So hatten Patienten mit Vitamin-B12-Mangel in einer deutschen Querschnittsstudie häufiger Parodontitis.[156]

Bei den fettlöslichen Vitaminen E, D, K, A finden sich diverse positive Studien, wenn auch in unterschiedlichen Effektstärken:

In einer großen Querschnittsuntersuchung konnte gezeigt werden, dass Patienten mit Parodontitis durchgehend niedrigere Werte an Vitamin E aufwiesen als Gesunde.[157] Dieser Trend verstärkte sich mit zunehmendem Alter und Schweregrad der Parodontitis. Von daher scheint es sich für Parodontitis-Patienten zu lohnen, auf eine ausreichende Zufuhr von Vitamin E zu achten. Tabelle 5 zeigt Ihnen Lebensmittel mit einem hohen Vitamin-E- Gehalt.

Die Reduktion tierischer Produkte ist gesundheitlich sinnvoll. Für gesundes Zahnfleisch ist es dabei aber wichtig, auf eine ausreichende Vitamin-B12-Zufuhr zu achten.

Für das Vitamin D wird seit langer Zeit ein Einfluss auf Zahnfleischentzündungen bzw. Parodontitis diskutiert. Die beim Vitamin E erwähnte Querschnittsstudie konnte auch für Vitamin D zeigen, dass Parodontitis-Patienten häufig niedrige Werte haben. Eine indische Studie konnte zeigen, dass sich eine Zahnfleischentzündung dosisabhängig durch Vitamin-D-Gaben verbesserte (Placebo verglichen mit 500, 1000 oder 2000 internationalen Einheiten am Tag).[158] Auch eine prospektive Kohortenstudie mit 1904 Patienten aus Mecklenburg-Vorpommern stellte fest, dass die Patienten umso weniger parodontitisbedingten Zahnverlust hatten, je besser sie mit Vitamin D versorgt waren.[159]

TABELLE 5

Lebensmittel mit hohem Vitamin-E-Gehalt (je 100 g)

Lebensmittel	Vitamin-E-Gehalt
Mandeln	25,9 mg
Rapsöl	24,5 mg
Vollkornprodukte	17,3 mg
Olivenöl	13,2 mg
Nüsse (Mix)	10 mg
Tofu	4,6 mg

Für Vitamin A und seine Vorstufen (Provitamin A, ß-Cryptoxanthin, Carotine) konnte in der vorhergehend erwähnten großen Querschnittsstudie mit über 15.000 Patienten gezeigt werden, dass Patienten mit schwerer Parodontitis gleichzeitig mangelhafte Werte an Vorstufen des Vitamin A zeigten. Tabelle 6 zeigt Lebensmittel, die reich an Vitamin A und dessen Vorstufen sind. Während viele

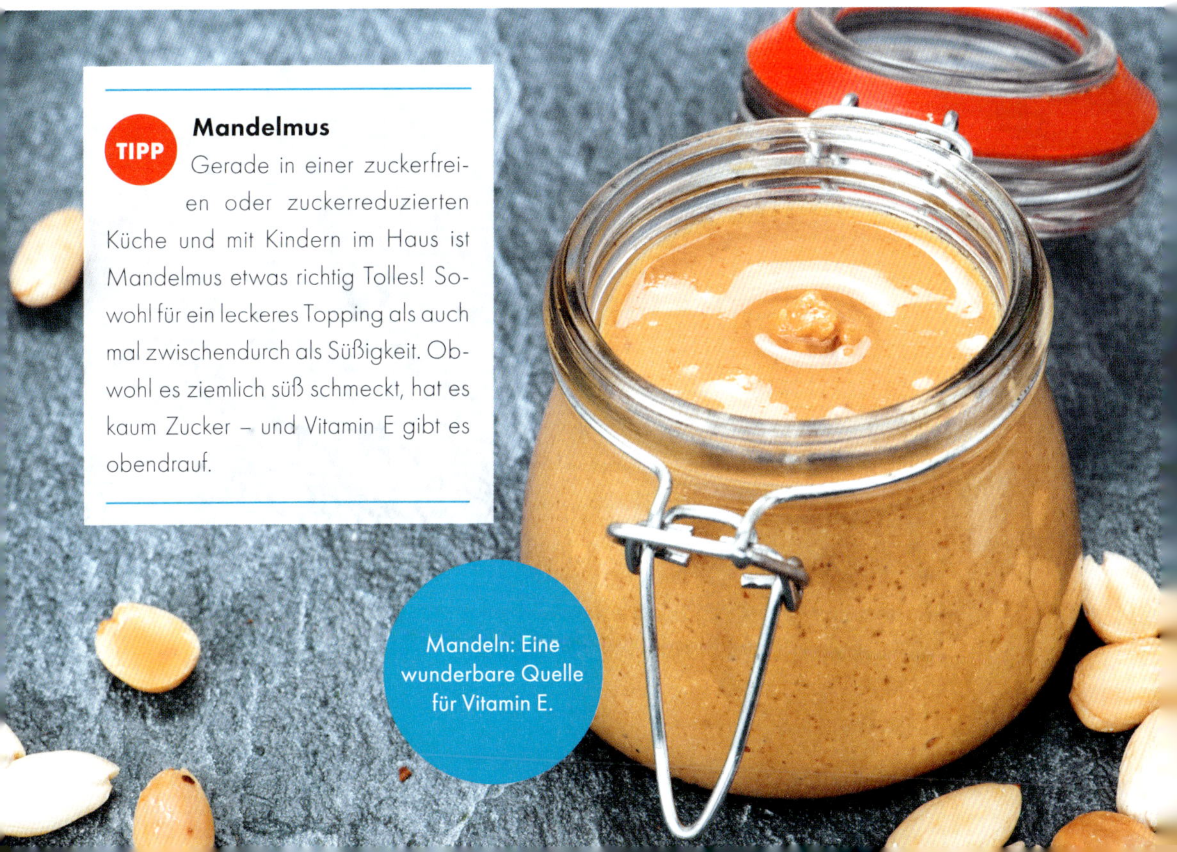

TIPP

Mandelmus

Gerade in einer zuckerfreien oder zuckerreduzierten Küche und mit Kindern im Haus ist Mandelmus etwas richtig Tolles! Sowohl für ein leckeres Topping als auch mal zwischendurch als Süßigkeit. Obwohl es ziemlich süß schmeckt, hat es kaum Zucker – und Vitamin E gibt es obendrauf.

Mandeln: Eine wunderbare Quelle für Vitamin E.

TABELLE 6

Lebensmittel mit hohem Vitamin-A-Gehalt (je 100 g)

Lebensmittel	Vitamin-A-Gehalt
Kalbsleber	21,9 mg
Grünkohl	8,7 mg
Möhren	8,5 mg
Wirsing	4,7 mg
Feldsalat	3,9 mg
Spinat	3,3 mg

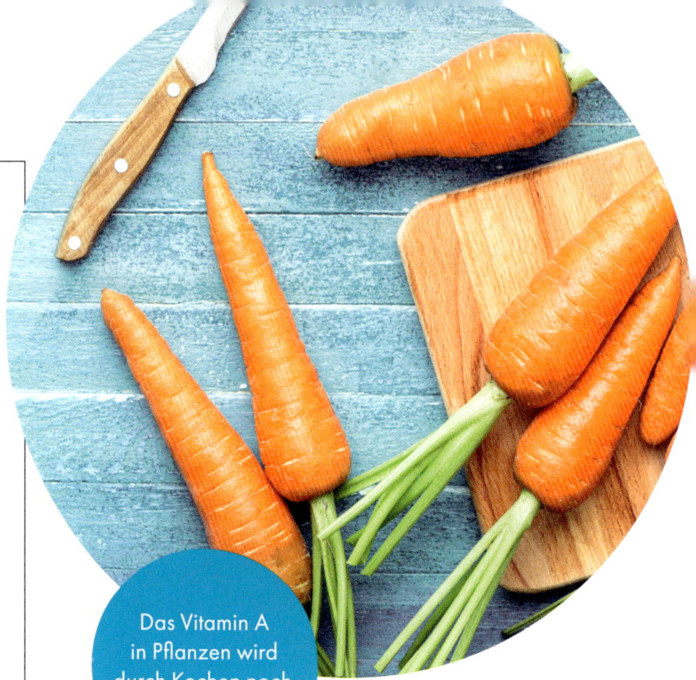

Das Vitamin A in Pflanzen wird durch Kochen noch besser verfügbar.

Vitamine durch Erhitzen Schaden nehmen (wie z. B. Vitamin C) und sich ein roher Verzehr lohnt, wird Vitamin A durchs Kochen noch besser aufnehmbar.[160]

Vitamin K ist ein wesentliches Vitamin für die Blutgerinnung und wird in verschiedene weitere Formen unterschieden. Eine Untersuchung konnte feststellen, dass erkrankte Zahnfleischtaschen geringere Konzentrationen an Vitamin K1 aufweisen als gesunde Zahnfleischstellen.[161] Die Autoren hoben hervor, dass Anaerobier Vitamin K1 als essenziellen Nährstoff benötigen. Ansonsten lassen sich kaum Studien zu Vitamin K und Parodontitis finden. Vitamin K2 wird als wichtiger Kofaktor für Vitamin D gesehen. Im Tiermodell konnte die gemeinsame Gabe von Vitamin D und Vitamin K2 jedoch keinen Vorteil zeigen.[162]

Bezüglich der Mineralien scheinen vor allem Kalzium und Magnesium von Bedeutung für Parodontitis zu sein.[163] Neben ihren Eigenschaften für coenzymatische Reaktionen wirken Mineralien antientzündlich.[164]

Bezüglich der Spurenelemente lassen sich für diverse Stoffe Assoziationen zur Parodontitis nachweisen: In einer Untersuchung von 80 Patienten mit Parodontitis konnte vor allem für Kupfer eine Assoziation zur Parodontitis hergestellt werden.[165] Dabei konnte umso weniger Kupfer im Blut nachgewiesen werden, je schwerer ausgeprägt die Parodontitis war. Eine Querschnittstudie konnte verminderte Selen-Werte bei Patienten mit Parodontitis finden.[166] In einer Vergleichsstudie zwischen Patienten mit Parodontitis und gesunden Probanden konnten geringere Zink-Werte bei Patienten mit Parodontitis gefunden werden.[167] Allerdings gibt es im Bereich der Spurenelemente kaum Interventionsstudien, die gezielt Spurenelemente einsetzen.

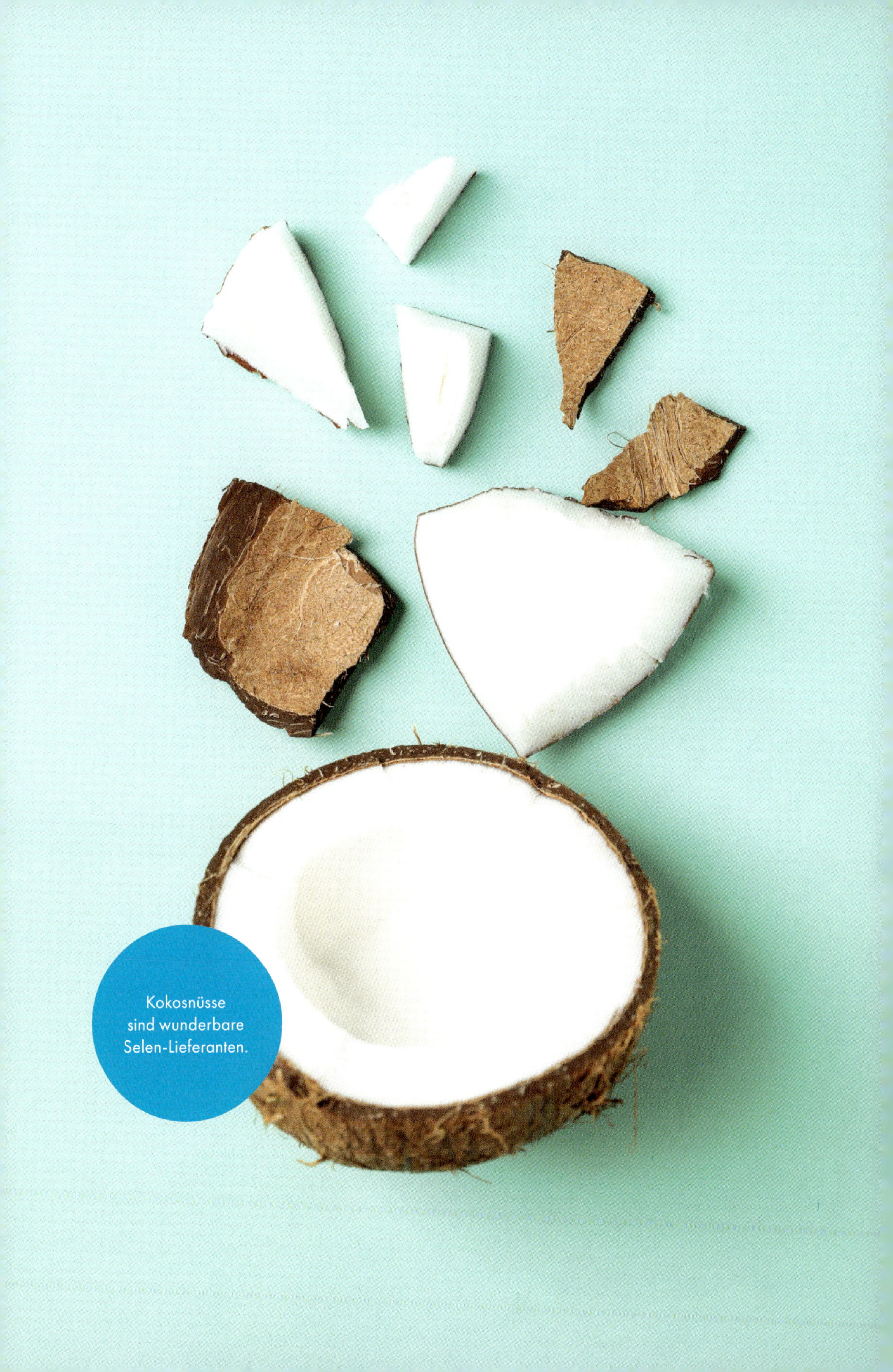

Kokosnüsse sind wunderbare Selen-Lieferanten.

Es lässt sich festhalten, dass Mikronährstoffe den ausschlaggebenden Faktor für die gesundheitliche »Nützlichkeit« von Lebensmitteln ausmachen. Neben den dargestellten Eigenschaften zeigen Mikronährstoffe noch zahlreiche weitere Wirkungen, die jedoch den Rahmen dieses Buchs sprengen würden.

Denken Sie an die kleinen Tierchen! Das Präbiotika-Prinzip

Was bei der fast selbstsüchtigen Beschäftigung mit dem Essen oft vergessen wird: Im Grunde genommen essen wir zum großen Teil für unsere Bakterien. Sie lesen richtig. Wussten Sie, dass der Homo sapiens zu etwa 90 % aus bakteriellen Zellen und nur zu 10 % aus menschlichen Zellen repräsentiert wird?[168] Der Wissenschaftsjournalist Jörg Blech zog aus diesem Umstand den schönen Schluss, dass er sich seit dieser Erkenntnis nie mehr alleine gefühlt hat.[169]

Im Mutterleib wachsen wir zwar steril heran, aber mit der Geburt geht unsere Besiedelung los. Dabei hat jede Körperregion ihre spezifische Mischflora (je nachdem, wie die Bedingungen sind – von tropisch-warm-feucht bis sprödetrocken). Ein Großteil der Bakterien sitzt dabei im Darm und bestimmt einen großen Teil unseres Immunsystems und tatsächlich auch unserer Psyche. Die Darmflora gilt zwar immer noch als »Schmuddelthema«, aber Giulia Enders hat in ihrem Bestseller »Darm mit Charme« das Image unserer kleinen Mitbewohner deutlich aufpoliert.

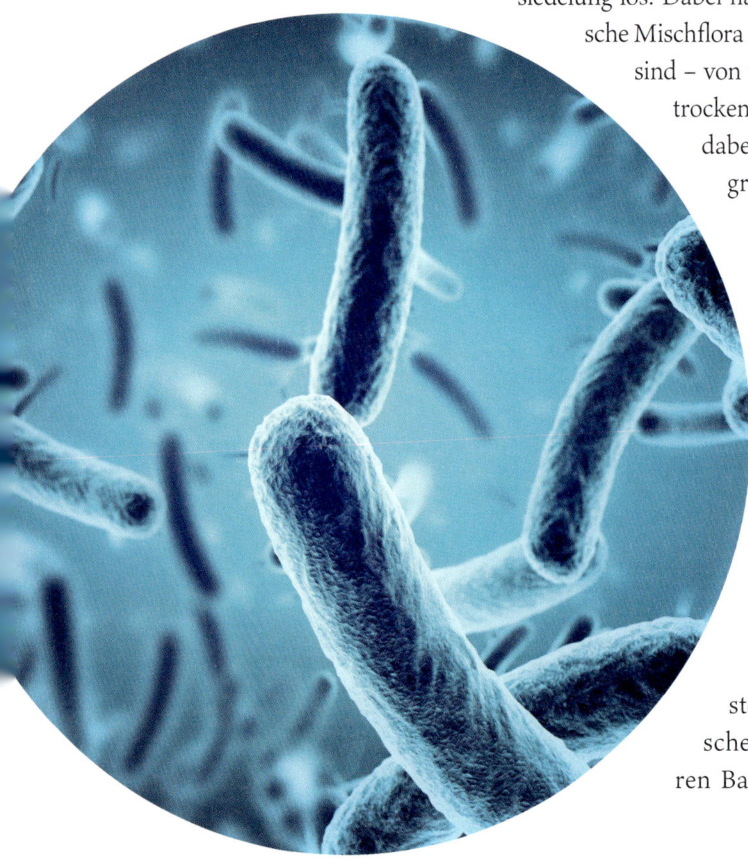

Zudem müssen wir uns eingestehen, dass Bakterien einfach mal eine gefühlte Ewigkeit vor uns auf dem Planeten Erde waren. Grob gesagt stehen hier 300.000 Jahre Menschenzeitalter 3.000.000.000 Jahren Bakterienentwicklung gegenüber.

Wir sind also eigentlich die Gäste auf dem Planeten Bakterion. Hätten wir bei diesem »Hineingeborenwerden« in diese Bakterienwelt nicht schon längst alle tot sein müssen? Wir sind nicht sehr pfleglich mit unseren kleinen Freunden umgegangen, sondern haben mit massenhaft Antibiotika und Desinfektionsmitteln systematischen Massenmord an ihnen begangen.

Ein wichtiger Punkt, der von Bakteriengegnern gern ignoriert wird, ist die schützende Residualflora (auch Standortflora genannt). Wie Sie eingangs gelesen haben, bestimmen die Umgebungsvariablen stark, welche Flora wir wo haben. Wenn wir eine stabile, gesunde Keimflora aufweisen, nimmt diese fremde Keime nur ungern oder gar nicht auf. Das heißt, wenn Sie voll mit gesunden Keimen besiedelt sind, haben es die krank machenden Keime umso schwerer, Fuß zu fassen.

Wie unterstütze ich meine befreundeten und beschützenden Bakterien?

Unseren Freunden von der gesunden Keimflora können wir auf unterschiedliche Weise Gutes tun. Versorgen Sie sie am besten mit einer präbiotischen Ernährung. Während Probiotika definiert sind als gesundheitsfördernde Bakterien, stellen Präbiotika die Ernährungsgrundlage von Probiotika dar. Im Grunde genommen hat jedes Essen, das wir zu uns nehmen, nun auch eine Wirkung auf die Bakterien und deren Stoffwechselprodukte. Wenn wir alle Bakterien des Organismus zusammennehmen, sprechen wir auch vom sogenannten Mikrobiom. Dementsprechend treffen wir mit unserer Nahrungsauswahl auch immer die Entscheidung, ob wir gesundheitsförderlichen oder krank machenden Bakterien etwas zu essen geben. Wie kann das praktisch aussehen? Fangen wir mal mit einer fleischarmen oder -losen Ernährung an: Tierische Proteine, wie in rotem Fleisch, Leber, Fisch, Eiern und Käse, sind reich an Stoffen wie Carnitin, Lecithin und Cholin. Diese werden durch das intestinale Mikrobiom (also die Gesamtheit der Darmflora) zu Trimethylamin abgebaut, welches wiederum in der menschlichen Leber zu Trimethylamin-N-Oxid (TMAO) verstoffwechselt wird. TMAO ist seinerseits wiederum ein starker Risikofaktor für Atherosklerose und dementsprechend für Herz-Kreislauf-Erkrankungen.[170] Das ist doch ein unglaublich interessanter Vorgang! Während der Fleischkonsum an sich vielleicht gar nicht so schädlich wäre, verarbeiten die Bakterien die Inhaltsstoffe zu schädlichen Stoffen. Natürlich ist auch hier die Frage, wie hoch der Konsum an tierischen Proteinen sein muss, damit diese negativen Effekte klinische Auswirkungen haben. Aber den Fleischkonsum zu reduzieren scheint neben vielen anderen positiven Effekten auch im Hinblick auf unsere Darmflora gut zu sein.

Was Sie bei einer »optimierten« Kost weiterhin zu sich nehmen, sind Ballaststoffe, und zwar in möglichst großen Mengen. Ballaststoffe sind das Lieblingsgericht des

Mikrobioms im Darmtrakt, also der Mikroorganismen unseres Darms. Die Darmbakterien machen aus den Ballaststoffen wichtige kurzkettige Fettsäuren, die durch die Darmwand in den Blutkreislauf aufgenommen werden. Zu diesen zählen die Salze Azetat, Propionat und Butyrat. Wenn diese in den Blutkreislauf gelangen, bewirken sie eine Vielzahl von herausragenden Effekten:[171] Sie signalisieren eine erhöhte Sättigung, weswegen es sich mit Ballaststoffen auch hervorragend abnehmen lässt. Sie wirken nachweislich gegen Entzündungen und Krebs und verbessern die Empfindlichkeit des Insulins (»Insulinsensitivität«), was nicht nur für Diabetiker lebensnotwendig ist. Wir müssen unsere Darmbakterien nur ausreichend mit Ballaststoffen füttern!

Mundspülungen und Bakterien – nicht wirklich beste Freunde

Wussten Sie, dass Sie mit antibakteriellen Mundspüllösungen Ihren Blutdruck erhöhen können? Nein? Aber das stimmt tatsächlich.[172] Auch das hat mit einem faszinierenden Einfluss unserer kleinen Freunde im Rahmen des Nitratstoffwechsels zu tun. Vielleicht wissen Sie um die lebensrettenden Eigenschaften von Stickstoffmonoxid (NO oder umgangssprachlich »Nitro« von Nitroglycerin genannt) bei Patienten mit Herzenge (Angina pectoris). Ähnlich dem Sprengstoff Nitroglycerin erweitert NO schlagartig die Gefäße und sorgt somit wieder für eine bessere Blutversorgung. Dieser Vorgang ist aber keineswegs nur bei Herzpatienten lebensrettend, sondern sollte auch ständig im gesunden Körper passieren.

Woher bezieht der Körper NO? Im Wesentlichen über Nitrat aus der Ernährung. Sie lesen richtig: Das so verpönte Nitrat. In gewisser Menge und in der richtigen Form (aus Pflanzen) zu sich genommen, ist Nitrat ein wesentlicher gesundheitserhaltender und natürlicher Blutdrucksenker. Und das funktioniert folgendermaßen:[173] Das über die Nahrung zugeführte Nitrat wird im Magen und Darm aufgenommen, über den Blutweg zu den Speicheldrüsen befördert und anschließend am Zungengrund wieder ausgesondert. Und nun kommen unsere fantastischen kleinen Helfer ins Spiel: Die Bakterien am Zungengrund verstoffwechseln das Nitrat zu Nitrit. Dieses fließt mit dem geschluckten Speichel wiederum in den Magen und wird dort durch die Magensäure in NO umgewandelt und in die Blutbahn aufgenommen.

Und nun können Sie sich vorstellen, was passiert, wenn wir unsere kleinen Helferlein am Zungengrund mit antibakteriellen Spüllösungen aus dem Weg räumen. Erfreulicherweise teilen sich Bakterien relativ schnell und besiedeln nach kurzer Zeit den Zungengrund wieder. Aber bei dauerhafter, regelmäßiger Spülung kann dies Erkrankungen wie Diabetes und Bluthochdruck fördern.[174, 175]

Sie sehen, letztendlich sind die Bakterien in der Übermacht. Und wir können eigentlich kein gesundes Leben führen, das im Gegensatz zu ihnen steht. Wer es dennoch versuchen will, braucht viel Geld für Medikamente.

Was hat das Mikrobiom mit der Mundgesundheit zu tun?

Eine präbiotische Ernährung wird sich indirekt positiv auf die Karies auswirken, zumal sie in der Regel ballaststoffreich ist und damit nachweislich antikariogen wirkt. Zudem finden sich Nachweise, dass die erwähnten nitrathaltigen Speisen Karies verhindern können.[176] Vermutet werden hier die antibakteriellen Eigenschaften des Nitrits, das durch die Bakterien am Zungengrund aus Nitrat verstoffwechselt wird. Zwar existiert nach unserem Kenntnisstand keine Interventionsstudie zu den antikariogenen Eigenschaften der Nitrate, dafür aber eine interessante Assoziationsstudie.[177] Hier konnte bei insgesamt 209 Schulkindern nachgewiesen werden, dass die Kinder mit hohen Nitratwerten im Speichel signifikant weniger Karies hatten als die mit niedrigen Speichelnitratwerten. Die Autoren vermuten, dass die säurebildenden Bakterien wie *Streptococcus mutans* sehr empfindlich auf Nitrat reagieren.

Im Gegensatz zur Karies existiert für die Gingivitis eine placebo-kontrollierte, randomisierte Studie, die den entzündungsreduzierenden Effekt von (pflanzlichen) nitrathaltigen Lebensmitteln zeigen bzw. »beweisen« konnte.[178] In dieser Studie der Universität Würzburg wurde 23 Probanden in der Testgruppe für 14 Tage dreimal täglich ein Grüner-Salat-Smoothie mit 200 mg enthaltenem Nitrat verabreicht. Die Kontrollgruppe erhielt in derselben Dosierung einen Grünen-Salat-Smoothie, der jedoch kein Nitrat enthielt. Während die Kontrollgruppe keine wesentliche Änderung in den Entzündungswerten des Zahnfleisches zeigte, sanken diese in der Nitrat-Gruppe nachweislich.

Wenn Fett, dann das richtige. Das Omega-3-Prinzip

Fett lässt sich, vereinfacht betrachtet, ebenso wie Kohlenhydrate nur als ein simpler Energieträger betrachten. Für unsere prähistorischen Vorfahren war es ein ganz zentraler, wichtiger Energieträger, für einige wildlebende Gesellschaften wie die Inuit gilt das nach wie vor. Und ja, Fett kann auch fett machen, aber nur wenn es in Kombination mit Kohlenhydraten konsumiert wird.

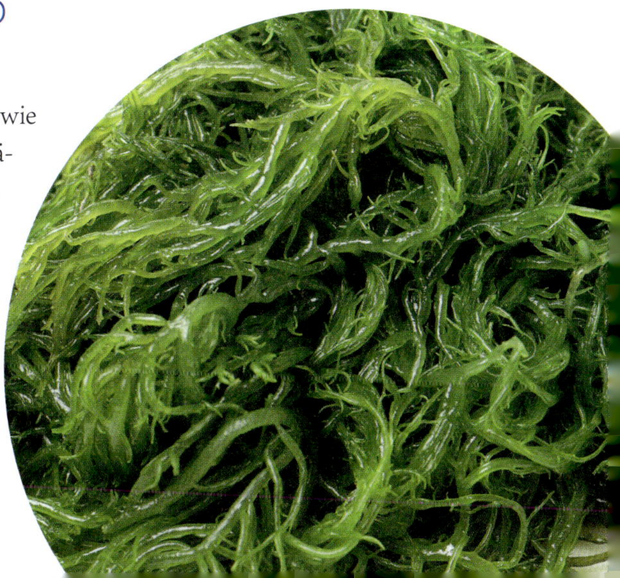

In der Natur lässt sich eine Kombination aus Kohlenhydraten und Fett kaum finden. Fettiges Fleisch hat gar keine Kohlenhydrate, Nüsse und Avocados nur wenige, dafür aber sehr viele Ballaststoffe. Auf der anderen Seite haben sehr kohlenhydrathaltige natürliche Lebensmittel wie Bananen oder Weintrauben kaum Fett. Und jetzt überlegen Sie mal, was in der »modernen Gesellschaft« tagein, tagaus gegessen wird: Brot mit Butter, Schnitzel mit Pommes, Pommes mit Majo, Nudeln mit Öl, Haselnusscreme mit Zucker und so weiter und so weiter. Abgesehen davon, dass diese Kombinationen sehr arm an Mikronährstoffen sind, überfordern sie den Stoffwechsel durch die parallele Anforderung von Fett- und Kohlenhydrat-Stoffwechselwegen. Das ist auch der Grund, warum Sie sowohl mit einer kohlenhydratreduzierten als auch mit einer fettreduzierten Ernährung erfolgreich abnehmen können.[179]

Was das entzündliche Potenzial anbelangt, unterscheiden sich Kohlenhydrate und Fett auch nicht sehr stark, sie wirken beide entzündungsfördernd.[180] Wie jedoch die Kohlenhydrate eine stark antientzündliche Unterfraktion haben (nämlich die Ballaststoffe), haben auch die Fette eine solche Untergruppe: die Omega-3-Fettsäuren.

Fett ist nicht nur ein einfacher Energieträger, sondern auch ein Stoff, der in vielen Zellen notwendig ist, sei es zum Einbau in die Zellmembran oder als Grundbaustein für Signalmoleküle. Und bei den ungesättigte Fettsäuren kommen zwei Kontrahenten ins Spiel: die Omega-3- und die Omega-6-Fettsäuren. Während die Omega-3-Fettsäuren letztendlich zu antientzündlichen Stoffen umgebaut werden, sind die Omega-6-Fettsäuren Ausgangssubstanz für entzündungsfördernde Stoffe. Darunter gehören unter anderem die Prostaglandine, die Sie bestimmt schon mal mit der Einnahme von Aspirin geblockt haben. Prostaglandine sind nämlich die ausführenden Substanzen für eine Entzündungsreaktion, inklusive Schmerzvermittlung und Fieber.

Schätzungen zufolge hat sich das Verhältnis von Omega-3 zu Omega-6 von 1:1 in Jäger-Sammler-Zeiten zu 1:15 in heutigen Industriegesellschaften verschoben, was als ein wichtiger Grund für die erschreckende Häufigkeit von Entzündungserkrankungen angeführt wird.[181] Ernährungstechnisch lässt sich bei Fetten zudem die tolle (oder auch erschreckende) Feststellung machen, dass sich das konsumierte Fett (bei regelmäßigem Konsum) auch im Organismus wiederfindet.[182]

Bei Fett gilt also tatsächlich: Man ist, was man isst.

Bei den Omega-3-Fettsäuren gibt es wiederum unterschiedliche Formen, nämlich die α-Linolensäure, die Eicosapentaensäure (EPA) und die Docosahexaensäure (DHA). Während die α-Linolensäure eine Vorstufe darstellt, sind EPA und DHA bereits aktive Formen. Und hier kommt ein kleiner Haken: Menschen können α-Linolensäure (z. B. aus Walnüssen, Leinsamen oder Leinöl) nur eingeschränkt (bis ca. 10 %) in EPA und DHA umformen.[183] Zudem können

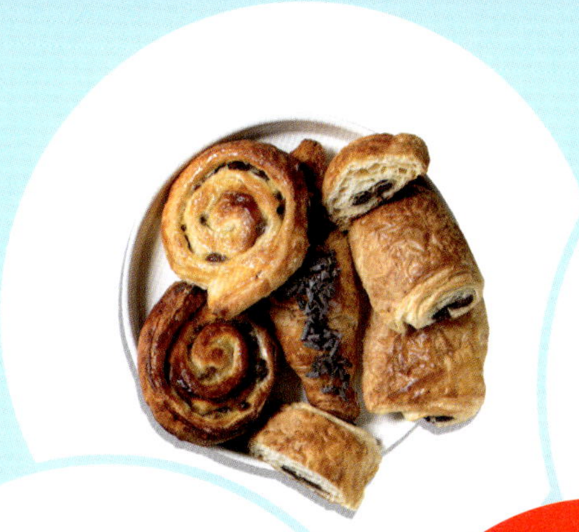

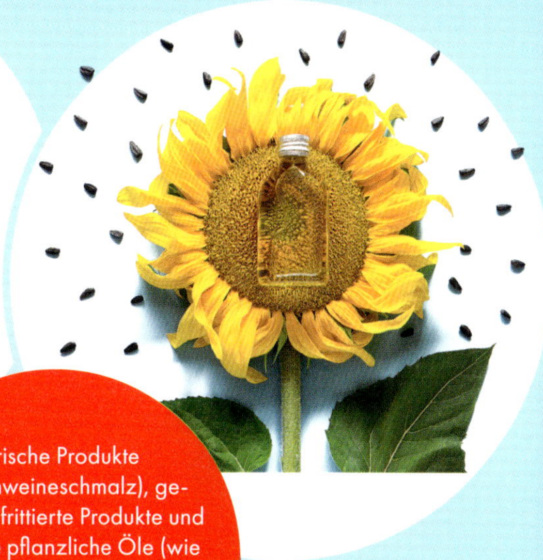

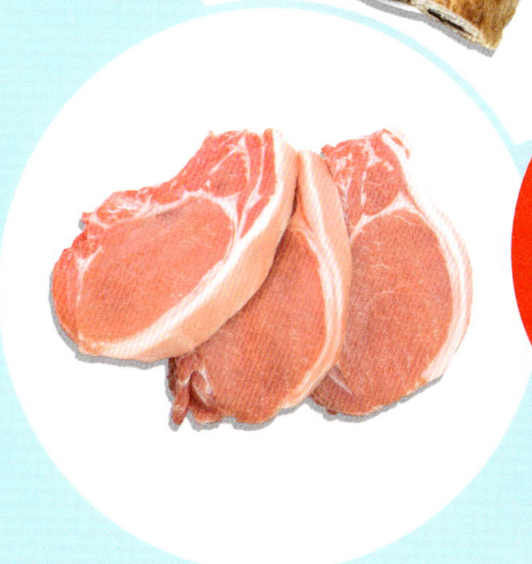

Tierische Produkte (v. a. Schweineschmalz), gebackene/frittierte Produkte und bestimmte pflanzliche Öle (wie Sonnenblumenöl) enthalten hohe Mengen an entzündungsfördernden gesättigten Fettsäuren, Omega-6-Fettsäuren

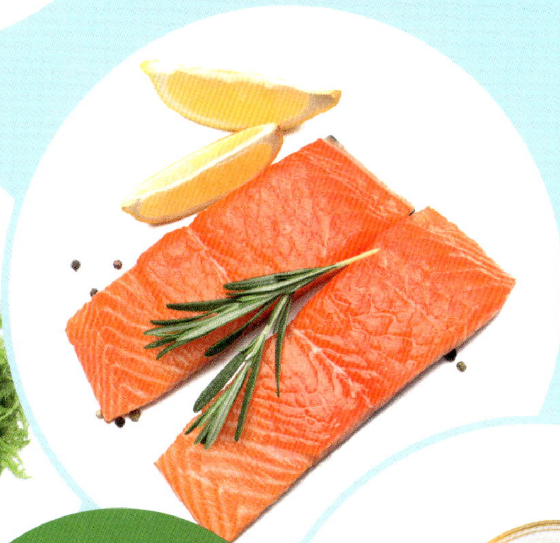

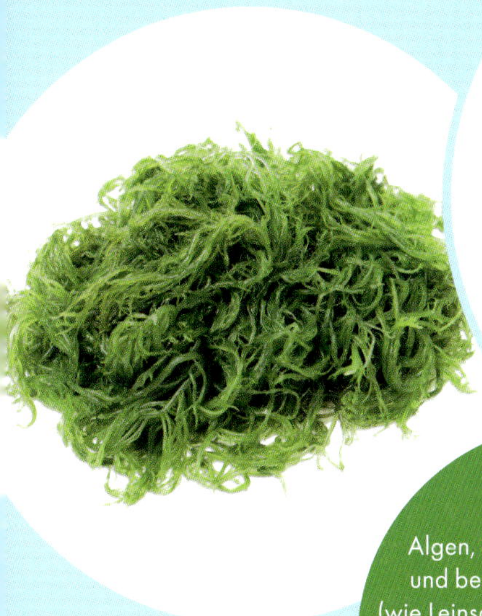

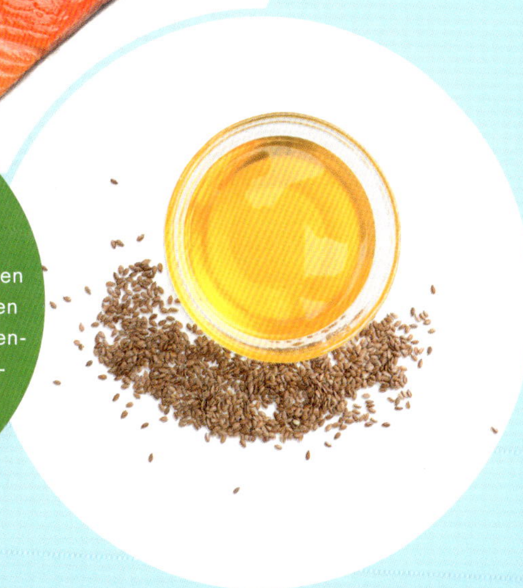

Algen, Algenöl, fette Seefische und bestimmte pflanzliche Öle (wie Leinsamen und Leinöl) enthalten hohe Mengen an antientzündlichen Omega-3-Fettsäuren wie Eicosapentaensäure (EPA), Docosahexaensäure (DHA) und Linolensäure.

gleichzeitig vorliegende Omega-6-Fettsäuren diese Umformung auch noch um 50 % behindern.[184] Dementsprechend lohnt es sich, sowohl auf die Omega-3-Zufuhr als auch auf die Vermeidung von Omega-6-Fettsäuren (wie z. B. durch Vermeiden von Fleischprodukten oder Sonnenblumenöl) zu achten.

Um den Bedarf an Omega-3 zu decken, empfehlen Fachgesellschaften wie die Deutsche Gesellschaft für Ernährung ein- bis zweimal pro Woche Fisch zu essen. Eine aus unserer Sicht bessere, ökologischere und tierfreundliche Alternative ist es jedoch, Algenöl zu supplementieren. Die Frage ist nämlich, wieso Fische so viel EPA und DHA haben. Sie essen Algen und reichern sie im Körper an. Von daher: Wieso nicht gleich Algen essen?

Woher bekommt der Fisch sein Omega-3? Er isst Algen.

Jules Verne mochte diesen Nutzen der Algen schon geahnt haben, als er in seinem Roman »20.000 Meilen unter dem Meer« die Algenplantagen von Kapitän Nemo und seiner Crew beschrieb.

Auch wenn das Pendel für und gegen zusätzliche Omega-3-Zufuhr in den jeweiligen medizinischen Fachbereichen immer wieder hin- und herschwingt,[185] ist die antientzündliche bzw. entzündungsauflösende Wirkung von Omega-3-Fettsäuren wissenschaftlich mittlerweile gut untersucht. So finden sich positive Hinweise in fast allen medizinischen Bereichen, die etwas mit Entzündungen zu tun haben:[186] weniger Wochenbettdepressionen,[187] weniger Herzerkrankungen,[188] weniger altersbedingte Einschränkungen,[189] verbesserte Gedächtnisfunktion,[190] weniger Nierenerkrankungen.[191] Die Liste ließe sich seitenlang fortführen. Auch wenn nur ein Teil dieser Studien wirklich die Wahrheit abbilden sollte, wären dies schon sinnvolle Argumente, auf eine ausreichende Omega-3-Zufuhr zu achten. Studien konnten positive Effekte beim Konsum von 250 mg (EPA und DHA) bis 940 mg (DHA) täglich und mehr ermitteln, abhängig vom adressierten Krankheitsbild.[192, 193]

Was haben Omega-3-Fettsäuren mit der Mundgesundheit zu tun?

Bezüglich Karies ist die Sache relativ einfach: Fettreiche Ernährung wird generell als wenig oder nicht kariogen betrachtet.[194] Die säurebildenden Bakterien können mit Fett nichts anfangen und die ansonsten »klebrigen« Kohlenhydrate können sich in Kombination mit Fett schlechter am Zahn festsetzen.

In Bezug zur Parodontitis zeigen Studien einen klaren Benefit von Omega-3-Fettsäuren (insbesondere EPA und DHA) gegen Entzündungen des

Zahnfleisches und einen negativen Einfluss von gesättigten Fettsäuren, Transfettsäuren und speziell Palmfett.[195, 196] Wahre Entzündungsbomben stellen hierbei z. B. Nuss-Nougat-Cremes dar – mit einem sowohl hohen Anteil an Zucker als auch an gesättigten Fettsäuren. Die Kombination aus Zucker und gesättigten Fettsäuren ist aber in der gesamten Backbranche einer der Eckpfeiler der Zutatenliste. Schauen Sie einfach mal nach, wo Sie diese Kombination überall antreffen!

Was ist eine evolutionäre Ernährung? Das Evolutions-Prinzip

Die ersten fünf Prinzipien behandelten jeweils einen konkreten Baustein einer mundgesunden Ernährung. Unter dem Evolutions-Prinzip verstehen wir jedoch übergreifend die Frage, wie eine der Art Homo sapiens angemessene Form der Ernährung aussehen sollte. Es wird nun also wieder ein wenig allgemeiner.

Ein Schild am Tierpark Mundenhof in Freiburg. Eigentlich sollte es an jedem Supermarkt angebracht sein.

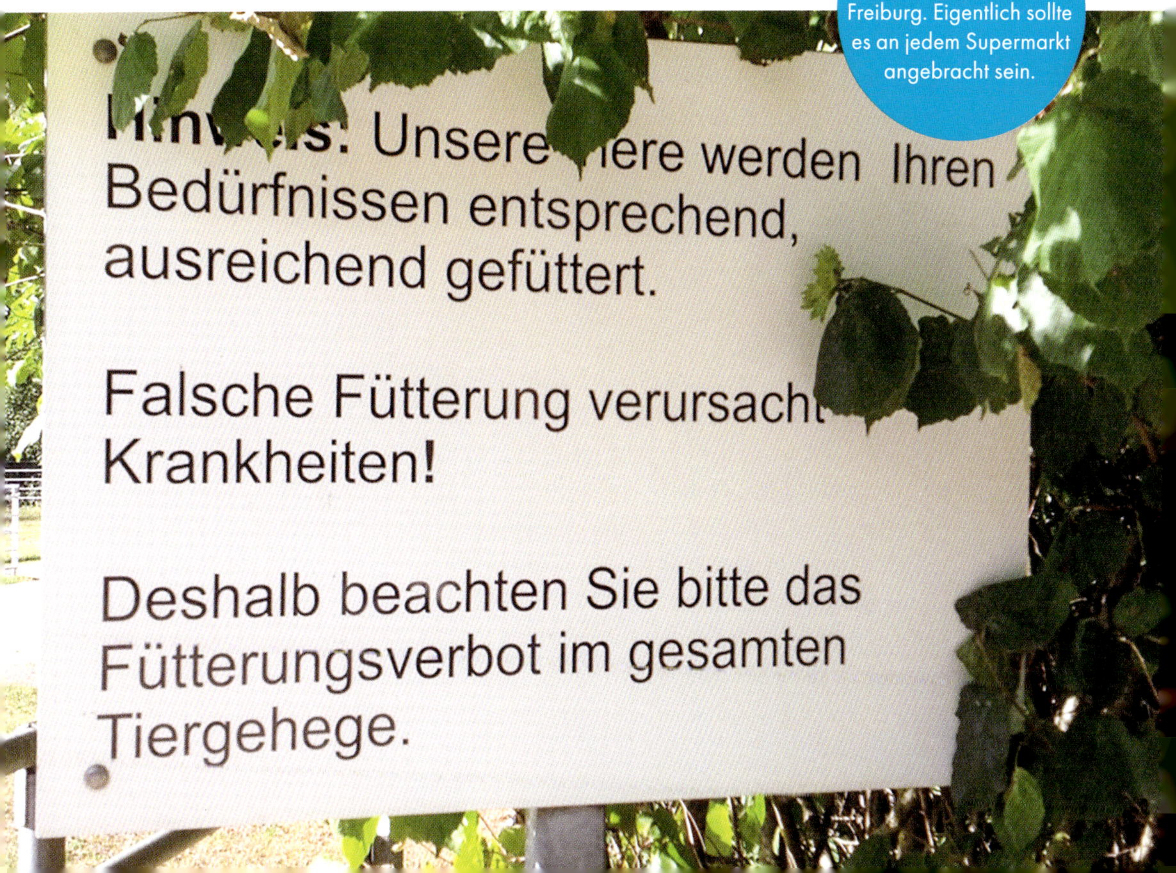

Haben Sie sich schon mal gefragt, wie Zoobetreiber es mit der Mundhygiene ihrer Tiere machen? Allabendlich müssen sie mit Zahnpasta und Zahnbürsten durch die Gehege ziehen und den Löwen und Orang-Utans die Zähne putzen. Schöne Vorstellung, stimmt aber nicht. In den meisten Zoos finden Sie Schilder, die die Fütterung der Tiere durch die Besucher verbieten. Ein besonders schönes Bild können Sie im Hamburger Tierpark »Hagenbeck« sehen: Während die Orang-Utans mit ihrem Obst und Gemüse lauschig auf der Affeninsel hausen, stehen davor Zuschauer der Spezies Homo sapiens mit Donuts, Softdrinks und Pommes in der Hand. Vor den Gehegen stehen Schilder, dass die Tiere des Zoos nicht gefüttert werden dürfen, da falsche Fütterung Krankheiten verursacht. Für die eingesperrten Tiere weiß der Homo sapiens, was gut ist, für sich selbst aber anscheinend nicht.

Da wir nicht immer unter Western-Diet-Bedingungen gelebt haben, scheint es bei einer steinzeitartigen Ernährung einfach weniger wichtig zu sein, sich die Zähne zu putzen. Eine aktuell bekannte Ernährungsform, die sich an der Steinzeit orientiert, ist unter dem Namen »Paleo-Ernährung« oder »Paleo-Diät« bekannt geworden. Die Vertreter verzehren vorrangig Gemüse, Obst, Fleisch und Fisch. Für den Körper scheint das nicht schlecht zu sein: bessere Werte bezüglich des Körpergewichts, der Triglyzeride, des Blutdrucks, des Cholesterins und der Blutzuckereinstellung im Vergleich zur Western Diet.[197] Der Homo sapiens war anscheinend so »intelligent« in der Umgestaltung seiner Ernährungsumgebung und seiner Ernährung, dass es heute wieder gesünder wäre, sich wie in der Steinzeit zu ernähren.

Nur – geht es noch besser? Wir plädieren für Offenheit bei Ernährungsweisen. Es ist ein toller Schritt, sich überhaupt erst mal für Ernährung zu interessieren und vielleicht mal Low-Carb oder Paleo zu erkunden. Alle diese Ernährungsphilosophien haben ihren berechtigten Ansatz, aber auch Aspekte, die uns fragwürdig erscheinen. Deshalb ist es so wichtig, sich ein eigenes Bild zu machen. Letztendlich geht es um die eigene Ernährung.

Heißt Paleo immer viel Fleisch?

Mit Paleo-Ernährung wird oft ein hoher Fleischkonsum verbunden – auch wenn eine steinzeitliche Ernährung nicht automatisch »Fleisch«-Ernährung bedeuten muss. Es gibt in diesem Zusammenhang übrigens auch Nachweise von vegetarischen Neandertalern.[198] Ein kritischer Punkt bei Fleisch ist, dass es keine Ballaststoffe enthält und aufgrund seiner modernen »Herstellung« reich an gesättigten und Omega-6-Fettsäuren ist, die wiederum stark entzündungsfördernd im menschlichen Körper wirken.[199] Mit »Herstellung« ist dabei die Massentierhaltung mit Getreidefütterung (meist Soja und Mais), also keine Grasfütterung, gemeint. Neben den Kohlenhydraten enthält modernes Fleisch dadurch große Mengen an entzündungsförderlichen Omega-6-Fettsäuren.

Langfristig ist Fleischkonsum mit zahlreichen Krebsarten, v. a. Darmkrebs, und anderen Entzündungserkrankungen korreliert.[200, 201] Die Deutsche Gesellschaft für Ernährung empfiehlt nicht mehr als 300-600 Gramm Fleisch pro Woche zu essen.[202] Und überlegen Sie mal, was vom Tier gegessen wird: in der Regel lediglich Muskelfleisch. Die mikronährstoffreichen Organe wie die Leber werden meist links liegen gelassen. Unsere Steinzeit-Vorfahren haben jedoch nicht nur Muskelfleisch, sondern auch Innereien und Knochenmark der Tiere verzehrt.

Dementsprechend würden wir eher für einen fleischarmen oder -losen Paleo-Ansatz plädieren. Und wenn, dann mit Tieren, die artgerecht gehalten und ernährt wurden. Bei Weidehaltung können die Tiere entzündungshemmende Omega-3 Fettsäuren, Vitamin B12 und andere Mikronährstoffe aufnehmen und bilden.

Neben den Gesundheitsgründen gibt es aber auch eine Reihe ganz anderer Argumente für das Vermeiden von tierischen »Produkten«: Sie vermeiden, dass Tiere leiden müssen (welche nachweislich genauso Gefühle wie Homo sapiens haben), Sie reduzieren ganz wesentlich Ihren CO_2-Fußabdruck, Sie reduzieren den Einsatz von resistenzerzeugenden Antibiotika und Sie schonen Nahrungsressourcen, da schon das Getreide für den Homo sapiens global nicht mehr reicht.[203] Die weitaus größte Menge der Antibiotika weltweit wird übrigens nicht für Homo sapiens verschrieben, sondern für seine tierischen Kollegen in der Massentierhaltung, um bakterielle Erkrankungen in der Tierhaltung vorzubeugen oder zu behandeln. Und wenn Sie noch ein Argument haben wollen: Die grauenhafte Konzentration von Tieren auf engstem Raum, wie es die Massentierhaltung praktiziert, ist der wesentliche Grund für die Entstehung von pandemischen Viren, die sogar das Fortbestehen der Menschheit gefährden.[204] Kranke Tiere werden in engster Nähe zu anderen Tieren in ihrem eigenen Kot festgesetzt, was die perfekte Umgebung für virale Mutationen darstellt. Bei der derzeitig praktizierten Massentierhaltung ist es nur eine Frage der Zeit, wann die nächste Schweine- oder Vogelgrippe als tödliches Virus auf die Menschheit überspringt.

Bei einer fleischlosen Ernährungsvariante sollte auf eine ausreichende Vitamin-B12-Zufuhr geachtet werden. Vitamin B12 sollte sowohl von Vegetariern als auch von Veganern zusätzlich eingenommen werden, um keine Mangelerscheinungen zu bekommen.[205]

JOHAN WÖLBER:

Ein Patient berichtete, dass er nach Umstellung auf eine Low-Carb-Ernährung allmählich erhöhte Harnsäurewerte bekam und sein Hausarzt ihn vor einem Gichtanfall warnte. Grund dafür war, dass der Patient statt der Kohlenhydrate nun vornehmlich tierische Proteine konsumierte. Ein Effekt, der nicht selten vorkommt und vielleicht auch die Paleo-Ernährung als »fleischreiche« Ernährung in Verruf gebracht hat. Nach Besprechung und Reduktion der tierischen Proteine bzw. Ersatz durch pflanzliche Proteine gingen auch die Harnsäurewerte wieder nach unten.

Bevor Sie zubeißen, überlegen Sie: Wäre ein Homo sapiens in freier Natur mit diesem Lebensmittel in Kontakt gekommen?

Was beim Paleo-Ansatz absolut zu begrüßen ist, ist die zentrale Frage nach der Art der verzehrten Lebensmittel.

Der Natur lässt sich aus wissenschaftlicher Sicht höchstwahrscheinlich keinen »Willen« oder »Plan« zuschreiben, dafür sind eher Religionen zuständig. Trotzdem können wir auf Grundlage der Evolutionstheorie annehmen, dass sich unsere Spezies in den Jahrtausenden von Jahren auf den Konsum bestimmter Lebensmittel optimiert hat. Während sich unsere Lebensbedingungen ganz wesentlich verändert haben, ist unsere genetische Ausstattung nahezu gleich geblieben.[206] Die eben gestellte Frage ist dabei ein guter Gradmesser für gesündere Lebensmittel und kann als Grundgedanke des Evolutions-Prinzips bezeichnet werden: Nahrungsmittel in ihrer ursprünglichen Form zu essen, ohne sie stark zu prozessieren oder zu verändern.

Zusammenfassend können wir festhalten, dass dies auf Gemüse, Obst, Hülsenfrüchte, Samen, Nüsse und Pilze sowie in gewissem Maße auf Fisch oder Fleisch zutrifft. Das Schöne an diesen Lebensmitteln ist, dass man sich an ihnen nicht dick essen kann. Fisch und Fleisch lassen den Blutzuckerspiegel von sich aus sowieso in Ruhe und die natürlichen pflanzlichen Lebensmittel besitzen alle einen hohen Ballaststoffanteil. Geprägt durch die Fettverteufelung und den »Kalorienglauben« der letzten Jahrzehnte kommt es schon mal vor, dass ein Patient einwendet, er verzichte aus Angst vor Gewichtszunahme lieber auf Nüsse, da die ja so fett seien. Das Gegenteil ist jedoch der Fall: Wer viel Nüsse isst, ist im Durchschnitt schlanker.[207]

An natürlichen Lebensmitteln kann man sich nicht dick essen

Dementsprechend lässt sich die Frage stellen, wie viel Kontakt Homo sapiens natürlicherweise mit Brot hatte? Hohe Getreidemengen standen nie auf dem Speiseplan und unsere genetische Ausstattung scheint in der Tat nicht dafür ausgelegt zu sein. Wenn Sie nicht auf Brot verzichten wollen, nehmen Sie ein weniger prozessiertes Brot, sprich 100 % Vollkorn. Ein ganz wesentlicher vitamintechnischer Unterschied zwischen Vollkorn und raffiniertem Mehl ist der Gehalt an Vitamin B1. In Weißmehl ist Vitamin B1 nicht enthalten (es sei denn, es wurde zusätzlich zugefügt), aber es ist für den Kohlenhydratstoffwechsel notwendig. Das hat sich die Natur schlau überlegt. Wenn nun viel Weißmehl konsumiert wird, kann ein Mangel an Vitamin

B1 entstehen.[208] Hinzu kommen noch die bereits erwähnten Aspekte der Ballaststoffe und der sekundären Pflanzenstoffe, die beim Prozessieren verloren gehen.

Was ist noch ungünstig selbst an Vollkornbrot? Das Salz und der Aufstrich! Wenn Sie kein Brot essen, packen sie auch nichts drauf. Denn das, was draufgepackt wird, ist meistens nicht gesundheitsfördernd. Und was ist an Salz schlecht? Salz ist eine starke entzündungsförderliche Substanz, die einen Großteil an der Erhöhung des Blutdrucks ausmacht.[209, 210, 211] Was glauben Sie, worüber die Deutschen das meiste Salz aufnehmen? Über das Brot natürlich.[212] Aber bevor Sie jetzt in Panik verfallen, lassen Sie sich versichern, es gibt ein Leben nach Zucker und Brot.

Was ist mit Milchprodukten?

Milchprodukte sind in modernen Gesellschaften ein oft angepriesenes Lebensmittel (»Die Milch macht's!«) und viele Schüler haben sie als »Schulmilch« kennengelernt. Vor allem der hohe Kalziumgehalt und die »wertvollen« Proteine werden dabei immer aufgeführt. Was uns aus einer »artgerechten« Ernährungsperspektive aber nicht klar wird, ist, wieso eine Spezies darauf angewiesen sein sollte, die Milch einer anderen Spezies trinken zu müssen. Das macht irgendwie keinen Sinn. Kein anderes Tier macht das. Zudem ist die Nährstoffzusammensetzung der Milch einer Spezies für die jeweilige Spezies optimiert. Wenn wir Kälber wären, würde es auch Sinn machen, Kuhmilch zu trinken.

Und für welches Entwicklungsstadium ist Milch von der Natur aus eigentlich gedacht? Für Kälber und nicht für Kühe bzw. für Babys, nicht für Kinder und nicht für Erwachsene beim Homo sapiens. Psychoanalytisch ließe sich hier vielleicht auch von einer Verlängerung der infantilen Phase sprechen. Sind Milch und Milchprodukte aber auch wirklich schlecht für den Körper? Scheinbar sind fermentierte Milchprodukte (wie Joghurt oder Käse) nicht ganz so ungünstig, abgesehen davon, dass sie vielleicht im Fall von Käse viel Salz enthalten. Anders sieht es bei nicht-fermentierter Kuhmilch aus. Diese ist zum einen mit mehr Knochenbrüchen im Alter und einem höheren Risiko für Prostatatumore assoziiert.[213, 214] Dies scheint unter anderem an der Galaktose (einem Milchzucker) und an den in der Milch enthaltenen Wachstumsfaktoren (IGF-1) sowie Geschlechtshormonen zu liegen.[215] Ein weiterer negativer Punkt bei Kuhmilch scheint zu sein, dass sie die Aufnahme von Antioxidantien aus anderen Lebensmitteln hemmt, wenn diese zeitgleich konsumiert werden. Während also der Konsum von schwarzem Kaffee prinzipiell mit einem Anstieg von Antioxidantien in der Blutbahn begleitet ist, bleibt dieser Effekt bei Zugabe von Milch (wir denken an den leckeren Cappuccino) aus.[216] Das könnte auch der Grund sein, warum Veganer mehr Antioxidantien im Blut haben als Menschen, die regelmäßig tierische Produkte zu sich nehmen.[217]

Geht es noch besser als Paleo? Ja!

Zusammenfassend scheint der Grundgedanke der Paleo-Ernährung eine wirklich gute Sache zu sein. Doch geht es auch noch besser? Wir glauben, ja, das geht. Haferflocken zum Beispiel wären in der Steinzeit schwierig zu finden gewesen. Sie sind jedoch ausgestattet mit einer Reihe von fantastischen Gesundheitsstoffen wie den besonderen ß-Glukanen, einem Ballaststoff, der hervorragend Cholesterin senkt.[218] Zudem sind sie besonders reich am bereits erwähnten Vitamin B1 sowie an Vitamin B5, Vitamin B7, Magnesium, Phosphor, Eisen, Kupfer und Mangan. Also eine Vielfalt von wichtigen Ballaststoffen, Vitaminen, Mineralien und Spurenelementen. Und passen Sie auf! Wenn wir jetzt noch die Prinzipien des Blutzuckers und der Ballaststoffe dazu nehmen, können wir in diesem Fall Haferflocken durch Prozessieren sogar noch besser machen. Nämlich zu Haferkleie. Kleie ist eigentlich ein »Abfallprodukt« bei der Getreideprozessierung – wie z. B. Vollkornweizen zu Weißmehl. Hierbei wird die Samenhülle des Getreides entfernt und es bleibt das Samenkorn übrig, das zu Weißmehl gemahlen wird. Kleie ist die Hülle des Samenkorns, die viele Ballaststoffe und die wichtigen Mikronährstoffe enthält. Und so ist es auch bei der Haferkleie. In Haferkleie sind die erwähnten Mikronährstoffe noch reicher vorhanden mit gleichzeitig weniger Kohlenhydraten verglichen mit Haferflocken.

Eine andere Lebensmittelgruppe, die von strengen Paleo-Vertretern abgelehnt wird, sind Hülsenfrüchte. So haben sie trotz ihres Kohlenhydratgehaltes einen fantastischen Einfluss auf einen stabilen Blutzucker und sind zudem mit Langlebigkeit assoziiert.[219]

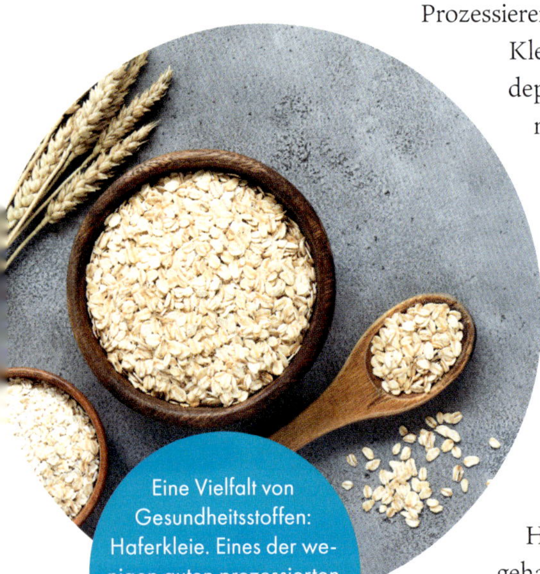

Eine Vielfalt von Gesundheitsstoffen: Haferkleie. Eines der wenigen guten prozessierten Lebensmittel, das bei einer reinen Paleo-Ernährung fehlen würde.

Was hat eine evolutionäre Ernährung mit der Mundgesundheit zu tun?

Da unverarbeitete Lebensmittel, mit denen der Homo sapiens auch natürlicherweise in Kontakt gekommen wäre, zumeist reich an Ballaststoffen sowie arm an freien Zuckern sind, bergen diese prinzipiell ein geringeres Risiko für die Kariesentstehung. Hier bieten sich zur Beurteilung Studien an, die entweder prähistorische Funde auf Karies oder damalige Ernährungsumgebungen mit modernen Probanden untersucht haben. Ein faszinierendes Beispiel dafür sind die Funde des bis dato ältesten datierten

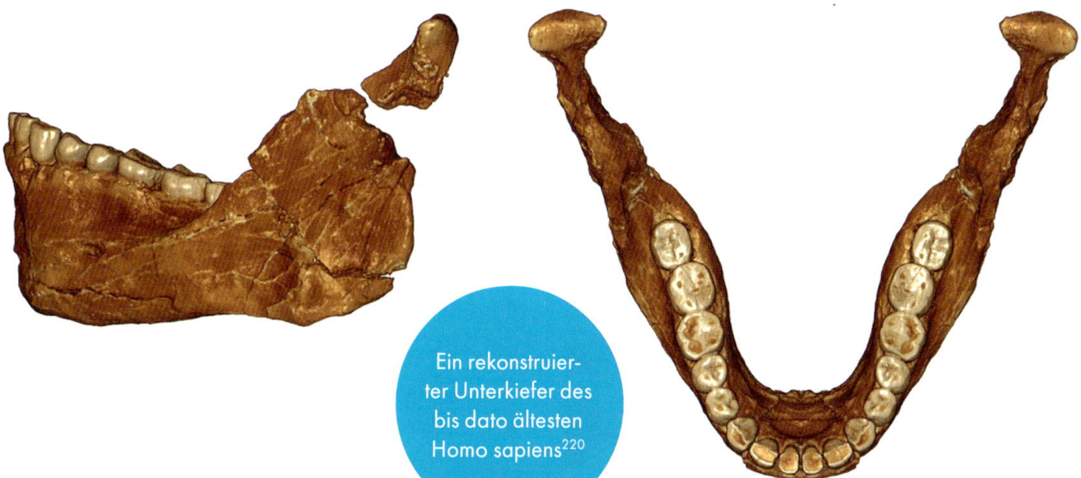

Ein rekonstruierter Unterkiefer des bis dato ältesten Homo sapiens[220]

Homo sapiens in Marokko unter der Forschergruppe von Jean-Jacques Hublin von der Universität Leipzig. Bisher glaubte man, dass unsere Spezies 200.000 Jahre alt war. Durch die Funde wurde klar, dass Homo sapiens bereits 300.000 Jahre alt war. Was bei den Funden imponiert, sind die fantastisch erhaltenen Ober- und Unterkiefer und der Umstand, dass die Zähne keine offensichtliche Karies hatten. Es waren lediglich »Abschmirgelungen« der Kauflächen vorhanden, die auf normale Abnutzungen der Zähne durch das Kauen von Nahrung zurückzuführen sind. Zudem zeigte der zahnumgebende Knochen keine wesentlichen Anzeichen von Parodontitis.[221] Und das, ohne jemals einen Zahnarzt oder eine Zahnbürste mit Zahnpasta gesehen zu haben!

Eine andere faszinierende Untersuchung führten Forscher an versteinerten Zahnsteinproben durch, um in diesen nach unterschiedlichen Bakterien zu suchen. Die Forscher müssen überaus glücklich gewesen sein, dass die damaligen Vorfahren noch keine professionelle Zahnreinigung kannten. Was sie feststellten war, dass die mit Karies und Parodontitis verbundenen Keime (*Streptococcus mutans* und *Porphyromonas gingivalis*) von der Steinzeit bis zur Moderne angestiegen sind, und darunter vor allem die Karieskeime.[222] So ist es nicht verwunderlich, dass Archäologen Karies als wichtigen Hinweis nehmen, wie die damaligen Ernährungsumstände der ausgegrabenen Funde waren.

Gab es Karies auch schon vor der Entdeckung des Zuckers?

Skelette aus der Steinzeit von vor 15.000 Jahren, die in einer Grotte in Marokko gefunden wurden, zeigen, dass Karies auch unter dieser Gruppe von Jägern und Sammlern schon aufzufinden war. Über die Hälfte der Steinzeitzähne in dieser Population hatten kariöse Defekte. Wie ist das zu erklären? Es gab zu dieser Zeit

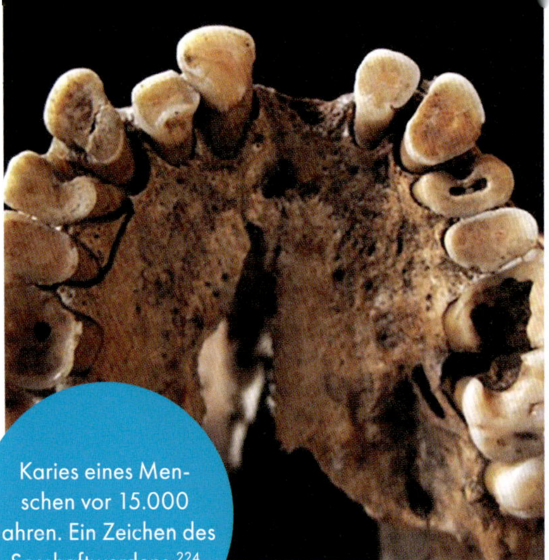

Karies eines Menschen vor 15.000 Jahren. Ein Zeichen des Sesshaftwerdens.[224]

keinen Zucker und keinen Ackerbau. Die Steinzeitmenschen entdeckten aber die Früchte von Eichen. Sie sammelten große Mengen Eicheln, vor allem für Zeiten der Nahrungsknappheit, wie z. B. den Winter. Sie schälten, kochten und zerstampften die Eicheln.[223] Auf diese Weise wurden sie so prozessiert, dass die in den Eicheln enthaltene Stärke und der Zucker den Bakterien in der Mundhöhle leicht zugänglich waren und Karies entstehen konnte.

Eine weitere Population von Hominiden, der vor ca. 1,6 Millionen Jahren lebende Australopithecus, hatte eine sehr geringe Karieshäufigkeit von nur 3 %.[225] Archäologen werteten in diesem Zusammenhang Kariesvorkommen auch als einen Hinweis der Umstellung vom Jäger-Sammler-Dasein zum Sesshaft werden.

Und an dieser Stelle wollen wir auch noch mal an das Steinzeit-Experiment von 2009 erinnern, dessen Ergebnisse sich wie eine moderne Paleo-Ernährungs-Mundgesundheitsstudie lesen.[226] Die 10 Probanden des Schweizer Fernsehens zeigten in vier Wochen unter Steinzeitbedingungen und ohne Mundhygiene zwar massive Zahnbelagszunahme, aber keine Zunahme bzw. sogar Reduktion der Zahnfleischentzündung.

Wie sieht es mit Munderkrankungen bei anderen wildlebenden Primatenarten aus?

Eine weitere Möglichkeit, die Bedeutung einer artgerechten Ernährung zu untersuchen, ist ein Blick zu unseren nächsten Artverwandten, den Affen. Und auch hier zeigen sich gravierende Einflüsse der Nahrungsumgebung auf die Mundgesundheit. In einer Untersuchung an 106 Schädeln von verstorbenen wildlebenden Brüllaffen wurden nur bei 15 % der Tiere parodontitisbedingter Knochenabbau gefunden und dazu auch nur an bestimmten Stellen.[227] Die »Probanden« hatten nie eine Zahnbürste gesehen und nie eine professionelle Zahnreinigung erhalten.

Wir erinnern uns an die Häufigkeit von Parodontitis beim industrialisierten Homo sapiens im heutigen Deutschland: Rund 50 % der erwachsenen Mundräume weisen Parodontitis auf, häufig sogar an vielen Zähnen (generalisiert).

In einer anderen Untersuchung an 685 wildlebenden Rhesus-Affen konnte nur bei 0,3 % der Tiere eine Karies festgestellt werden.[228] Wir erinnern uns an das Kariesvorkommen von industrialisierten erwachsenen Homo sapiens im heutigen Deutschland: Rund jeder dritte Zahn zeigt eine Karieserfahrung.

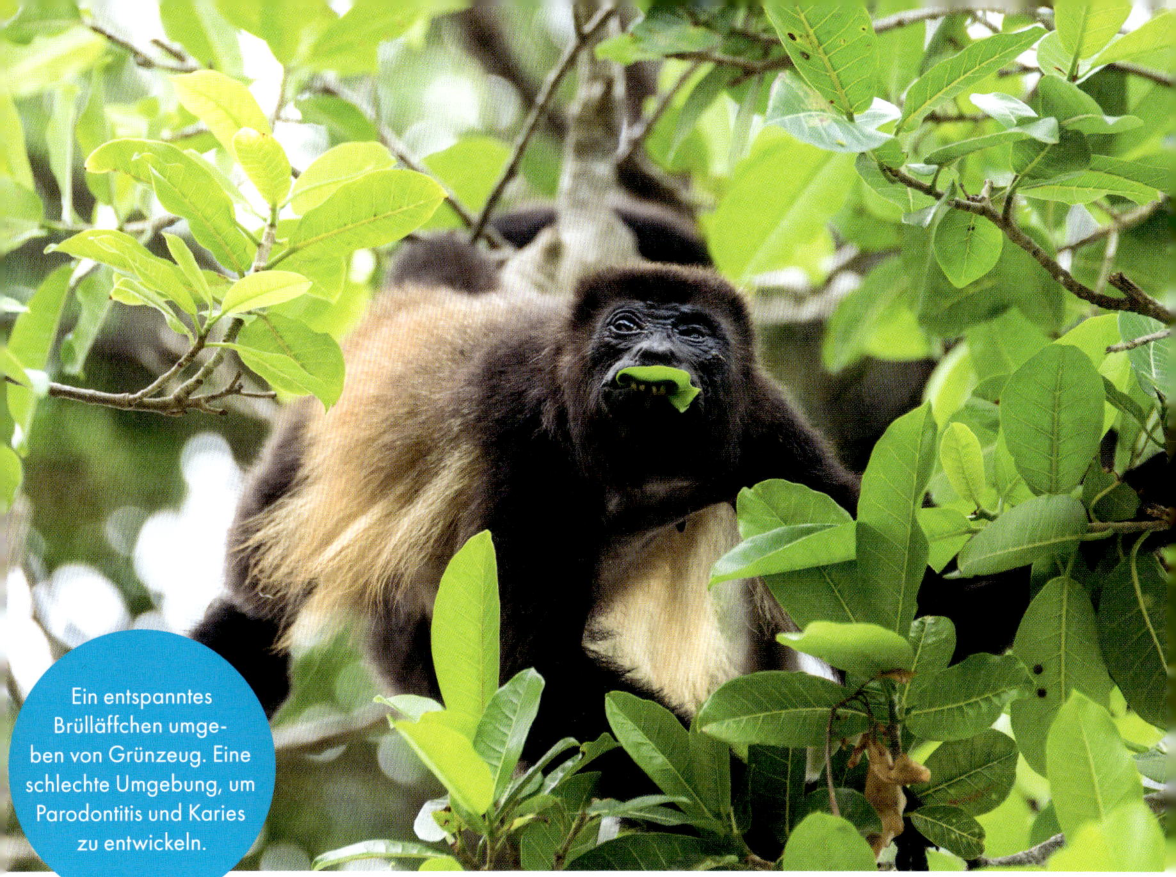

Ein entspanntes Brülläffchen umgeben von Grünzeug. Eine schlechte Umgebung, um Parodontitis und Karies zu entwickeln.

Zusammenfassend kann also festgestellt werden, dass bei unseren frühen Vorfahren wie auch bei unseren nächsten artverwandten Primaten unter artgerechten Ernährungsbedingungen Karies und Parodontitis nur sehr selten vorkamen bzw. vorkommen. Es wäre andersherum auch höchst unwahrscheinlich, dass einer Spezies im natürlichen Konkurrenzkampf der Evolution früh die Beißwerkzeuge ausfallen. Karies und Parodontitis können unbehandelt mitunter zu lebensgefährlichen Abszessen (Vereiterungen) führen. Wenn diese also fortschreitend und regelmäßig in freier Wildbahn auftreten, würde es das Aussterben der Spezies bedeuten.

Sind tierische Proteine schlecht für die Mundgesundheit?

Diese Frage lässt sich wissenschaftlich derzeit nur sehr unsicher bewerten. Zumindest schließt sich eine biologische Plausibilität in Bezug auf die Kariesentstehung aus. Oder anders gesagt: Tierische Nahrungsmittel können keine Karies verursachen.

Wenn allerdings die Parodontitis betrachtet wird, scheinen tierische Proteine nicht ganz so gut abzuschneiden. Eine Querschnittsstudie an 13.920 lateinamerikanischen Probanden konnte eine Assoziation zwischen einem hohen

Fleischkonsum von rotem und prozessiertem Fleisch und einem häufigeren Vorkommen von Parodontitis zeigen.[229] Eine andere Querschnittsstudie konnte bei Vegetariern eine geringere Zahnfleischtaschentiefe und weniger Zahnfleischentzündung feststellen als bei Nichtvegetariern.[230] Allerdings gaben die Forscher zu bedenken, dass die Vegetarier ein höheres Mundgesundheitsbewusstsein hatten und häufiger Zahnzwischenraumreinigung betrieben.

Eine Mindestaufnahme von tierischen Produkten (wie Käse, Joghurt oder Eiern) zur Deckung des Bedarfes an Vitamin B12 kann also ein gesundheitlicher Vorteil sein, gleichzeitig scheint ein häufiger Fleischkonsum mit negativen Konsequenzen für das Zahnfleisch einherzugehen, eine Frage der Menge also.

Zusammenfassung der »mundgesunden Ernährung«

Nun haben Sie viele Informationen erhalten und denken vielleicht über das eine oder andere Nahrungsmittel anders als zuvor. Dieses Wissen kann Ihnen Gesundheit und ein längeres Leben bringen! Sie wissen nun, warum es unter anderem positiv ist, nicht alle Kohlenhydrate wegzulassen und diese mit Fleisch zu ersetzen, wie es vielleicht ein strenger »Low-Carb«- oder Paleo-Anhänger machen würde. Sowohl ein striktes Vermeiden aller Kohlenhydrate (und hoher Fleischkonsum) als auch ein hoher Konsum an Zucker kosten Lebenszeit.[231]

Aber gibt es für alle pauschalisiert die »optimale mundgesunde Ernährung«? Wahrscheinlich ja, aber individuell zugeschnitten. Es muss Ihnen zunächst mal schmecken. An manches müssen Sie sich eventuell gewöhnen – aber eine solche Gewöhnung funktioniert! Ihr Umfeld sollte Ihnen eine Chance zur Umsetzung geben und Sie brauchen den Zugang zu verschiedenen Stoffen. Ein Mitteleuropäer mit Erdbeerfeldern, Blaubeeren, Kirschen, Apfel- und Birnbäumen vor der Nase wird seine mikronährstoffreiche Nahrung anders ausrichten als ein Australier, der in seiner Umgebung eher Mangos, Ananas, Kokosnüsse, Passionsfrüchte, Litschis und Melonen findet. Aber diese Unterschiede werden vermutlich marginal sein. Die Prinzipien lassen sich trotz regionaler Unterschiede trotzdem sehr gut umsetzen.

Betrachten wir nun zusammenfassend verschiedene »Lebensmittel« (wobei Cola vielleicht eher als »Sterbemittel« bezeichnet werden sollte) und ihre Bewertung aus den vorher genannten Prinzipien in der folgenden Tabelle: Wie Sie sehen, schneidet die Pflanzenwelt am besten ab!

TABELLE 7

Bewertung von Lebensmitteln nach den sechs Prinzipien einer mundgesunden Ernährung.

	Softdrinks	Fleisch	Obst	Gemüse
Ballaststoffe	nein	nein	ja	ja
Glykämischer Index	sehr hoch	gering	mäßig	gering
Vitamine	nein	gering	hoch	hoch
Mikronährstoffe	nein	gering	hoch	hoch
Proentzündliche Fette	nein	eventuell	nein	nein
Risikofaktor Parodontitis	ja	eventuell	nein	nein
Risikofaktor Karies	ja	nein	eventuell	nein
Risikofaktor Diabetes	ja	eventuell	nein	nein
Risikofaktor Herzinfarkt	ja	eventuell	nein	nein
Einfluss auf das Mikrobiom im Darm	negativ	negativ	positiv	positiv

Was haben nun diese Prinzipien mit Karies und Parodontitis zu tun? Mit dem Prinzip des stabilen, normalen Blutzuckerspiegels werden schon mal alle einfachen Kohlenhydrate, die ohne Ballaststoffe daherkommen, vermieden. Und damit vermeiden wir Karies.[232] Aber bevor Sie die Zahnbürste wegwerfen, warten Sie noch! Es besteht noch erheblicher Forschungsbedarf, wie viel von bestimmten Lebensmitteln gegessen werden kann, ohne eine Karies oder Zahnfleischentzündung zu entwickeln. Wir hoffen aber, dass diese Wissenslücken bald geschlossen werden. Die Menschheit musste erst 300.000 Jahre alt werden, damit erforscht wird, wie kariogen die Kichererbsen auf unserem Teller sind. Aber auch wenn wir noch keine Beweise in Form von randomisierten kontrollierten Studien dafür haben, dass bei einer mundgesunden Ernährung überhaupt keine Karies mehr auftritt, sind die Hinweise erdrückend und es wäre wahrscheinlich ignorant, weiter zu warten.

Und was ist mit Parodontitis? Auch hier profitiert das Parodont von einem Weglassen von Zucker und der einfachen prozessierten Kohlenhydrate![233] Der Wirkmechanismus geht wahrscheinlich sowohl über den Körper als auch über den direkten Einfluss auf die Plaque.[234] Was unsere und andere Studien vermuten lassen, ist, dass es um die Blutzuckerschwankungen, die erhöhten Cholesterinwerte (durch vermehrte Fruktose oder hohen Fleischkonsum) und die Mikronährstoffmängel geht.

Ein letztes Argument für eine Ernährungsumstellung: Lassen Sie uns den Planeten retten!

Was wir bisher noch nicht berücksichtigt haben, aber im Zeitalter des Klimawandels unabdingbar zu betrachten ist, sind die Auswirkungen der »modernen« Ernährung auf die Umwelt. Hier geht vor allem die Massentierhaltung mit einer massiven Ressourcenbindung und Treibhausgas-Emission einher. Es gibt mittlerweile Berechnungen, wie eine Ernährung aussehen muss, die die Gesundheit fördert, für alle Menschen ausreichend ist und gleichzeitig unseren Planeten Erde bestmöglich schont: eine pflanzenbasierte Ernährung.[235]

Faktencheck: Wie wirkt sich diese Ernährung auf die Mundgesundheit aus?

Wie Sie aus den bisherigen Schilderungen sehen konnten, sind uns wissenschaftliche Nachweise wichtig! Und deswegen haben wir in zwei klinischen Studien die Effekte unserer sechs Prinzipien erforscht.[236, 237]

Dafür haben wir zwei Probanden-Gruppen untersucht: Die Experimentalgruppe ernährte sich nach den Prinzipien der »Ernährungszahnbürste« bzw. den sechs vorgestellten Prinzipien. In dieses Ernährungsprotokoll fügten wir alle Ernährungsoptionen ein, für die wir eine mundgesundheitsfördernde Wirkung finden konnten. Die Kontrollgruppe ernährte sich demgegenüber durchgehend »normal«, also nach der sogenannten Western Diet. Während des Studienzeitraums sollten die Probanden keine Zahnseide oder andere Zwischenraumreinigung nutzen – eher selten, dass man das von einem Zahnarzt zu hören bekommt.

Und tatsächlich zeigten die Ergebnisse in die gleiche Richtung wie beim Schweizer Steinzeit-Experiment: Obwohl sich der Zahnbelag nicht wesentlich veränderte, reduzierte sich die Zahnfleischentzündung fast um die Hälfte (Abbildung 7)! Auch wenn wir schon Vorannahmen hatten, mit diesem Ergebnis hatten selbst wir nicht gerechnet. Moderne Forscher freuen sich schon über 5 % Reduktion, aber 50 %?

ABBILDUNG 7

Links dargestellt die Veränderung des mittleren Plaque-Wertes (in Rot die Kontrollgruppe, die weiterhin eine »normale« Western Diet zu sich nahm, in Blau dargestellt die Experimentalgruppe, die sich nach den 6 Prinzipien ernährte). Die rechte Abbildung zeigt die mittleren Zahnfleischentzündungswerte. Während sich also die Plaquewerte nicht veränderten, sank in der Experimentalgruppe die Zahnfleischentzündung um etwa 50 % – und das ohne Zahnzwischenraumreinigung.

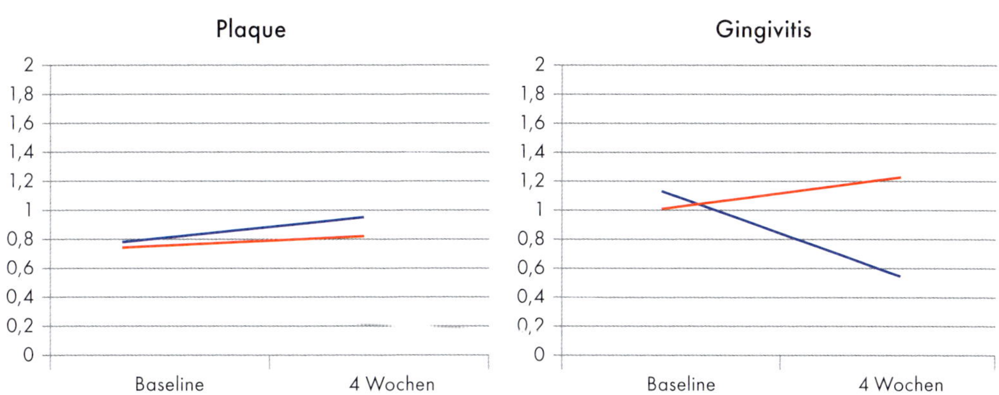

Während Baumgartner und Kollegen in der Schweizer Steinzeit-Studie keine Kontrollgruppe hatten, konnte unsere erste Ernährungsstudie zumindest mit fünf Probanden aufwarten, die sich »normal« unter westlichen Ernährungsbedingungen (viel Zucker, viel Fleisch, viel Fast Food) ernährten. Sie können sich aber vorstellen, dass für andere Forscher fünf Kontrollprobanden keine wirkliche Aussagekraft bieten. Daher wiederholten wir unser Experiment, diesmal mit finanzieller Unterstützung der Deutschen Forschungsgemeinschaft (DFG), mit 30 Probanden – jeweils 15 in der Kontrollgruppe und 15 in der Experimentalgruppe. Wir behielten unser Protokoll wie in der ersten Studie bei, betonten allerdings dazu eine Reduktion des Fleischkonsums. Wiederum konnten wir feststellen, dass bei fast gleichbleibendem Zahnbelag die Zahnfleischentzündung in den vier Wochen um etwa die Hälfte sank (Abbildung 8).[238]

Um Ihnen einen ganz praktischen Eindruck von der Wirkung zu vermitteln, können Sie sich folgende Gegenüberstellung aus dem Mundraum eines Probanden anschauen. Das nachfolgende Bild stellt die Situation 10 Sekunden, nachdem der Zahnarzt mit einer Sonde am Zahnfleischrand getastet (»sondiert«) hat, dar. Bild A gibt die Situation zu Beginn der Studie wieder, Bild B am Ende der Studie. Während dieser Zeit wurde die Zahnzwischenraumreinigung weggelassen.

ABBILDUNG 8

Durchschnittswerte der Experimentalgruppe bezüglich Plaque (rechts) und Gingivitis (links) von Beginn der Studie (Baseline) bis zum Ende (4 Wochen).

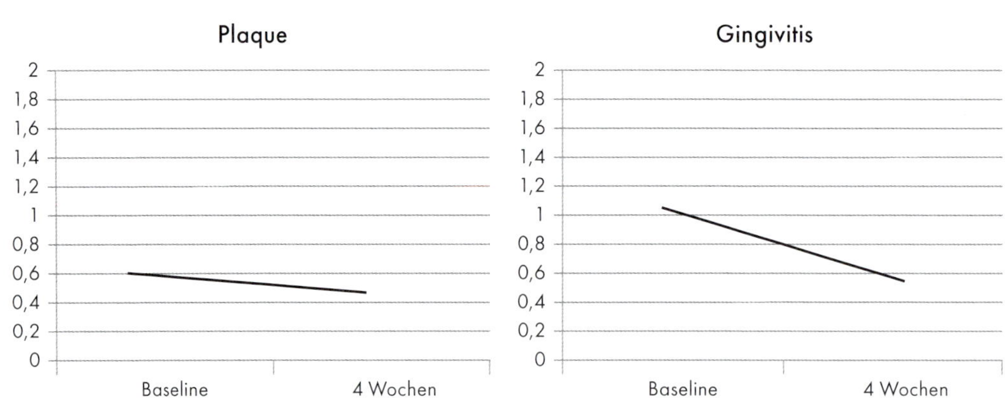

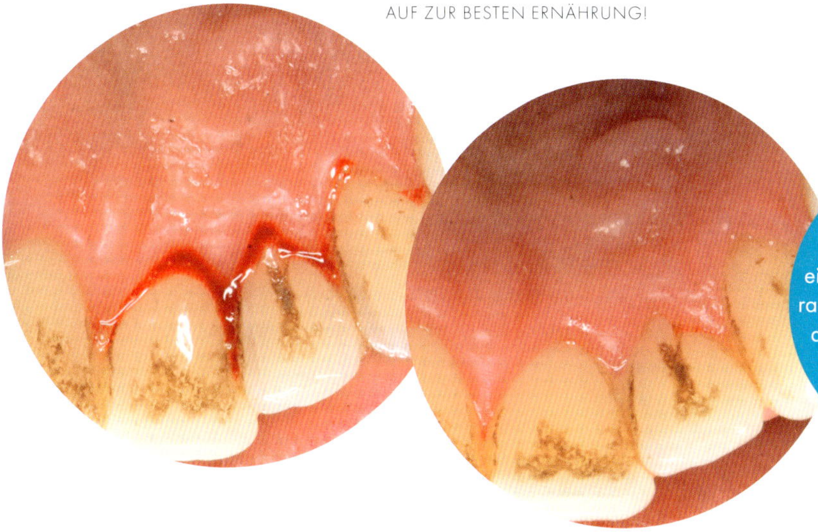

10 Sekunden, nachdem der Zahnarzt mit einer Sonde am Zahnfleischrand getastet (»sondiert«) hat: die Situation zu Beginn der Studie (links), am Ende der Studie (rechts).

Gewicht verlieren? Nicht weniger, sondern mehr essen!

Was wir in der zweiten Studie auch feststellen konnten, war, dass die Probanden der mundgesunden Ernährung während der vierwöchigen Untersuchung im Durchschnitt pro Person 1,5 Kilogramm Körpergewicht verloren. Dabei hatten wir ihnen nicht empfohlen, dass sie weniger essen oder gar »abnehmen« sollten. Im Gegenteil: Sie hatten die Vorgabe, dass sie sich immer satt essen sollten. Wir haben auch keine Empfehlung gegeben, wie viele Mahlzeiten die Probanden essen sollten. Dieses Ergebnis stimmte wiederum mit Studien überein, die zum einen postulieren, dass Zucker und andere verarbeiteten Kohlenhydrate Hunger machen, und zum anderen, dass mikronährstoffreiches Essen den Appetit senkt.[239, 240] Von daher können wir Joel Fuhrmanns Aussage unterstreichen: Essen Sie so viel wie möglich von den richtigen Lebensmitteln!

Was sich aus den Ergebnissen der Studien nicht direkt ableiten lässt, was aber vorausgesetzt werden kann: Eine Ernährung mit keinem (oder nur geringem) Zuckeranteil schützt auch vor Karies, sowohl in den Grübchen als auch an den Zahnhälsen.[241, 242]

Mit der beschriebenen mundgesunden Ernährung lassen sich sowohl Karies, Gingivitis und Parodontitis als auch allgemeine Erkrankungen wie Übergewicht und Diabetes über einen Mechanismus gleichzeitig aufhalten.

Wenn Sie die Ergebnisse nun zusammenfassend betrachten und in Einklang mit den allgemeinen Gesundheitsvorteilen der beschriebenen Prinzipien bringen, können wir festhalten:

Die Ergebnisse brachten eine Welle von Fragen mit sich, die uns heute noch beschäftigen und Antrieb sind für weitere Untersuchungen. Kann es sein, dass unser Organismus auf die prozessierten, einfachen Kohlenhydrate so entzündlich reagiert? Kann es sein, dass die Zähne und das Zahnfleisch so extrem sensibel und als erste Instanz auf Ernährungsveränderungen reagieren – lange bevor jemand an Gewicht zulegt oder anderweitig krank wird? Kann eine »gesunde« Ernährung Nahrungsmittel beinhalten, die potenziell Karies verursachen? Was sind die wichtigsten krank machenden Faktoren in der Nahrung? Fleisch, Zucker, mikronährstoffarme Substanzen? Welche weiteren Gesundheitsvorteile bringt eine gesunde Ernährung mit sich?

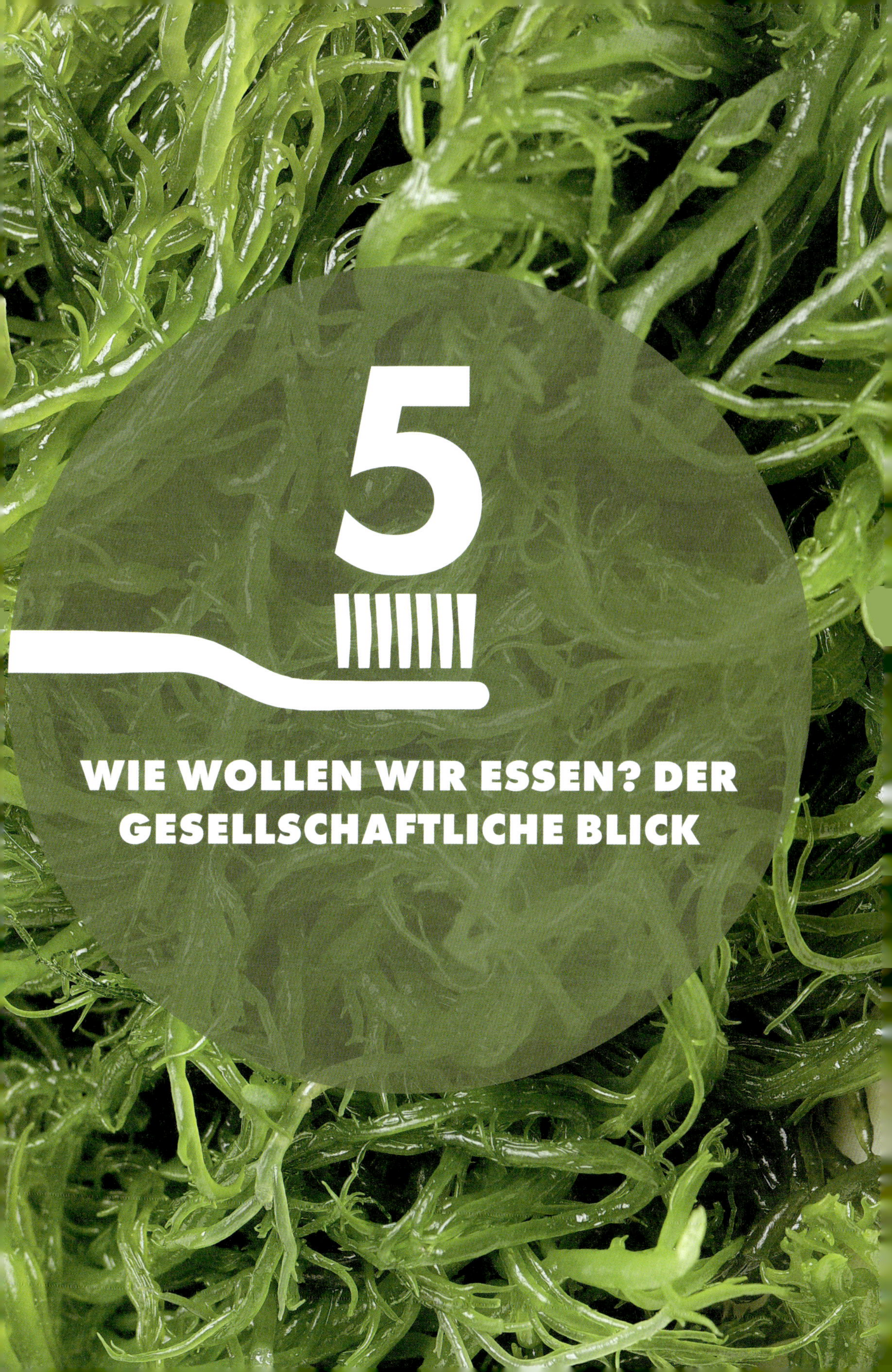

5

WIE WOLLEN WIR ESSEN? DER GESELLSCHAFTLICHE BLICK

Angeregt durch Gespräche mit Kollegen, Patienten und Freunden stoßen wir immer wieder an den Punkt, an dem es heißt: »Das lässt sich da aber nicht durchsetzen« oder »das kann man nicht lange durchhalten«. Und dabei ist es meist egal, ob mit »da« die Kita, die Kantine des Arbeitgebers oder das familiäre Weihnachtsfest gemeint ist.

Das »Ausscheren« aus dem Essensritual mit Forderungen, wie »Ich möchte keinen Nachtisch« oder »Wir würden uns wünschen, dass unser Kind keinen Zucker in Ihrer Einrichtung bekommt«, wirkt für viele Menschen wie ein Angriff, da das Gefühl entsteht, die eigenen Essensgewohnheiten würden als »schlecht« betrachtet werden. Und Angriffe ziehen zumeist Abwehrhaltungen mit sich: »Wie, Sie wollen keinen Nachtisch?« oder »Bei uns bekommen die Kinder nun mal täglich etwas Süßes«. Der Philosoph – oder besser Gastrosoph – Harald Lemke postuliert schon seit Langem, dass es kaum etwas Politischeres gibt als das tägliche Essen.[243] Das können Sie unter anderem am Beispiel des Fleischkonsums nachvollziehen. Während Fleischkonsum für den Fleischliebhaber einfach nur Genuss ist, ist es für den Umweltschützer Umweltverschmutzung, für den Tierschützer Kaltblütigkeit gegenüber Tieren, für den Arzt die Förderung von Antibiotikaresistenzen und über die Massentierhaltung die Förderung von viralen Pandemien. Deswegen gibt es nicht selten Anfeindungen zwischen Menschen mit unterschiedlichen Ansichten.

Und eigentlich ist niemand gern Tierquäler, Umweltverpester oder Gesundheitsgefährder. Beim Kontakt mit den Widersprüchen zwischen eigenem Handeln und den negativen Folgen erleben wir »kognitive Dissonanz« – einen unangenehmen Gefühlszustand, der uns entweder motivieren kann – »Ich glaube, ich sollte doch weniger Fleisch essen« – oder uns dazu bringt, das Problem kleinzureden: »Autoverkehr ist für die Umwelt viel schlimmer als die Massentierhaltung.«

Wie der Soziologe Harald Welzer sehen wir es aber als sehr wohl möglich an, dass wir etwas zum Guten verändern können. Und je mehr Privatpersonen und Politiker mithelfen, desto einfacher wird es. Das Verbot von Zigarettenrauchen in vielen öffentlichen Bereichen ist ein gutes Beispiel dafür, dass sich Sachen zum Positiven ändern können: Rauchen ist einfach nicht mehr cool. Und die Abschaffung von Raucherabteilen in Zügen macht es vielen Menschen auch einfacher, nicht zu rauchen. Jedoch hat diese Einsicht Jahrzehnte und über 7.000 Studien gebraucht, bis die Rauchverbote aufkamen. Hoffentlich dauert es bei der Ernährung nicht so lange.

Der Mensch ist in hohem Maße ein soziales Wesen. Wenn neun von zehn Menschen in einer Gruppe Alkohol trinken, fällt es dem einen, der nicht mitmacht, umso schwerer. Vermutlich spart unser Gehirn einfach unheimlich viel Energie, wenn es in der Gegend umherschaut und Verhalten kopiert. Nach dem

Motto: Wenn das alle machen, kann es nicht verkehrt sein. Dieser »Autopilot« funktioniert ja in der Regel auch, z. B. wenn man erst über die Ampel geht, nachdem sich alle anderen in Bewegung gesetzt haben. Aber wenn die »Normalität« das Problem ist, zumindest in Hinblick auf die Häufigkeiten von Karies, Parodontitis, Übergewicht, Diabetes und Herzinfarkt, sollte der Autopilot für kurze Zeit abgestellt und ein neues Programm trainiert werden.

Da das alleine oft nicht ganz einfach ist, darf eine Gesellschaft in dezenter Weise auch unterstützend eingreifen. Wir sind dagegen, dass alle »dämlichen« Sachen verboten werden, aber wir sehen es als Aufgabe des Sozialstaates an, seine Menschen vor »Dämlichkeiten« zumindest einigermaßen zu bewahren – vor allem, wenn diese durch Dopamin im Gehirn mit süchtigem Verhalten einhergehen. Es ist gut, dass Alkohol teuer ist, und er darf gerne sogar noch teurer werden. Es ist gut, dass Zigaretten immer teurer werden. Und es ist allerhöchste Zeit, dass auch Zucker und Süßigkeiten teurer werden.

Aus Sicht der Gesundheit, und das ist unsere Sicht als Mediziner, ist es ziemlich egal, ob jemand einmal die Woche am Sonntag ein Stück Torte, einen »Sonntagsbraten«, zwei Gläser Rotwein oder eine Zigarette »genießt«. Wenn es aber um den alltäglichen »Genuss« dieser Substanzen geht, wird es problematisch. Wenn Süßigkeiten in der Kita genauso unvorstellbar wie Zigaretten werden, würde das Millionen von Eltern, Betreuern und Kindern das Leben einfacher und gesünder machen.

Her mit der Zuckersteuer und weg mit der Obst- und Gemüsesteuer!

Viele Mediziner und Gesundheitspolitiker sind mittlerweile überzeugt, dass der Aufklärungsansatz über eine bessere Ernährung gescheitert ist. Dementsprechend wird, wie zum Beispiel in Großbritannien bereits eingeführt, eine Zuckersteuer diskutiert. Erinnern Sie sich an das zwar traurige, aber beeindruckende Beispiel der Wirtschaftssanktionen im Rahmen des zweiten Irakkriegs (Seite 74).[244] In diesem Sinne zeigen auch Modellberechnungen, dass unsere Gesellschaft von einer 20 %igen Zuckersteuer mundgesundheitlich profitieren würde, sowohl was Karies als auch was zahnärztliche Behandlungskosten angeht.[245]

Interessanterweise wäre dies auch eine extrem soziale Maßnahme, da die Berechnungen vor allem einen Effekt für die unteren sozio-ökonomischen Schichten zeigen. Während es der wohlhabenden Bevölkerung wahrscheinlich egal ist, statt einem Euro zwei Euro für einen Kilo Zucker zu bezahlen, würden manch andere, die auf das Geld angewiesen sind, genauer hinschauen. Abgesehen davon isst die wohlhabende Bevölkerung sowieso eher wenig Zucker.[246] Vielleicht wäre dies ein zukünftiges Wahlversprechen der SPD!?

Wollen wir Obst und Gemüse künstlich verteuern?

Die eine Seite ist die fehlende Steuer auf Zucker, die andere die bestehende Steuer auf Obst und Gemüse. Wie kann es sein, dass Gesundheit in Form von Obst und Gemüse überhaupt besteuert wird? Die Menschen müssen Unsummen für Krankenkassenbeiträge für eine Pandemie von Zivilisationserkrankungen aufbringen, die mit mehr Obst und Gemüse eingedämmt werden könnte. Berechnungen sehen die Folgen von ungesunder Ernährung ähnlich den Gesundheitskosten wegen des Rauchens.[247] Im Grunde genommen ist eine Steuer auf Obst, Gemüse und Nüsse ähnlich einer Steuer auf Atemluft und Wasser. Stellen Sie sich vor, ein Politiker käme auf die Idee, Trinkwasser zu besteuern. Von daher gilt: Wenn wir Gesundheit in der Gesellschaft fördern wollen, dann heißt das: weg mit der Steuer auf Obst und Gemüse.

Ein »Bundesministerium für Gesundheit und Ernährung« anstatt eines »Bundesamtes für Ernährung und Landwirtschaft«

Können Sie sich vorstellen, wie unterschiedlich die beiden Ministerien handeln würden? Während das eine sich für den Konsum von gesundheitsfördernden Lebensmitteln einsetzt, muss das andere sich permanent der Lobbyarbeit von Zuckerrübenherstellern und »Fleischproduzenten« aussetzen und lässt bloß die Finger von unbequemen Entscheidungen für Agrarriesen. In Zeiten von Versorgungsengpässen – wie nach dem 2. Weltkrieg – mag es sinnvoll gewesen sein, die Landwirtschaft vor die Belange der Gesundheit zu setzen. Aber die Zeiten haben wir hinter uns gelassen. In Anbetracht der Unsummen von Kosten im Gesundheitssystem, ausgelöst durch krank machende Nahrung, wäre auch hier eine volkswirtschaftliche Rechnung sinnvoll.

Aufklärende statt krank machende Werbung!

Im Übrigen sind wir nicht der Ansicht, dass der Aufklärungsansatz gescheitert ist. Die Frage ist nur: Wer klärt eigentlich auf? Traurigerweise wahrscheinlich nicht mal Ihr Arzt oder Zahnarzt. Probieren wir wirklich ernsthaft aufzuklären? Hat Ihr Zahnarzt schon mal mit Ihnen über Ernährung gesprochen, Ihnen erklärt, wie eine Karies kausal entsteht? Und wir meinen hier nicht alte Leier vom »schlecht geputzt«. Oder hat ihr Arzt, als er bei Ihnen vielleicht einen hohen

Achtung: Regelmäßiger Zuckerkonsum kann Karies und Zahnfleischerkrankungen sowie Übergewicht, Diabetes und Herz-Kreislauf-Erkrankungen fördern.

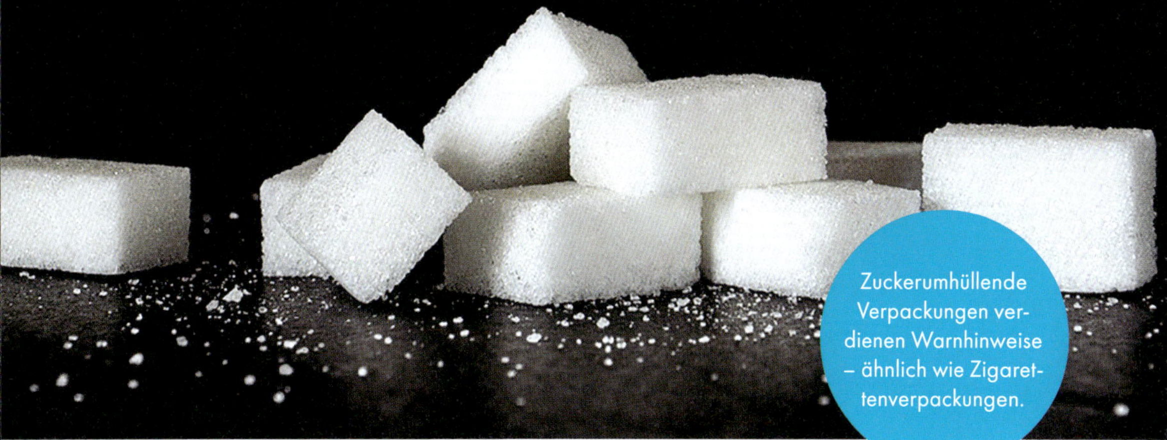

Zuckerumhüllende Verpackungen verdienen Warnhinweise – ähnlich wie Zigarettenverpackungen.

Cholesterinspiegel, Bluthochdruck, eine Herz-Kreislauf-Erkrankung oder Typ II Diabetes diagnostiziert hat, mit Ihnen über Ihre Ernährung gesprochen?

Das schnellste und einfachste Beispiel für eine effektive Art von »Aufklärung« ist die Fernseh- oder Internetwerbung. Werbung wirkt. Eine Untersuchung mit 548 Eltern zeigte eine eindeutige Korrelation zwischen dem Betrachten von Fast-Food-Fernsehwerbung und dem Konsum von Fast Food der jeweiligen Fast-Food-Kette bei den Kindern.[248]

Solange sich Werbespots gegen und für Süßigkeiten im Fernsehen nicht die Waage halten, müssen wir resümieren, dass wir es nicht wirklich ernst meinen mit der Aufklärung. Warum finanzieren Ärzteverbände und Krankenkassen keine Plakate gegen ungesunde Ernährung?

Wenn Sie länger über diese Fragen nachdenken, kommen Sie vielleicht auch zu dem Schluss, dass Wirtschaft und Gesundheit zumindest in der derzeitigen Konstellation nicht unbedingt zusammenpassen. Ärzte verdienen an Erkrankungen und Krankenkassen zielen auf Umsatz ab. Von daher sind auch hier politische und gesellschaftliche Maßnahmen notwendig, die wirklich präventive Konzepte verfolgen. Wäre es nicht an der Zeit, Konsumenten über die schädlichen Eigenschaften von Zucker zu informieren?

Ärzte sollten von der Gesunderhaltung von Patienten profitieren!

Wenn Ärzte nur für die Behandlung von Erkrankungen bezahlt werden, wie groß ist deren »Leidenschaft«, Patienten langfristig gesund zu erhalten? Selbst wenn sie es wollten: Sie bekommen es nicht bezahlt. Von daher sollten Ärzte zumindest zu einem Teil für die Gesunderhaltung ihrer Patienten bezahlt werden. Für jeden gesund gebliebenen Patienten bekäme der Arzt eine Prämie. Das kann am Anfang natürlich nur ein kleiner Wert sein, da solche Systemumstellungen von einer reparierenden zu einer präventiven Medizin Zeit brauchen. Aber was denken Sie, wie intensiv Sie ein solcher Arzt präventiv beraten würde? Hätten die Ärzteverbände vielleicht dann Interesse an effektiver Gesundheitswerbung?

Motivierende Gesundheitsförderung durch Gesundheitsberater anstatt Reparaturleistungen durch Krankenkassen

Auch wenn sich mittlerweile viele Krankenkassen in Gesundheitskassen umbenannt haben, bleiben sie Finanzierungssysteme für eine Reparaturmedizin. Und das ist in gewissem Maße auch eine hoch sinnvolle Einrichtung, da wir damit als Gesellschaft eine Gesamtverantwortung für unglückliche Schicksale übernehmen. Aber der größte Teil dieser Erkrankungen sind eben keine »unglücklichen« Schicksale, sondern einfach Konsequenzen eines krank machenden Lebensstils.

Es geht aber auch anders. Die Gesundheitspsychologie stellt ganz klar fest, dass Gesundheit gefördert werden kann und dass Menschen durch Lebensstilveränderungen positiv motiviert werden können.[249] Sei es ein Fitnesstrainer, der Ihnen ein strukturiertes Training im Fitnessstudio zusammenstellt, oder sei es ein Gespräch mit einem wirklich guten Gesundheitsberater. Dieser bespricht alle 6 Monate in einer angenehmen Atmosphäre mit Ihnen Ihre Möglichkeiten, Ihre Gesundheit zu fördern oder zu erhalten. Was wäre, wenn ein Teil Ihrer Krankenkassenbeiträge in eine aktivierende Gesundheitsförderung mündet? Wie würden Sie dann über Ihre Krankenkassenbeiträge denken?

Was ist mit den Kindern?

Kinder sind die verletzlichste Personengruppe unter uns. Sie überlegen nicht, warum ihnen etwas angeboten wird, sie können keine kritischen Fragen stellen und sie leben für den Moment. Sie sagen nicht: »Ach, die wollen mich mit der bunten Verpackung nur ködern, damit die an mein Geld rankommen. Das können die vergessen!« Und diese verletzlichste Personengruppe steht ganz klar im Fokus der Industrie und des Einzelhandels.

Die Beispiele sind vielfach: Fangen wir bei den Supermarktkassen an. Diese sind so konzipiert, dass Sie warten sollen. Und was wird mit Ihnen beim Warten gemacht? Ihr Gehirn wird mit Reizen bombardiert – bunte Süßigkeiten in den kleinen Regalen direkt an den Kassen. Wo sich Erwachsene aber womöglich noch zurückhalten können, ist bei Kindern die Reizschwelle längst überschritten. »Pester power« ist hier der tragende Begriff. Kinder können nerven – und zwar richtig! Und das macht sich die Werbeindustrie zunutze und kreiert Werbung, die die Kinder zum Quengeln an der Kasse bewegt. Und tatsächlich funktioniert das sehr gut.

Weiter geht es mit Werbung: Ist Ihnen aufgefallen, dass die bunten Joghurts mit Comicfiguren auf den Bechern auch die sind, die Zucker enthalten? Oder schauen Sie mal wieder wachen Auges die Fernsehwerbung am Nachmittag. Zählen Sie mal mit, wofür da geworben wird! Haribo, Milchschnitte, Knoppers, Cola, Capri-Sonne, Snickers, Twix, Ritter Sport (Sport?), M&Ms … Das Bombardement ist fast unbegrenzt. Ironischerweise kommen danach oft Werbespots für Mundhygieneartikel.

Wollen wir es hinnehmen, dass die Verletzlichsten unserer Gesellschaft gezielt an Supermarktkassen manipuliert werden? Oder können wir als Gesellschaft sagen: »Nein! Wir wollen das nicht!« Was meinen Sie?

CHRISTIAN TENNERT UND JOHAN WÖLBER

Die 4-jährige Tochter eines unserer Arbeitskollegen bekommt täglich einen Naturjoghurt mit in die Kita. Eines Tages bekam er einen Anruf aus der Kita. Er möge seiner Tochter doch bitte zukünftig einen Fruchtjoghurt mitgeben – dieser enthält aber zugesetzten Zucker. Nachdem er im Angesicht dieses Unsinns erst mal durchatmen musste, fragte er nach dem Grund. Die Antwort: Alle anderen Kinder bekämen gezuckerte Fruchtjoghurts mit bunten Comicfiguren auf der Verpackung mit. Seine Tochter wolle ihren daher nicht essen und versuche verzweifelt, ihren zu tauschen.

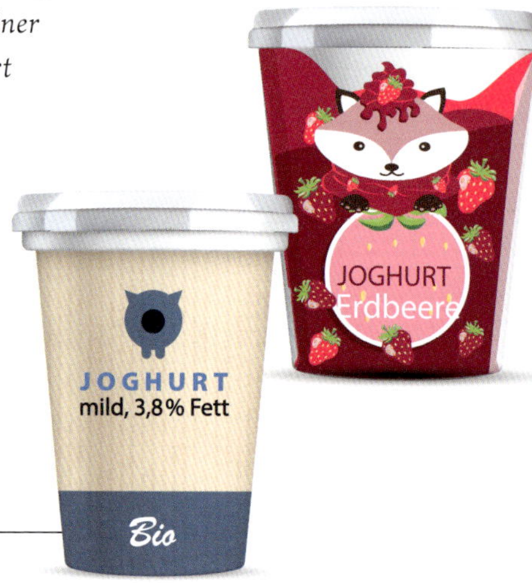

Aber sollten Eltern ihren Kindern deshalb Süßes zu Hause verbieten? Studien zeigen, dass dies nicht zielführend ist, da ein Verbot das Verlangen nach dem Verbotenem nur erhöht.[250]

Besser scheinen ein kontrollierter Konsum und die Integration von ausreichend großer Mengen an Obst zu sein. Je mehr der Magen mit natürlichen Lebensmitteln gefüllt ist, desto weniger Junkfood passt hinein. Zudem, und das macht wahrscheinlich den größten Faktor aus, seien Sie ein gutes Vorbild. Ihre Kinder werden Ihnen alles nachmachen wollen. Statten Sie Ihr Zuhause überwiegend mit gesunden Lebensmitteln aus. Was Sie nicht zu Hause haben, und damit meinen wir die ungesunden Lebensmittel, wird dort auch nicht gegessen.

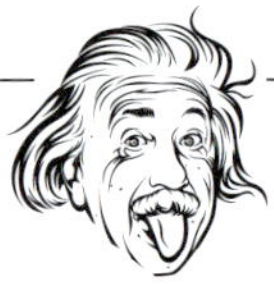

VERBOTE WIRKEN NACHTEILIG! Psychologen der Uni Maastricht untersuchten zwei Gruppen von Kindern in Bezug auf deren Essverhalten. In der einen Gruppe wurden die roten Lebensmittel verboten und in der anderen nicht. Die Forscher stellten fest, dass die Kinder, denen die roten Lebensmittel verboten wurden, ein höheres Verlangen entwickelten, rote Lebensmittel zu essen, und dies nach dem Versuch auch kompensierten. Von außen auferlegte Restriktionen von Lebensmitteln scheinen demnach eher gegenteilige Effekte zu haben.

Kinder lernen von Vorbildern! Wenn Sie als Eltern selbst keine Süßigkeiten essen, werden es Ihre Kinder auf lange Sicht auch nicht wollen.

Und resignieren Sie nicht: Werden Sie in der Umgebung aktiv! Sprechen Sie das Thema an. Sprechen Sie mit anderen Eltern. Wie soll auf Kindergeburtstagen damit umgegangen werden? Es gibt gute Beispiele: In Züricher Schulen ist es mittlerweile verboten, einen Kuchen zum Geburtstag mitzubringen. Dies jedoch nicht, weil einmal ein Kuchen in der Woche etwas Schlimmes wäre. Wenn bei der großen Zahl an Kindern jedoch jedes einen Kuchen zum Geburtstag mitbringt, gibt es schnell Kuchenberge in der Schule. Das Glück der Kinder hängt nicht von hedonistischen und belohnenden Substanzen wie Zucker ab. Fragen Sie stattdessen Ihr Kind, was es an seinem Geburtstag gerne tun würde. Vielleicht will es die Musik bestimmen, einen Ausflug in den Zoo machen oder sich mal ganz spät hinlegen.

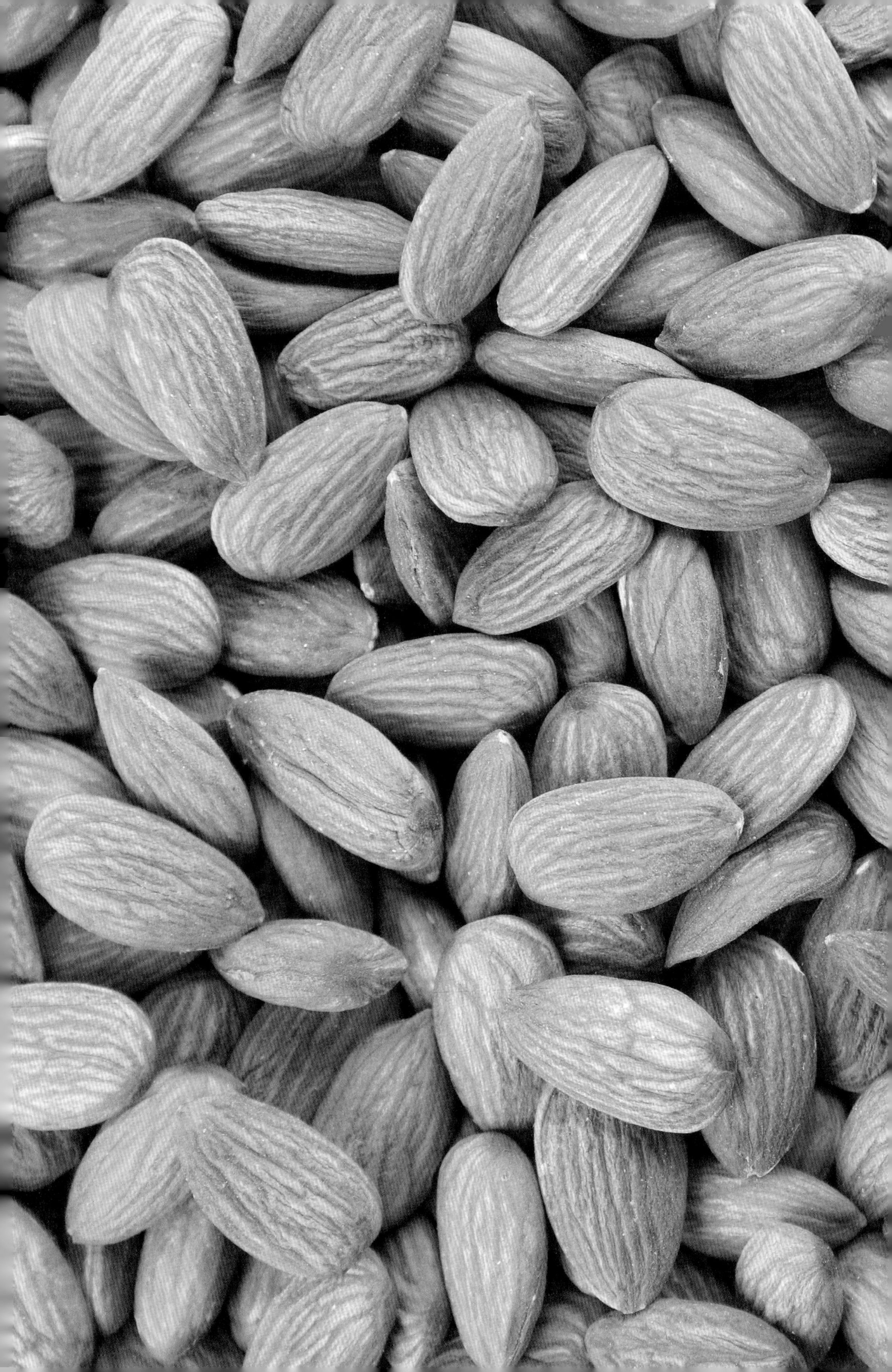

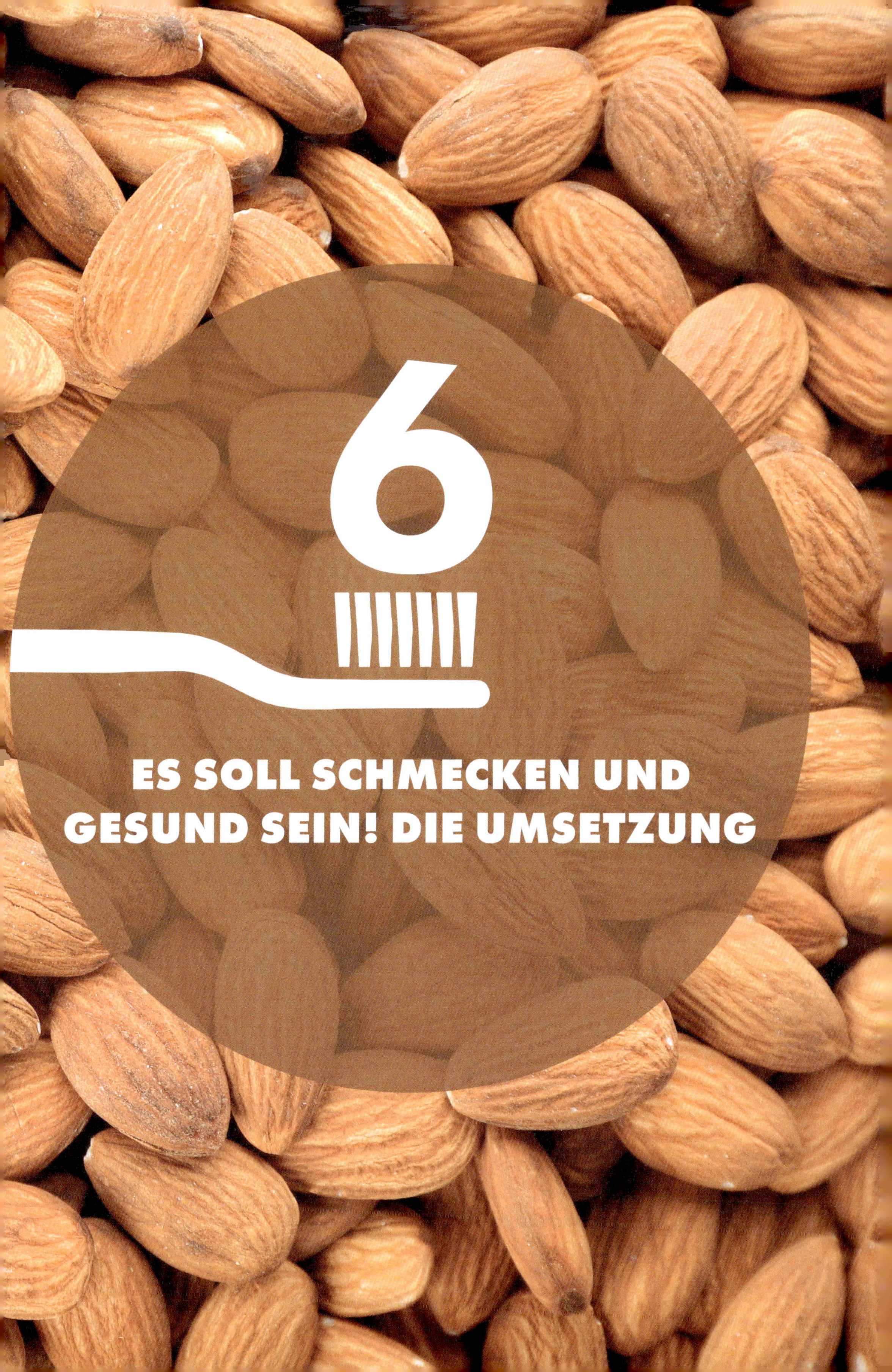

6

ES SOLL SCHMECKEN UND GESUND SEIN! DIE UMSETZUNG

Nun sind Sie dran! Wenn Ihnen das bisher Gelesene gefallen hat und Sie sich womöglich selbst so ernähren oder eine Ernährungsumstellung durchführen möchten, wird Ihnen immer mehr auffallen, wie sehr bestimmte (ungesunde) Lebensmittel in unsere Gesellschaft und unser Sozialleben eingewebt sind. Sie werden erkennen, dass die meisten gesellschaftlichen Großereignisse Kohlenhydratfeste sind. Alles wird umringt und verziert von Schokohasen, Weihnachtsmännern, Plätzchen, Geburtstagskuchen und Hochzeitstorten. Tagtäglich gibt es Schokolade zum Kaffee, gezuckerte Frühstückscerealien, Säfte und Softdrinks. Das ist auf der einen Seite erschreckend, aber auf der anderen Seite auch motivierend.

Wenn Sie wirklich erkannt haben, welche minderwertigen Produkte Süßigkeiten sind, dann haben Sie den ersten Schritt aus der Abhängigkeit geschafft. Versprochen. Und noch mal: Wenn Sie – aus welchen Gründen auch immer – einmal pro Woche dem Zucker frönen, ist das für Ihr Mikrobiom und auch ihre Zähne kein Desaster. Das Gleiche gilt für ein Stück Kuchen hin und wieder oder den sogenannten Sonntagsbraten.

Ein wichtiger Schlüssel zum Erfolg einer langfristigen Ernährungsumstellung ist es, aus gesunden Lebensmitteln schmackhafte Mahlzeiten zu kreieren. Jeder Abhängige wird bei einem »Konkurrenzessen« mit Butter, Zucker und Weißmehl wahrscheinlich sofort natürliche Lebensmittel wie Obst und Gemüse links liegen lassen. Deshalb ist es umso wichtiger, mit guter Koch- und Zubereitungskunst leckere und gesunde Mahlzeiten zuzubereiten. Und es ist nicht so schwer. Wir selbst haben viele verschiedene Ernährungsformen über längere Zeit ausprobiert und können Ihnen sagen, dass das Geschmacksempfinden stark veränderbar ist. Ernährung ist Gewohnheitssache. Probieren Sie es einfach aus! Sie sind der Chef(-koch)!

Unseren Studienteilnehmern haben wir zur Hilfe eine kleine Checkliste für die tägliche Kontrolle an die Hand gegeben. Sie dient als einfache Gedankenstütze, ob die wichtigsten Elemente für die (Mund-)Gesundheit umgesetzt wurden (rechte Seite).

Wenn Sie auch nur fünf der acht Punkte am Abend ankreuzen können, sind Sie auf einem super Weg! Wenn Sie diese Liste für etwa vier Wochen berücksichtigen, geht dieses Ernährungsverhalten in eine Gewohnheit (also Ihrem Autopiloten) über und es wird »normal«. Dann müssen Sie nicht mehr daran denken. Das ist dann Ihre neue Normalität.

Wir hoffen, dass wir Ihnen neue Gedanken und Impulse geben konnten und Lust auf mehr Gesundheit durch Ernährung gemacht haben. Dass Spaß, Genuss und Gesundheit keine Gegensätze sind, können Sie nun gerne selbst ausprobieren: mit unseren Lieblingsrezepten für die mundgesunde Küche.

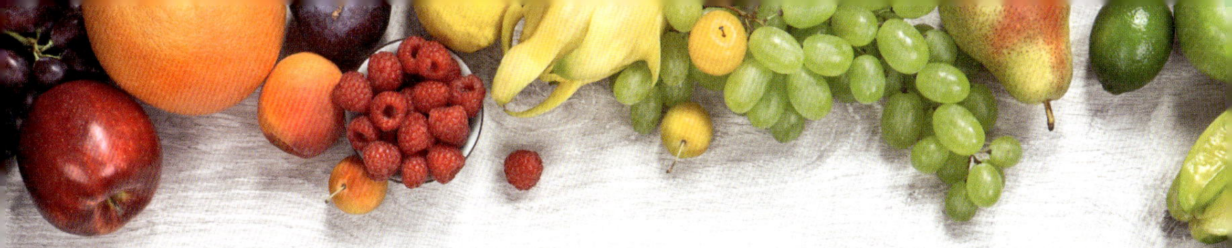

Wissenschaftliche Checkliste für die (Mund-)Gesundheit

- ☐ Zucker, Süßigkeiten, Weißmehl, Saft oder Softdrinks vermieden
- ☐ Fleisch aus Massentierhaltung vermieden
- ☐ Vitamin D zugeführt (z. B. 15 Minuten in der Sonne, Vitamin-D-Supplement)
- ☐ Omega-3-Fettsäuren zugeführt (z. B. Portion Fisch, Algenölsupplement)
- ☐ Vitamin C zugeführt (z. B. 1 Kiwi, 1 Orange oder 1 Paprika)
- ☐ Grünes Blattgemüse/Salat verzehrt
- ☐ Ballaststoffe zugeführt (z. B. Vollkorn, Haferflocken, Haferkleie, Hülsenfrüchte)
- ☐ Mikronährstoffe

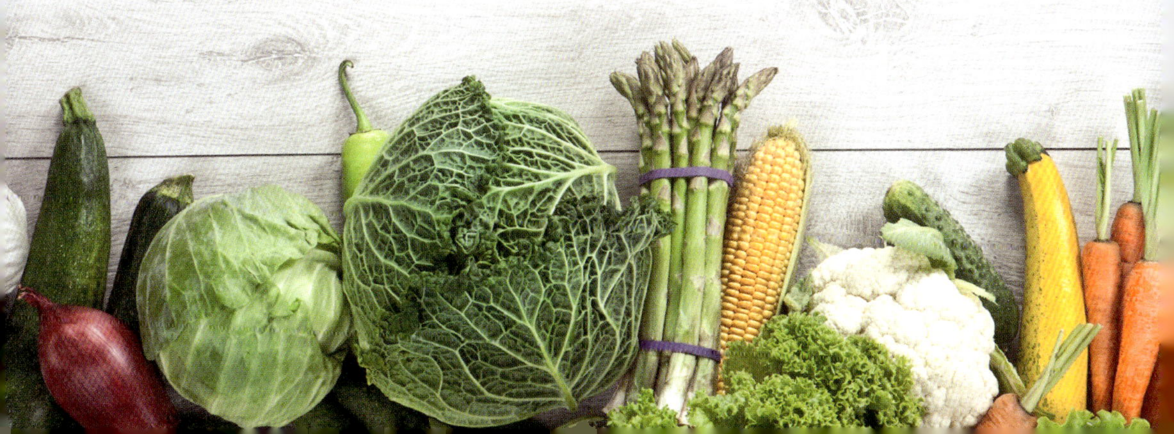

Leckere Rezepte für die mundgesunde Küche

Die folgenden Rezepte können Sie, falls Sie noch stark an die »normale« Western Diet gewöhnt sein sollten, anfangs vielleicht etwas abschrecken. Sie werden sicherlich bei dem einen oder anderen Gericht oder der einen oder anderen Zutat sagen: »Das schmeckt mir bestimmt nicht.« Seien Sie offen und probieren Sie es einfach mal aus. Wir hätten uns vor vielen Jahren auch nicht vorstellen können, uns so zu ernähren, wie wir es heute machen.

Die folgenden Rezepte haben wir über die Jahre gesammelt, zum Teil alte Rezepte verfeinert und optimiert, sodass sie möglichst maximal gesundheitsfördernd und gleichzeitig super lecker sind. Sie können natürlich alle Rezepte nach Ihren Vorlieben modifizieren und zum Beispiel Obst und Gemüse verwenden, welches Ihnen besonders gut schmeckt. Sehen Sie die Rezepte einfach als Leitfaden, wie Sie gesunde Mahlzeiten gestalten bzw. zusammensetzen können.

Tipps für die Zubereitung von Speisen

Versuchen Sie eher wenig zu braten oder gar zu frittieren. Zum Braten werden oft Fette (Öl, Butter oder andere gehärtete Fette) verwendet. Werden diese erhitzt, entstehen ungesunde Transfette. Versuchen Sie Speisen eher zu kochen oder sogar zu garen. Gemüse kann z. B. sehr einfach in einem Topf oder einer Pfanne mit etwas Wasser oder Gemüsebrühe zubereitet werden. Falls Sie dennoch braten möchten, eignet sich Rapsöl sehr gut, da es unter den Ölen und Fetten ein eher gesundes Fettsäureprofil (hoher Gehalt an Omega-3-Fettsäuren) hat und gut erhitzt werden kann.

Zum Süßen von Speisen eignet sich Mandelmus. Es besteht in der Regel nur aus zerkleinerten, ganz fein gemahlenen Mandeln. Achten Sie beim Mandelmus und anderen Nussmusen darauf, dass sie keinen Zuckerzusatz enthalten. Mandelmus schmeckt bereits sehr süß. Es eignet sich zum Süßen von Gerichten mit Obst und Gemüse und auch zur Zubereitung von Soßen für Gemüsepfannen.

Verwenden Sie zum Würzen von Speisen wenig Salz. Verwenden Sie eher frische Kräuter. In Jahreszeiten, in denen keine frischen Kräuter verfügbar sind, eignen sich auch tiefgefrorene oder getrocknete Kräuter.

Für Obst und Gemüse sehr gut geeignet sind der rote oder der weiße Pfeffer, die beide etwas milder im Geschmack sind als der schwarze. Es gibt gerade unter den roten Pfeffern qualitativ sehr große Unterschiede. Kampot-Pfeffer sind von guter Qualität und sehr lecker. Schwarzer Pfeffer eignet sich eher für die Zubereitung von Fleisch.

Essen Sie Ihre Speisen nicht sehr heiß bzw. sehr kalt. Unsere Geschmacksknospen sind nicht darauf ausgelegt, sehr heiße oder sehr kalte Speisen zu schmecken. Speisen entfalten ihren Geschmack am besten nach dem Kochen im warmen Zustand.

Speiseeis von der Eisdiele oder aus dem Supermarkt enthält sehr viel Zucker. Dies ist notwendig, da unsere Geschmacksempfindung bei kalten Speisen herabgesetzt ist.

Wenn Sie Chiasamen oder Leinsamen verwenden, sollten Sie diese schroten. So werden die enthaltenen Nährstoffe im Magen-Darm-Trakt besser aufgenommen. Chiasamen sollten Sie vor dem Verzehr quellen lassen. Sie nehmen bis zum Zwölffachen ihres Gewichts an Flüssigkeit auf. Geben Sie die Chiasamen in eine Schale und lassen Sie sie in der etwa acht- bis zehnfachen Menge Flüssigkeit für 10 bis 15 Minuten quellen.

Zum Eindicken von Soßen eignen sich lösliche Haferkleie, Guarkernmehl, Johannisbrotkernmehl oder Süßlupinenmehl. Auch mit einer zerstampften gekochten Kartoffel lassen sich wunderbar Soßen andicken.

Einkaufsliste

Es empfiehlt sich, folgende Lebensmittel immer im Haus zu haben:

- Gemüse nach Lust und Saison (v. a. Blattgemüse, Kreuzblütler wie Blumenkohl, Brokkoli)
- Obst wie Äpfel, Birnen, Orangen, Bananen und vor allem Beeren (gerne auch ungezuckert und tiefgefroren)
- Nüsse, vor allem Mandeln, Walnüsse, Paranüsse, Haselnüsse, Nussmixe
- Hülsenfrüchte wie Linsen und Bohnen
- Ggf. Pflanzen-»Milch« wie ungezuckerte Sojamilch, Mandelmilch sowie pflanzliche Joghurtprodukte oder Tofuprodukte, Kokosmilch für z. B. asiatische Gemüsepfannen
- Gewürze wie Kurkuma, Zimt, Ingwer, Curry, Chili
- Omega-3-haltige Öle wie Leinöl, Rapsöl oder Samen wie Chiasamen, Leinsamenschrot.

FRÜHSTÜCK

Zum Frühstück eignet sich hervorragend ein Müsli mit (pflanzlichem) Joghurt und frischem Obst. Hier bekommen Sie einerseits eine Menge Mikronährstoffe und Ballaststoffe geliefert und andererseits können Sie viele gesundheitsfördernde Specials einbauen. Verwenden Sie nach Möglichkeit saisonales Obst aus der Region.

Die folgenden Rezepte haben wir zum Teil wirklich optimiert. Modifizieren Sie daher gern die Rezepte, wenn Sie z. B. auf tierische Produkte noch nicht verzichten können oder verwenden Sie Obstsorten, die Sie besonders mögen.

Besonders Aktive oder Sportler mit einem höheren Kalorienbedarf können einfach mehr der jeweils angegebenen Mengen verwenden oder die Rezepte mit gesunden Fetten (Nüssen oder Nussmus, wie Mandelmus, Cashewmus) oder gesunden Kohlenhydraten (z. B. geschrotetes Vollkorngetreide oder Hafer-, Dinkel-, Sojaflocken) anreichern.

»HAFERKLEIE-FRÜCHTE-SAMEN«-FRÜHSTÜCK

Menge pro Person

1 EL Leinsamen

1 EL Chiasamen

2 EL Haferkleie

Ca. 200 ml Wasser

2 EL Soja-Joghurt

1 Handvoll gehackte oder grob gemahlene Nüsse (z. B. Walnüsse, Haselnüsse, Paranüsse, Cashewnüsse, Mandeln)

¼ TL Kurkuma und weitere Gewürze nach Geschmack (z. B. Zimt, Ingwer, Muskatnuss, Kardamom)

2 EL aufgetaute oder frische Beeren (z. B. Heidelbeeren, Himbeeren, Erdbeeren, Johannisbeeren, Brombeeren)

1 EL Leinöl

1 Banane

1 Kiwi

Topping: Kakaonibs, Kokosflocken, Mandelsplitter, Granatapfelkerne

1. Leinsamen und Chiasamen schroten und über Nacht bei Zimmertemperatur in Wasser einweichen. Werden gefrorene Beeren verwendet, diese ebenfalls hinzugeben.
2. Am nächsten Morgen Soja-Joghurt, Nüsse, Haferkleie, Gewürze, Beeren, Leinöl zugeben.
3. Banane und Kiwi in kleine Stücke schneiden, hinzugeben und alles gut verrühren.
4. Topping nach Belieben.

→ *Wenn Sie Omega-3 (z. B. Algenöl) und Vitamin B12 (z. B. mit Chlorella-Pulver) supplementieren, dann einfach zum Mix dazugeben.*

✓ Niedrig-glykämisch, hoher Ballaststoffanteil

✓ Omega-3-Fettsäuren

✓ Antioxidativ

✓ Vitamin C

✓ Präbiotika

✓ Vegetarisch und vegan

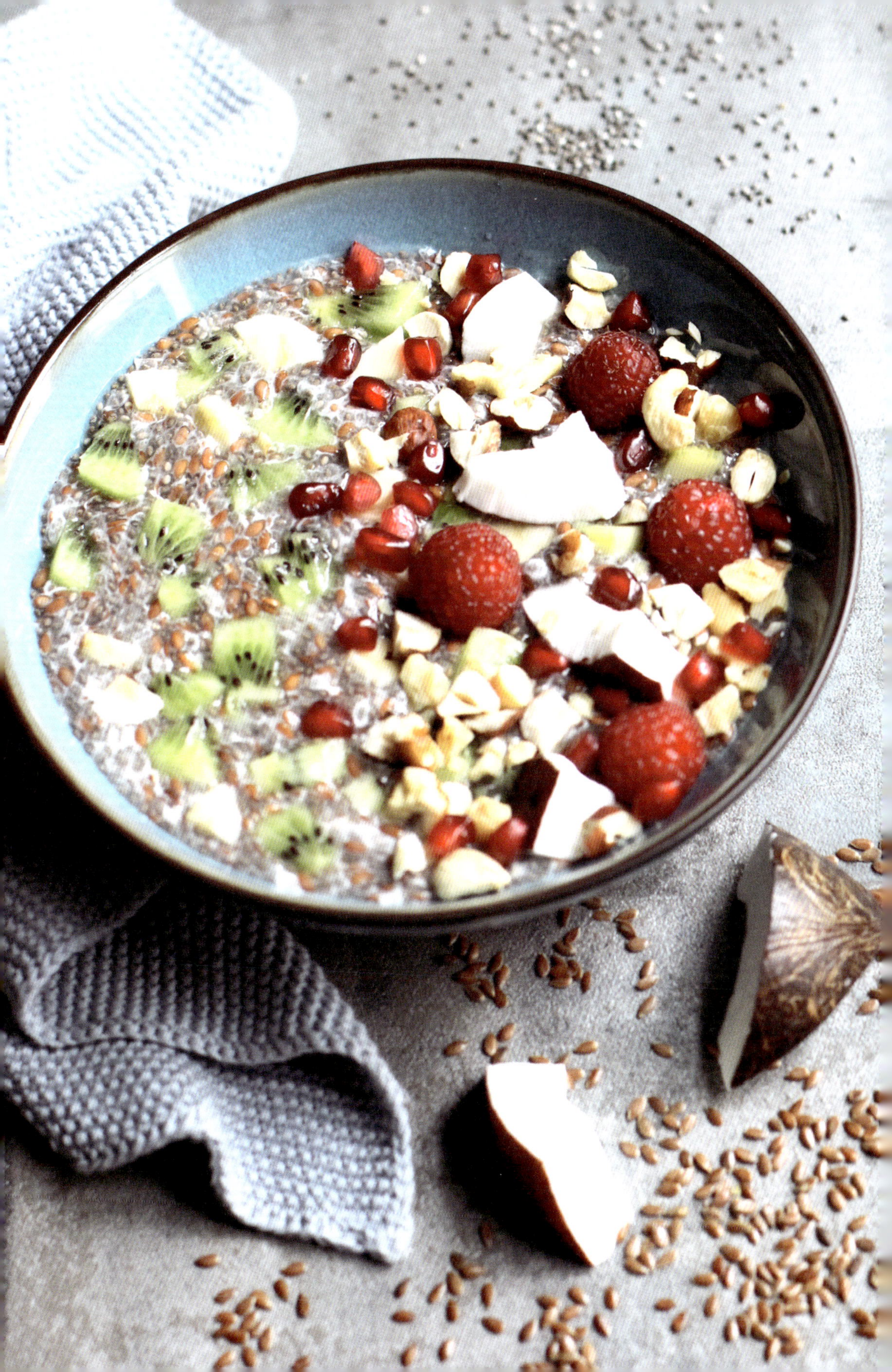

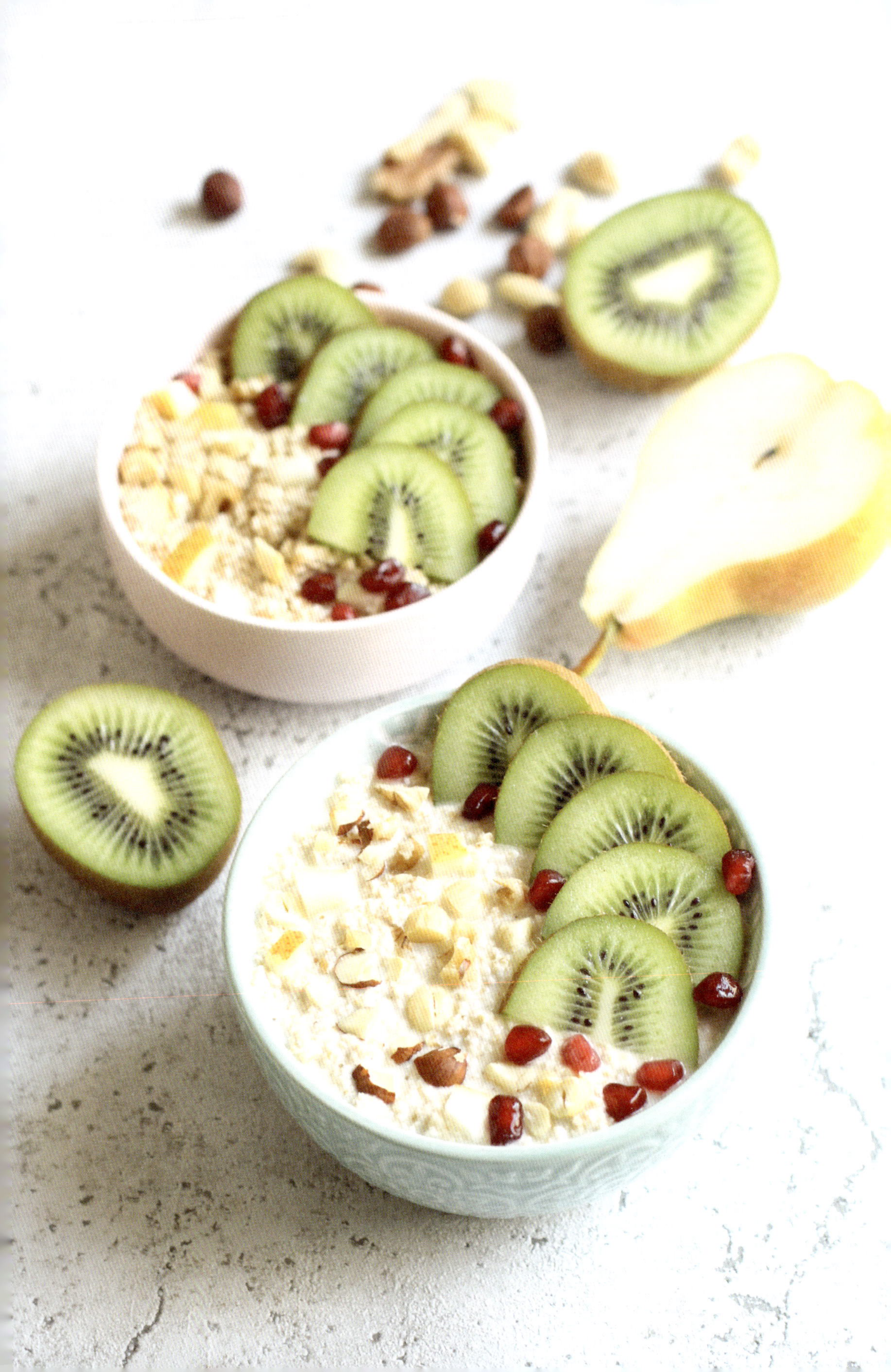

FRISCHKORNGERICHT (NACH DR. MAX OTTO BRUKER)

Menge pro Person

3 EL (etwa 50 g) Getreide nach Wahl (Ganzkorn, frisch geschrotet), alternativ Getreideflocken
40 ml Wasser
20 g Nüsse nach Wahl
1 Apfel
1 Birne
1 Banane
1 EL Zitronensaft
1 EL Sahne (vegan: Kokosmilch oder Nussmus, z. B. Mandelmus, Cashewmus)
Topping: Beeren, geschnittenes Obst, Granatapfelkerne

1. Getreide schroten.
2. Nüsse in kleine Stücke hacken und mit dem geschroteten Getreide in Wasser 5 bis 12 Stunden bei Zimmertemperatur einweichen.
3. Den Apfel reiben und das restliche Obst in Stücke schneiden, Zitronensaft und Sahne dazugeben, evtl. mit Beeren, Kiwi oder Orange garnieren.
4. Topping nach Belieben.

→ *Es wird empfohlen, die Getreidesorten und Nüsse gelegentlich zu wechseln. Das Getreide am besten stets frisch schroten und nicht auf Vorrat. Möchten Sie dieses Rezept vegan gestalten, verwenden Sie statt Sahne Kokosmilch oder ein Nussmus. Das Frischkorngericht eignet sich nicht nur als Frühstück.*

✓ Niedrigglykämisch, hoher Ballaststoffanteil
✓ Omega-3-Fettsäuren
✓ Antioxidativ
✓ Vitamin C
✓ Präbiotika
✓ Vegetarisch und vegan

HAFER-CHIA-PUDDING

Menge pro Person

3 EL Chiasamen

4 EL Haferflocken

200 ml Wasser

3 EL Sojajoghurt

Gewürze: ½ TL Ceylon-Zimt, ¼ TL Kurkuma, Muskatnuss

150 bis 200 g Obst oder Beeren nach Belieben (z. B. Apfel, Birne, Mango, Banane, Orange, Heidelbeeren, Brombeeren, Erdbeeren, Himbeeren)

Topping: 1 EL gehackte Nüsse nach Belieben (z. B. Walnüsse, Mandeln, Haselnüsse, Cashewnüsse, Paranüsse), Kokossplitter, Granatapfelkerne

1. Chiasamen schroten.
2. Haferflocken am besten selbst herstellen: ganze Haferkörner schroten.
3. Chiasamen und Haferflocken in Wasser über Nacht bei Zimmertemperatur einweichen.
4. Gewürze hinzugeben.
5. Obst in kleine Stücke schneiden oder Beeren ggf. in kleine Stücke schneiden und hinzugeben.
6. Topping nach Belieben.

✓ Niedrigglykämisch, hoher Ballaststoffanteil

✓ Omega-3-Fettsäuren

✓ Antioxidativ

✓ Vitamin C

✓ Präbiotika

✓ Vegetarisch und vegan

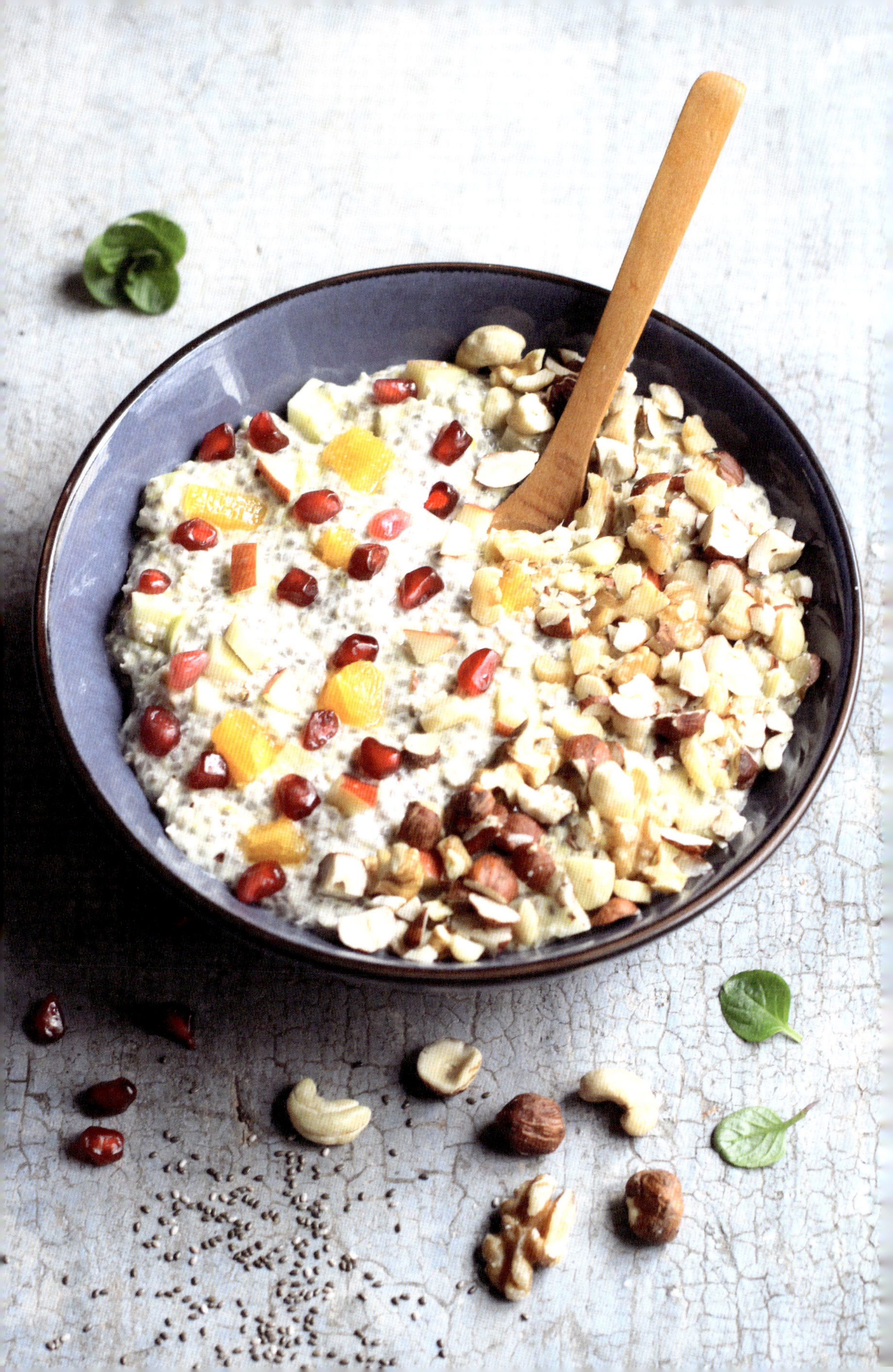

SALATE / KALTE KÜCHE

Da Salate und Rohkost aufgrund des hohen Ballaststoffgehalts in ganz natürlicher Form unsere Verdauung sehr fordern, benötigt Rohkost viel Zeit für der Verdauung. Deshalb sollten Sie unsere Salat-Ideen am besten mittags oder nachmittags essen. Dann hat der Körper nachts Zeit, sich voll und ganz auf einen erholsamen Schlaf zu konzentrieren.

Als kleine Faustregel bei Obst und v. a. Gemüse gilt: Je mehr Farbe es hat, desto höher ist in der Regel der Gehalt an Mikronährstoffen. Kohl, Spinat, Rote Bete, Paprika, Gurke usw. sind also reich an Mikronährstoffen. Und das Beste ist: Diese werden Ihnen gleichzeitig in Kombination mit jeder Menge Ballaststoffe geliefert.

Besonders Aktive oder Sportler mit einem höheren Kalorienbedarf können mehr der jeweils angegebenen Mengen verwenden oder reichern die Rezepte mit gesunden Fetten wie Nüssen oder Nussmus (z. B. Mandelmus, Cashewmus) oder gesunden Kohlenhydraten (z. B. vorher abgekochter Wildreis, Hirse, Quinoa oder Hülsenfrüchte (Bohnen, Erbsen, Linsen)) nach Belieben an.

AVOCADO-TOMATEN-LAUCH-SALAT

Menge pro Person

- ½ reife Avocado
- 100 g Kirschtomaten
- ½ Bund Lauch
- 2 ½ EL Balsamicoessig
- ½ EL Senf
- 1 EL Olivenöl
- 1–2 EL pflanzliche Milch (z. B. Hafer- oder Mandelmilch)
- Salz und Pfeffer
- Evtl. frische Kräuter (z. B. Petersilie, Thymian, Basilikum)
- Topping: Nüsse oder Samen (z. B. Buchweizen, Sonnenblumenkerne, gehackte Nüsse)

1. Kirschtomaten halbieren oder vierteln, Lauch in kleine Stücke schneiden, Avocado in kleine Stücke teilen und in eine Schüssel geben.
2. Balsamicoessig, Senf, Olivenöl, pflanzliche Milch hinzugeben und gut vermischen.
3. Mit Salz und Pfeffer abschmecken, ggf. frische Kräuter hinzugeben.
4. Topping mit 1–2 EL gehackten Nüssen oder Samen nach Belieben.

✓ Niedrig-glykämisch, hoher Ballaststoffanteil

✓ Omega-3-Fettsäuren

✓ Antioxidativ

✓ Vitamin C

✓ Präbiotika

✓ Vegetarisch und vegan

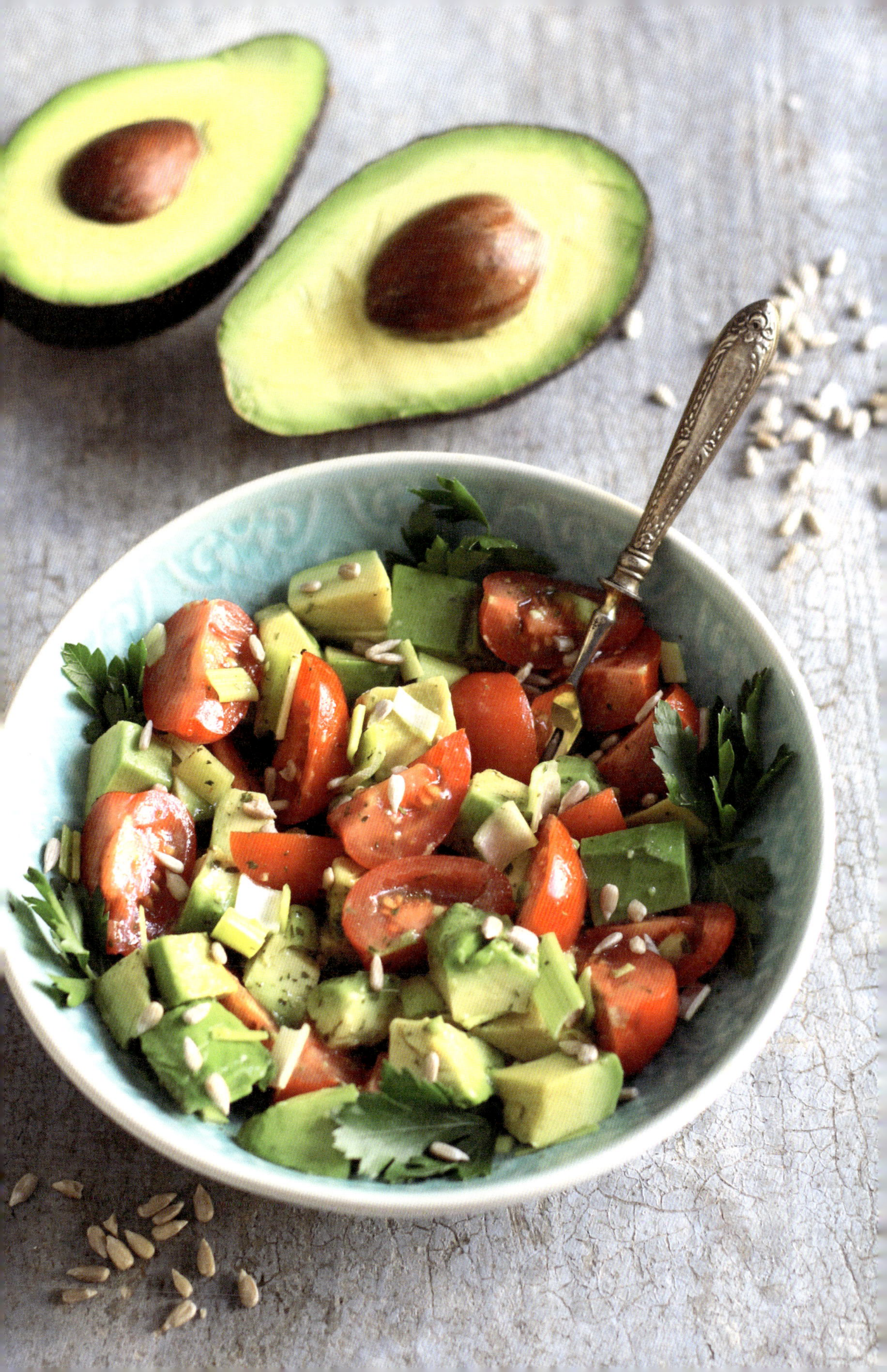

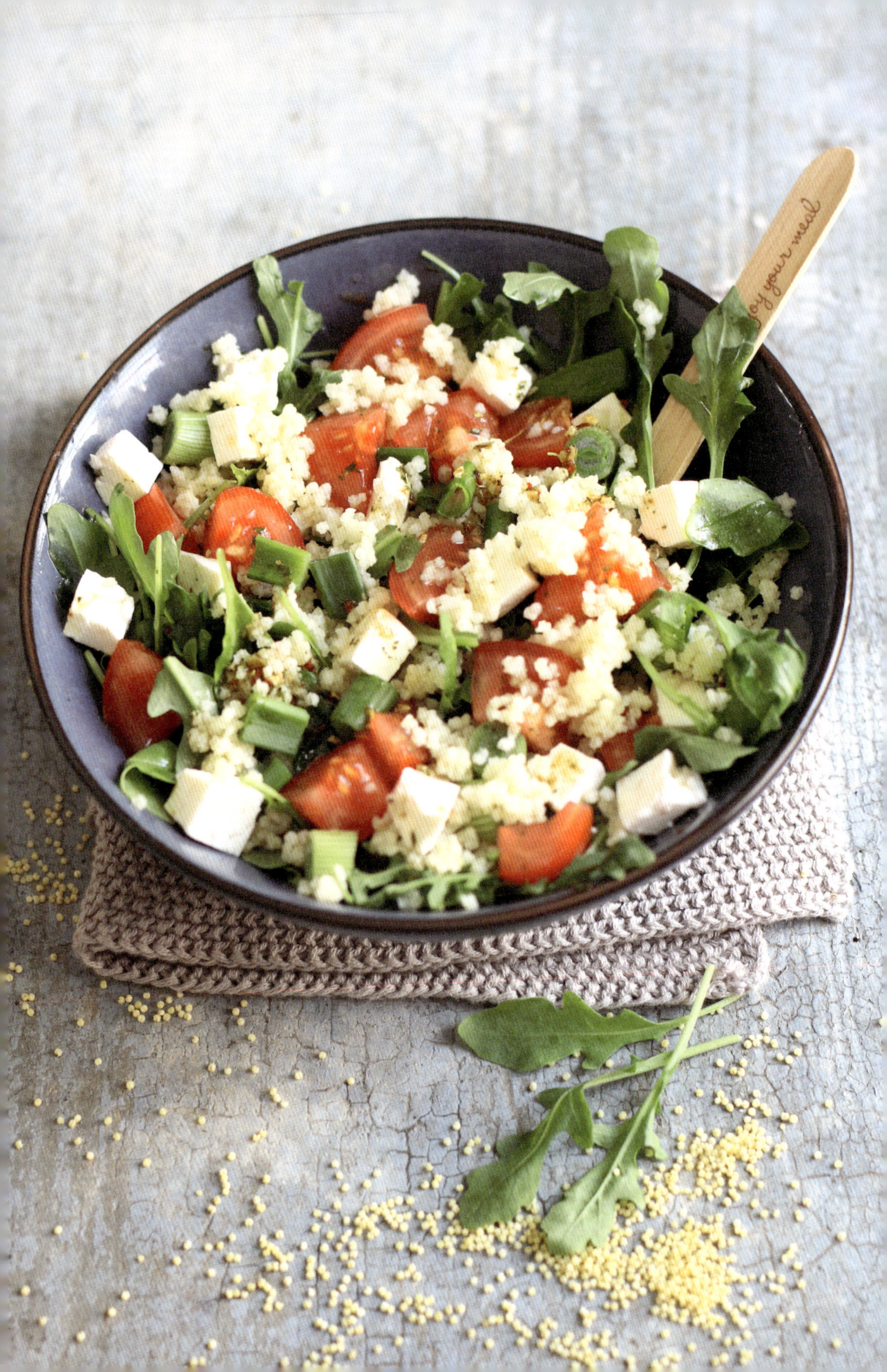
joy your meal

HIRSE-RUCOLA-SALAT

Menge pro Person

50 g Hirse
30 g Rucola
100 g Tomaten
50 g Champignons
½ Frühlingszwiebel
1 EL Balsamicoessig
½ EL Senf
1 EL Olivenöl
1–2 EL pflanzliche Milch (z. B. Hafer-, Mandelmilch)
Salz und Pfeffer
Evtl. 30 g Feta-Käse (vegetarische Variante)

1. Hirse in der doppelten Menge Wasser gar kochen.
2. Rucola und Frühlingszwiebel zerkleinern, Tomaten und Champignons würfeln und alles in eine Schüssel geben.
3. Dressing zubereiten: Balsamicoessig, Senf, Olivenöl, pflanzliche Milch hinzugeben und gut vermischen.
4. Ist die Hirse fertig gegart und abgekühlt, in Schüssel hinzugeben und mit Dressing alles gut vermischen.
5. Mit Salz und Pfeffer abschmecken, ggf. gehackte frische Kräuter hinzugeben.

→ *Als vegetarische Variante kann dieser Salat mit Ziegenkäse (Feta-Käse) zubereitet werden. Anstatt Hirse kann auch Quinoa, Bulgur, Maisgrieß (Polenta) oder Couscous verwendet werden.*

✓		✓	✓	✓	✓
Niedrig-glykämisch, hoher Ballaststoffanteil	Omega-3-Fettsäuren	Antioxidativ	Vitamin C	Präbiotika	Vegetarisch und vegan

SPINAT-ROTE-BETE-ZUCCHINI-SALAT

Menge pro Person

50 g Babyspinat (roh)
50 g Rote Bete (roh)
70 g Zucchini
25 g Zwiebel
1 EL Weißweinessig
1 EL Olivenöl
Salz und Pfeffer
Evtl. frische Kräuter
Topping: Nüsse oder Samen (z. B. Buchweizen, Sonnenblumenkerne, gehackte Nüsse)

1. Babyspinat zerkleinern, Rote Bete, Zucchini und Zwiebel würfeln und in eine Schüssel geben.
2. Weißweinessig, Olivenöl hinzugeben und gut vermischen.
3. Mit Salz und Pfeffer abschmecken, ggf. frische Kräuter hinzugeben.
4. Evtl. Topping mit 1–2 EL gehackten Nüssen oder Samen und gehackter Petersilie nach Belieben.

✓		✓	✓	✓	✓
Niedrig-glykämisch, hoher Ballaststoffanteil	Omega-3-Fettsäuren	Antioxidativ	Vitamin C	Präbiotika	Vegetarisch und vegan

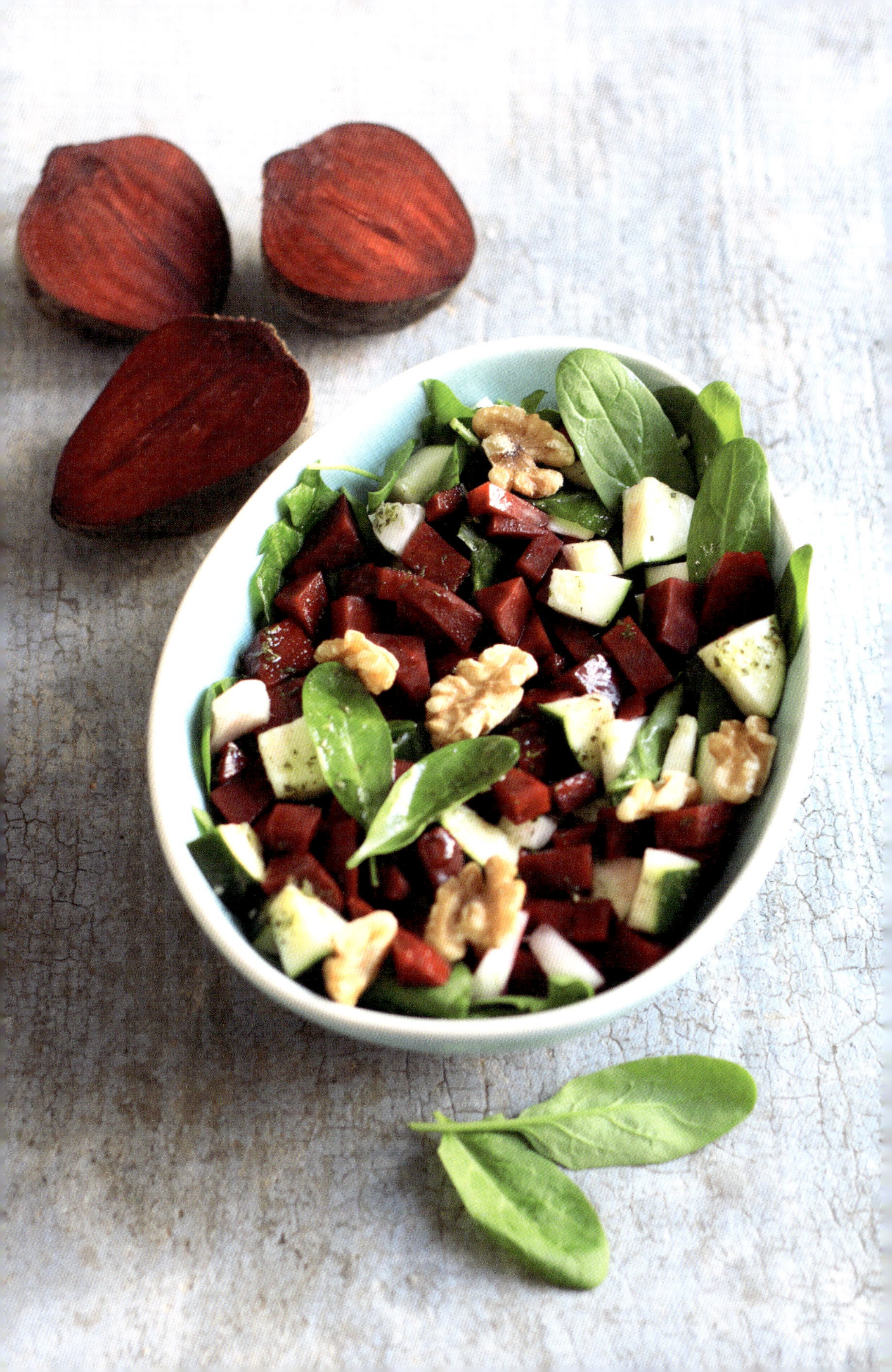

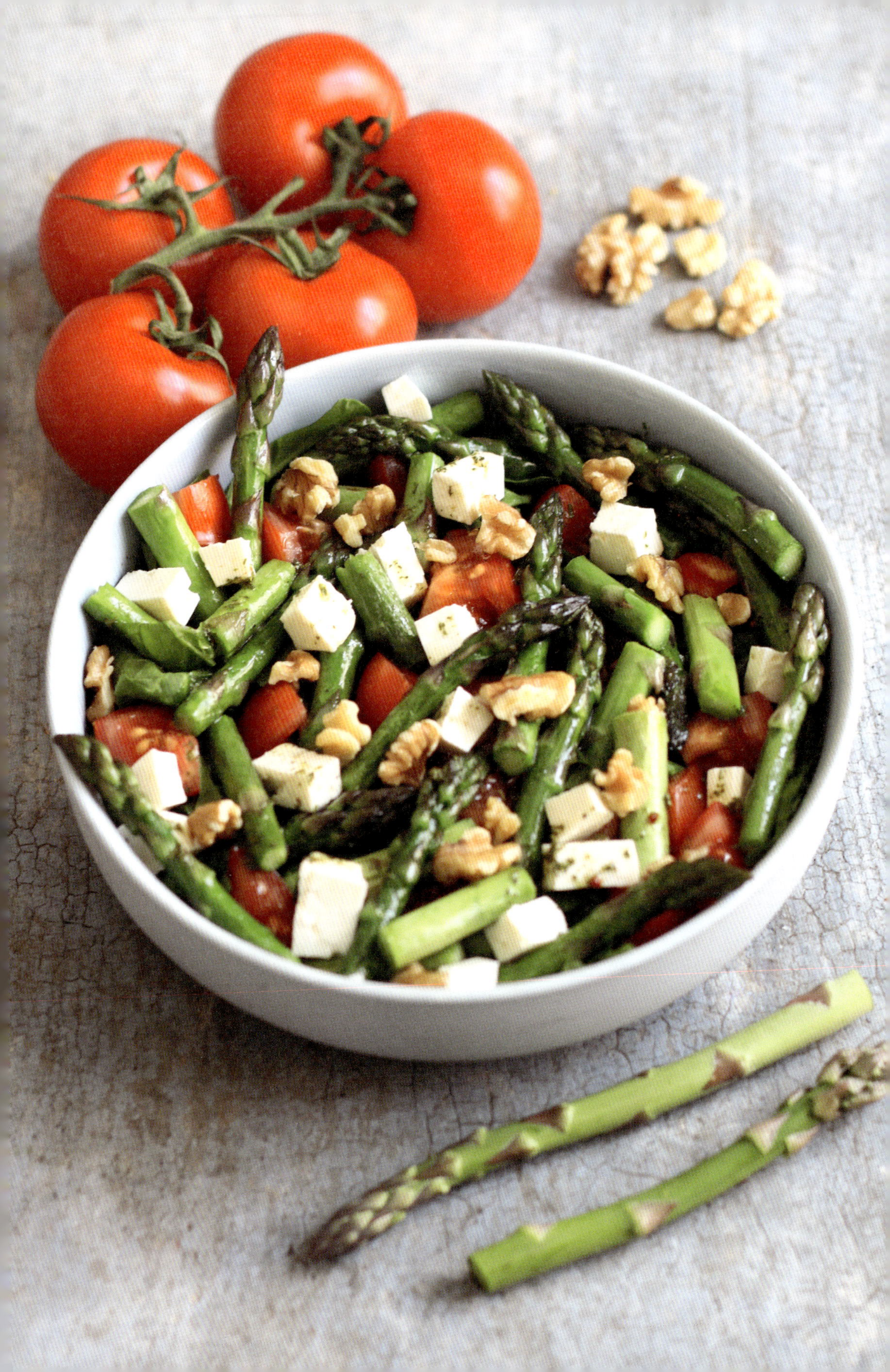

FELDSALAT MIT GEBRATENEM SPARGEL

Menge pro Person

250 g grüner Spargel
60 g Feldsalat
100 g Tomate
30 g Schafskäse
½ EL Rapsöl (zum Braten)
1 ½ EL Balsamicoessig
1 EL Walnussöl
Salz und Pfeffer
Topping: 1 EL Walnüsse, gehackt

1. Spargel in ca. 4–5 cm kleine Stücke schneiden und in Rapsöl braten, bis er gar ist.
2. Feldsalat und Schafskäse zerkleinern, Tomate würfeln und in eine Schüssel geben.
3. Balsamicoessig, Walnussöl hinzugeben und gut vermischen.
4. Mit Salz und Pfeffer abschmecken, ggf. frische Kräuter hinzugeben.
5. Topping mit gehackten Walnüssen.

Als vegane Variante einfach den Schafskäse weglassen

✓ Niedrig-glykämisch, hoher Ballaststoffanteil
✓ Omega-3-Fettsäuren
✓ Antioxidativ
✓ Vitamin C
✓ Präbiotika
✓ Vegetarisch und vegan

RÖMISCHER ROTE-BETE-APFEL-SALAT

Menge pro Person

½ Kopf Romana (Römersalat)

75 g Rote Bete

½ Apfel

½ EL pflanzliche Milch (z. B. Mandel- oder Cashewmilch)

1 EL Obstessig (z. B. Apfelessig)

1 EL Olivenöl

Salz und Pfeffer

Ggf. etwas Meerrettich, fein püriert oder aus dem Glas

1. Römersalat-Blätter waschen, mit Küchentuch trocknen.
2. Rote Bete und Apfel würfeln und in eine Schüssel geben.
3. Pflanzliche Milch, Obstessig und Olivenöl hinzugeben und gut vermischen.
4. Mit Salz, Pfeffer und ggf. Meerrettich abschmecken.
5. Auf einem großen Teller den Rote-Bete-Apfel-Salat auf den Römersalat-Blättern anrichten.

✓		✓	✓	✓	✓
Niedrig-glykämisch, hoher Ballaststoffanteil	Omega-3-Fettsäuren	Antioxidativ	Vitamin C	Präbiotika	Vegetarisch und vegan

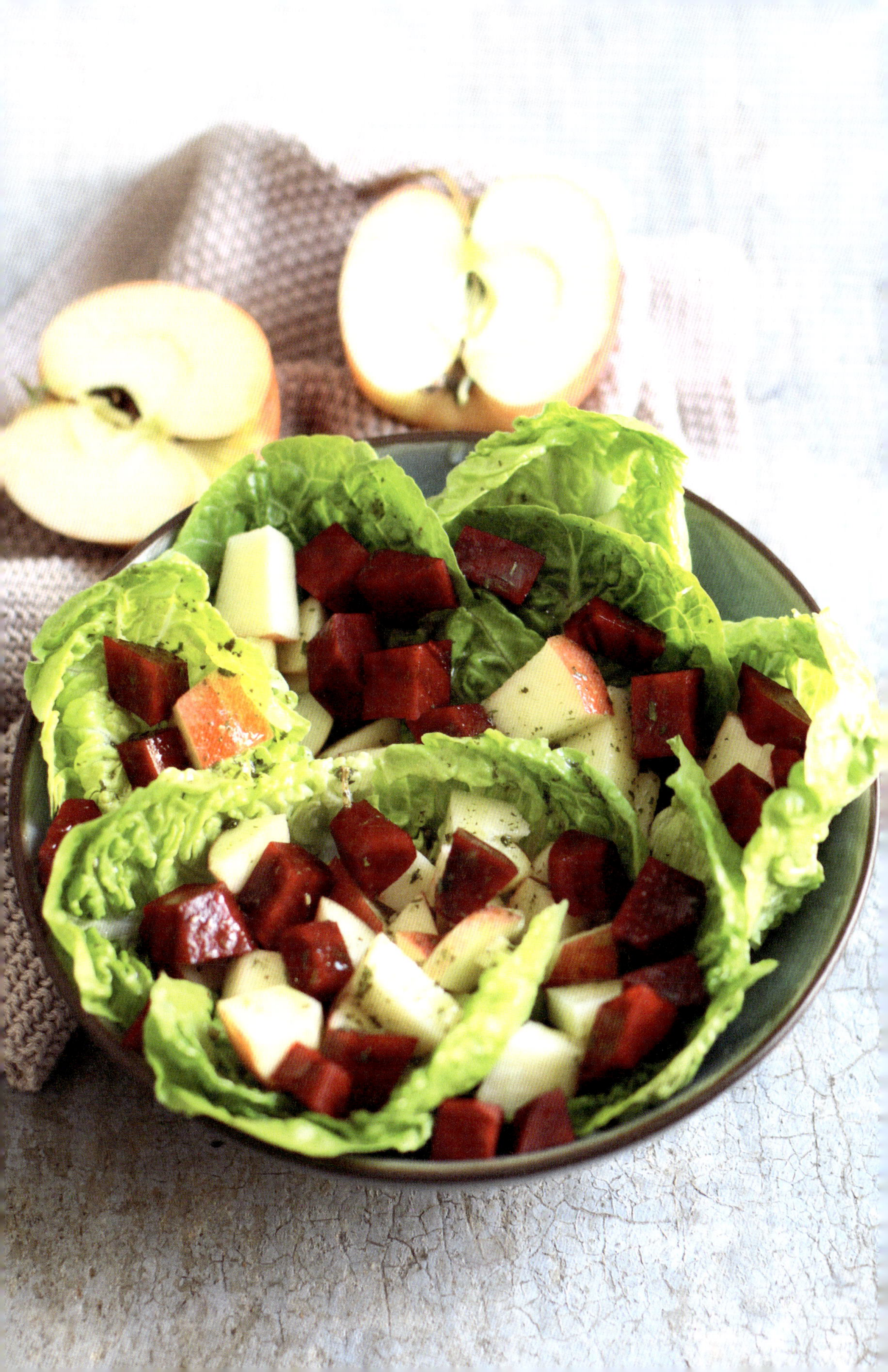

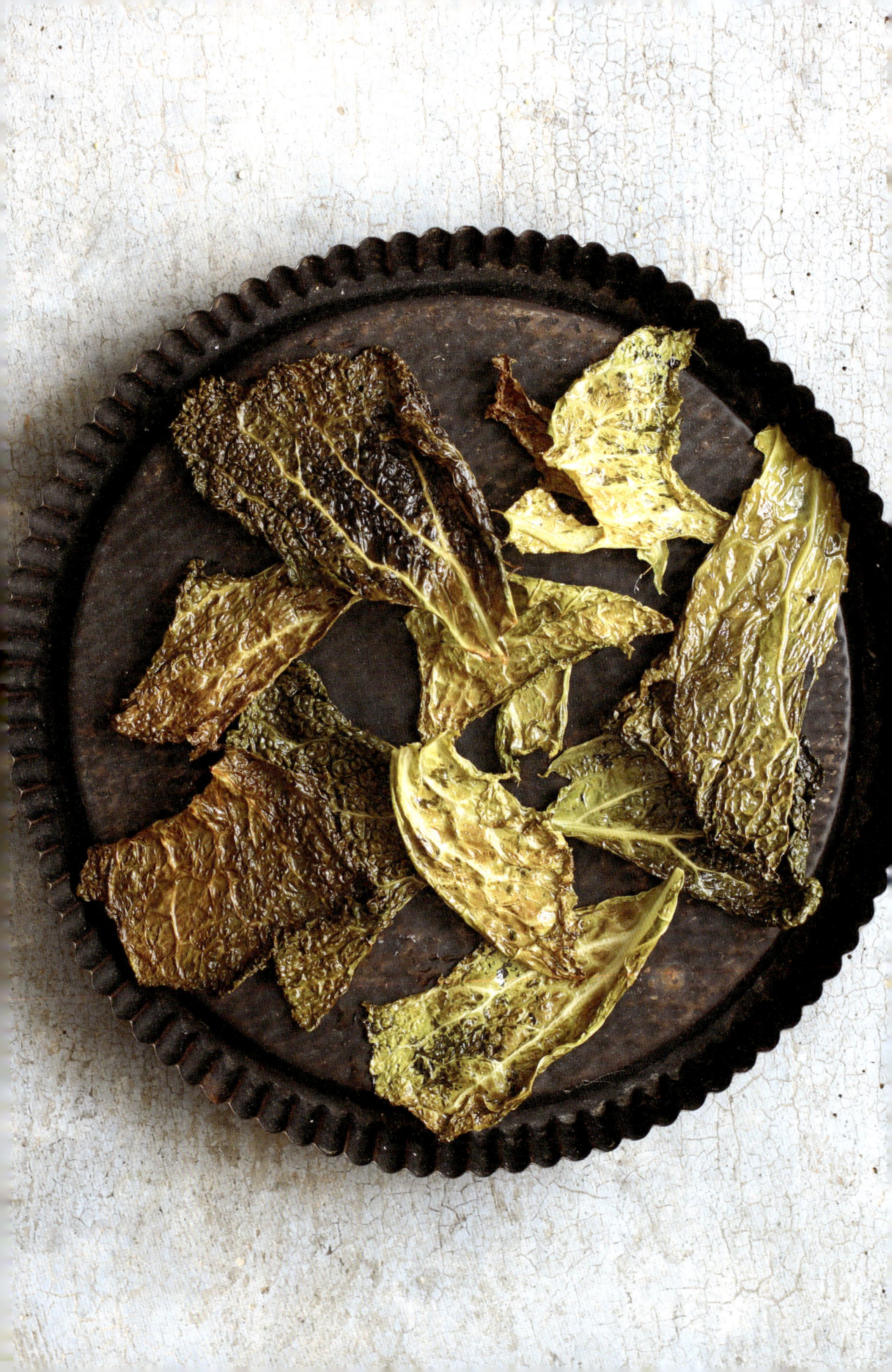

WIRSING-CHIPS

Menge pro Person

½ Wirsing-Kopf
1 ½ EL Olivenöl
½ TL Salz
½ TL Pfeffer

1. Strunk aus Wirsingkohl-Kopf herausschneiden und Blätter waschen.
2. Rippen aus den Wirsingblättern schneiden und Blätter vierteln und mit Tuch gut trocknen.
3. Öl und Gewürze in eine Schüssel geben, gut verrühren und anschließend die Wirsingstücke hinzugeben und mit den Händen alles gut vermischen.
4. Auf ein Backblech mit Backpapier die marinierten Wirsingstücke nebeneinander einzeln auflegen, nicht übereinander.
5. Im Ofen bei ca. 110 °C etwa 40 bis 45 Minuten trocknen, bis die Blätter knusprig sind.

Niedrig-glykämisch, hoher Ballaststoffanteil	Omega-3-Fettsäuren	Antioxidativ	Vitamin C	Präbiotika	Vegetarisch und vegan
✓		✓	✓	✓	✓

ROTE-BETE-HUMMUS

Menge pro Person

40 g getrocknete oder 80 g bereits abgekochte Kichererbsen
50 g Rote Bete (roh oder bereits abgekocht)
40 ml kaltes Wasser
½ Knoblauchzehe
½ Zweig Pfefferminze
¾ EL Zitronensaft, frisch gepresst
1 Prise Kreuzkümmel (Cumin)
¾ EL Tahin (Sesam-Paste, Sesammus)
1 EL Olivenöl
Salz und Pfeffer
Topping: frische Petersilie und Sesam nach Belieben

1. Die Kichererbsen über Nacht in Wasser einweichen. Am nächsten Tag abgießen, mit frischem Wasser in einen Topf geben und 2 Stunden oder im Dampfkochtopf 20 Minuten weich kochen. Alternativ bereits gekochte Kichererbsen verwenden.
2. In einem zweiten Topf Wasser zum Kochen bringen und die Rote Bete darin 30 Minuten garen. Alternativ: bereits gekochte Rote Bete verwenden.
3. Die Kichererbsen und die Rote Bete abschütten und abkühlen lassen, die Rote Bete schälen.
4. Knoblauch in sehr kleine Stücke würfeln.
5. Die Pfefferminze waschen, trocknen und die Blätter abzupfen.
6. Kichererbsen, Rote Bete, Knoblauch, Pfefferminzblätter, Zitronensaft, 40 ml kaltes Wasser und Kreuzkümmel in einem Mixer oder mit dem Stabmixer fein pürieren.
7. In eine Schüssel umfüllen. Tahin und Olivenöl untermischen. Wenn die Konsistenz zu dick ist, nach und nach kleine Mengen Wasser hinzugeben, bis eine cremige Konsistenz erreicht ist.
8. Mit Salz und Pfeffer abschmecken.
9. Topping: gehackte Petersilie, 1 TL Sesam nach Belieben.

✓ Niedrig-glykämisch, hoher Ballaststoffanteil

Omega-3-Fettsäuren

✓ Antioxidativ

✓ Vitamin C

✓ Präbiotika

✓ Vegetarisch und vegan

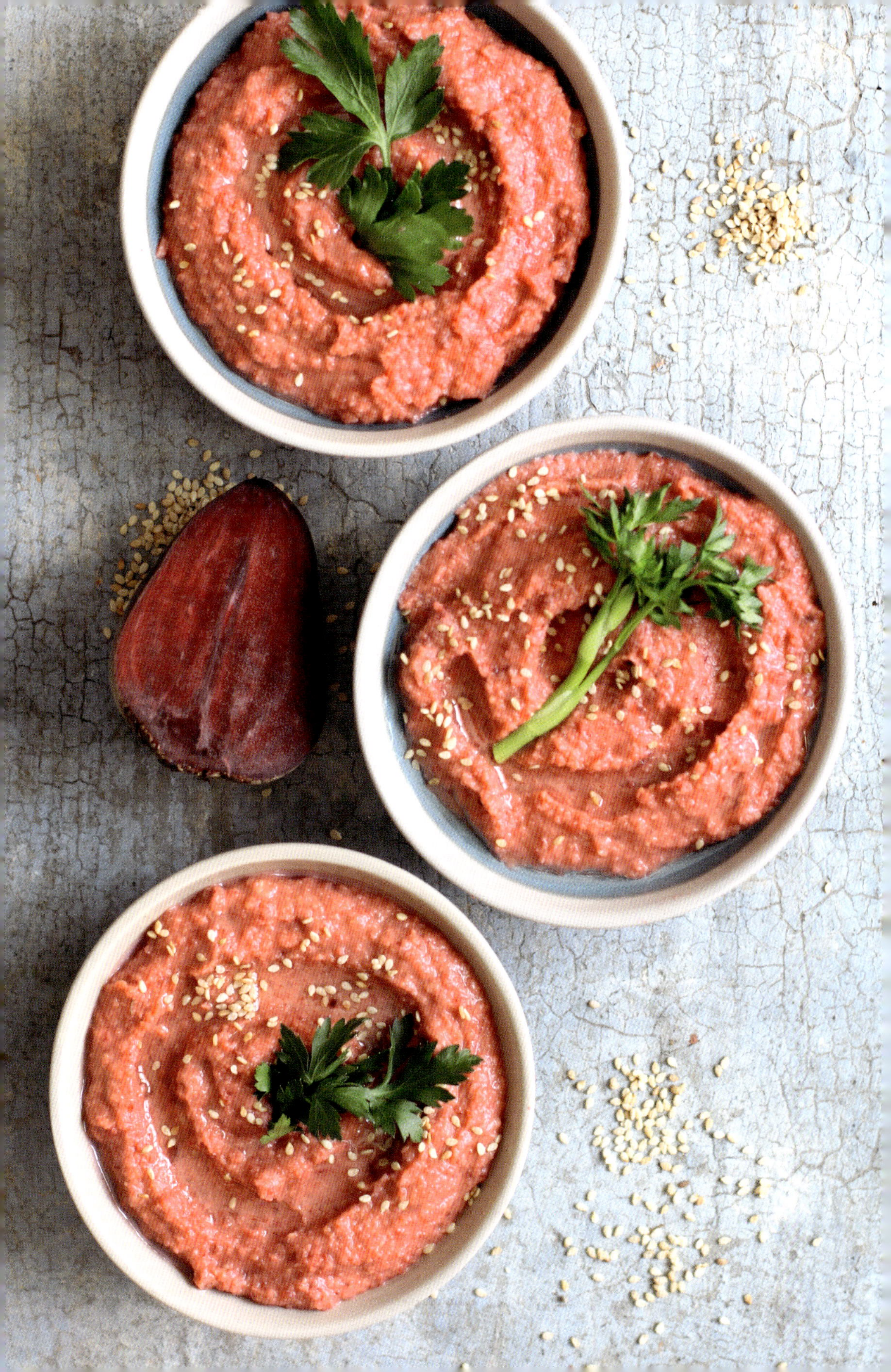

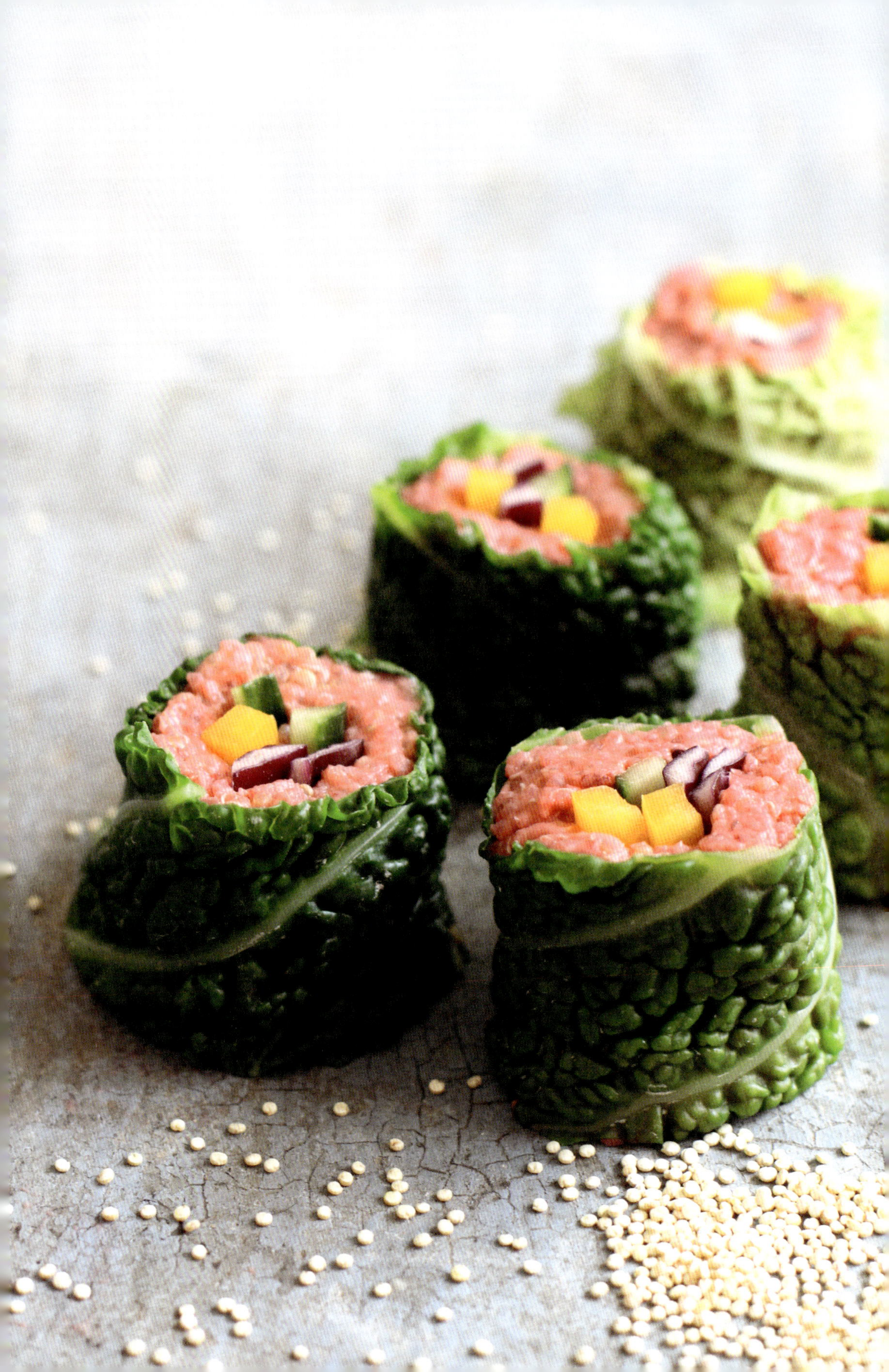

VEGANES QUINOA-WIRSING-SUSHI

Menge für 20 Stück

- 6 große Blätter Wirsing
- 200 g Quinoa
- 2 EL Sesam
- 4 EL Sojasoße
- 4 EL Apfelessig
- 2 EL Sesamöl
- Ca. 350 g Rote-Bete-Hummus (Rezept siehe vorherige Seite, für etwa 2 Personen)
- 50 g Meerrettich, fein püriert oder aus dem Glas
- ½ Salatgurke
- 1 grüne oder gelbe Paprika
- 200 g Rotkohl (roh)
- Hilfsmittel: Sushi-Bambusmatte

1. Strunk aus Wirsingkohl-Kopf herausschneiden und Blätter waschen.
2. Rippen aus den Wirsingblättern schneiden und halbieren.
3. Wirsing 30–50 Sekunden in kochendem Wasser blanchieren, danach in Eiswasser abschrecken. Mit einem Küchentuch trocknen.
4. Die Blätter nacheinander zwischen 2 trockene Küchentücher legen und mit einem Nudelholz mehrmals auswalzen. Danach auf Küchenpapier legen.
5. Quinoa in einem Küchensieb waschen und in der doppelten Wassermenge gar kochen.
6. Sesam in einer Pfanne ohne Fett rösten.
7. Sojasoße, Apfelessig, Sesamöl und gerösteten Sesam in eine Schüssel geben. Quinoa hinzugeben und gut verrühren, mit einer Gabel auflockern.
8. Rotkohl, Gurke, Paprika in feine Streifen/Stifte schneiden.
9. Meerrettich in Rote-Bete-Hummus geben und gut verrühren.
10. Wirsing-Blatt auf die Sushi-Bambusmatte legen, ca. 1,5 EL Rote-Bete-Hummus darauf verteilen, jedoch am oberen Ende ein daumenbreites Stück frei lassen. Gemüse (Gurke, Paprika, Rotkohl) auf dem unteren Teil des Wirsing-Blattes verteilen.
11. Das Wirsingblatt mithilfe der Sushi-Bambusmatte von unten nach oben zusammenrollen. Nach dem Zusammenrollen leicht andrücken.
12. Die weiteren Rollen ebenso vorbereiten und die Rollen anschließend in 4–5 cm breite Stücke schneiden.

Niedrig-glykämisch, hoher Ballaststoffanteil	Omega-3-Fettsäuren	Antioxidativ	Vitamin C	Präbiotika	Vegetarisch und vegan
✓		✓	✓	✓	✓

MANDELKNÄCKEBROT

Menge für 1 Backblech

100 g gemahlene Mandeln
75 g Sonnenblumenkerne
45 g Leinsamen
30 g Kürbiskerne
2 EL Flohsamenschalen
1 EL Chiasamen
1 ½ EL Sesam
½ TL Salz
1 ½ EL Rapsöl
150–200 ml Wasser, bis eine teigige Konsistenz entsteht

1. Trockene Zutaten in eine Schüssel geben.
2. Rapsöl und Wasser zugeben, gut verrühren.
3. Auf ein Backblech mit Backpapier ca. 0,5 cm dicke Knäckebrot-Teigfladen geben.
4. Diese mindestens zwei Stunden oder über Nacht ruhen lassen.
5. Knäckebrot-Teigfladen bei 175 °C im Backofen ca. 20 bis 25 Minuten backen.

→ *Das Mandelknäckebrot eignet sich hervorragend zu den Salaten. Alternativ kann es auch mit Aufstrichen wie Hummus und Avocado, als vegetarische Variante mit körnigem Frischkäse bzw. anderen Käsesorten oder mit Lachs und Meerrettich belegt werden. Würzen mit Pfeffer und frischen Kräutern nach Belieben.*

Niedrig-glykämisch, hoher Ballaststoffanteil	Omega-3-Fettsäuren	Antioxidativ	Vitamin C	Präbiotika	Vegetarisch und vegan
✓	✓	✓		✓	✓

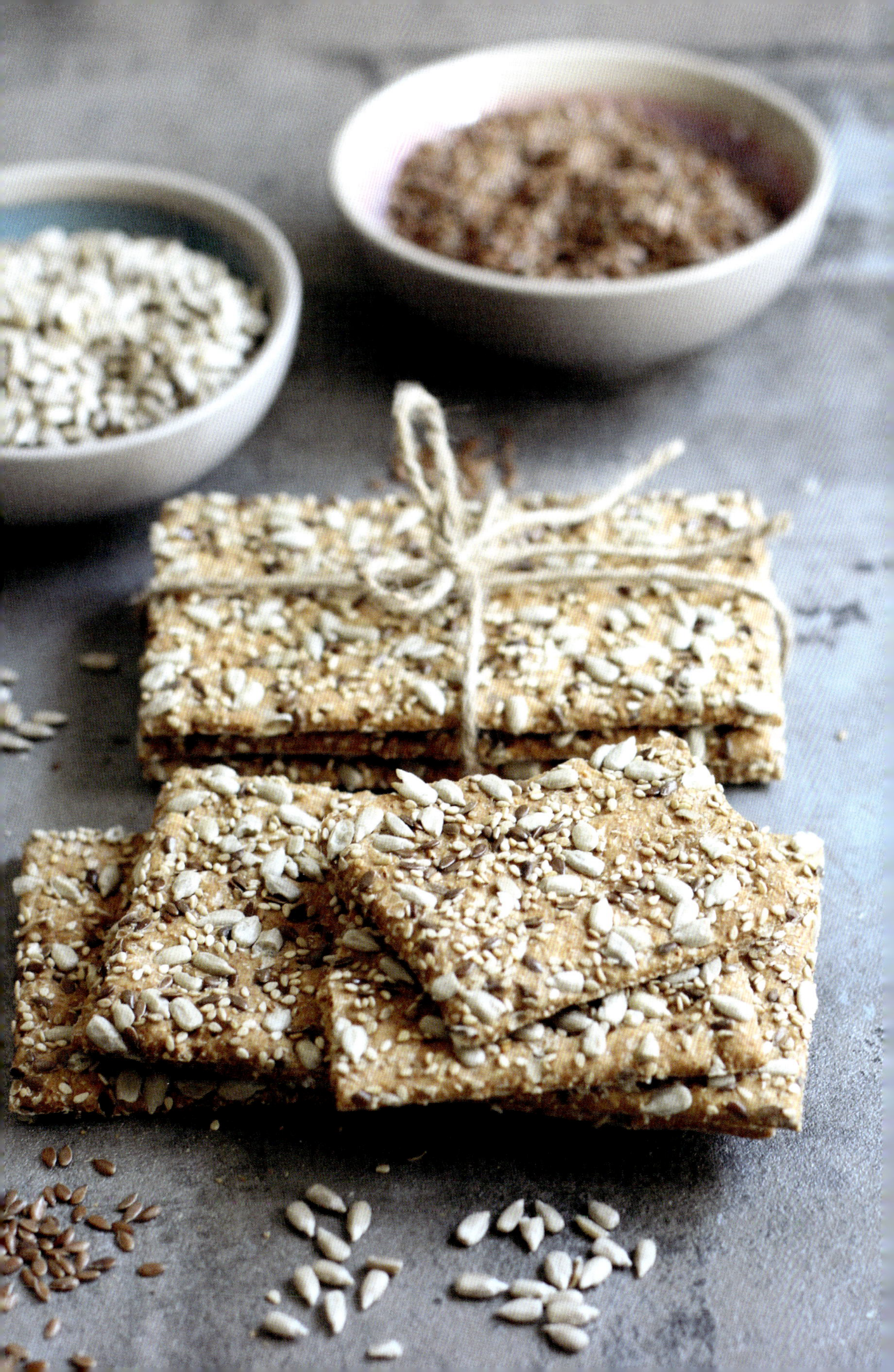

WARME KÜCHE

Für die warme Küche eignen sich vor allem Gemüsepfannen, z. B. asiatische Rezepte wie Thai Currys, da diese von sich aus einen hohen Anteil an Gemüsen und antientzündlich wirkenden Gewürzen wie Ingwer, Kurkuma, Curry oder Chili enthalten. Aber auch Gemüseaufläufe, Ofengemüse und Ratatouille können wunderbare Mahlzeiten sein, die viele tolle Inhaltsstoffe mitbringen.

Besonders Aktive oder Sportler mit einem höheren Kalorienbedarf können einfach mehr der jeweils angegebenen Mengen verwenden oder reichern die Rezepte mit gesunden Fetten (z. B. Nussmus wie Mandelmus, Cashewmus, Erdnussmus) oder gesunden Kohlenhydraten (z. B. gekochte Kartoffeln (am besten Süßkartoffeln), abgekochter Wildreis, Quinoa, Hirse, Maisgrieß oder Hülsenfrüchte (z. B. Bohnen, Kichererbsen, Linsen)) an.

THAI CURRY MIT DER EXTRAPORTION GEMÜSE

Menge pro Person

Ca. 300 g gemischtes Gemüse (z. B. Brokkoli, Blumenkohl, Kidneybohnen, Tofu, Pilze, Karotten)
200 ml Wasser
3 EL Kokosmilch
½ Zwiebel
1 TL Rapsöl
Gewürze: 1 TL Curry-Gewürzmischung, alternativ Thai-Curry-Paste; 1 TL Ingwer, ½ TL Knoblauch

1. Knoblauch und Ingwer in kleine Würfel schneiden.
2. Gemüse in kleine Stücke schneiden.
3. Knoblauch, Ingwer und geschnittenes Gemüse in Rapsöl anbraten.
4. Wasser hinzugeben und alles gar kochen.
5. Kokosmilch und Zwiebel hinzugeben und aufkochen lassen.
6. Gewürze hinzugeben und gut verrühren.

✓ Niedrig-glykämisch, hoher Ballaststoffanteil
✓ Omega-3-Fettsäuren
✓ Antioxidativ
✓ Vitamin C
✓ Präbiotika
✓ Vegetarisch und vegan

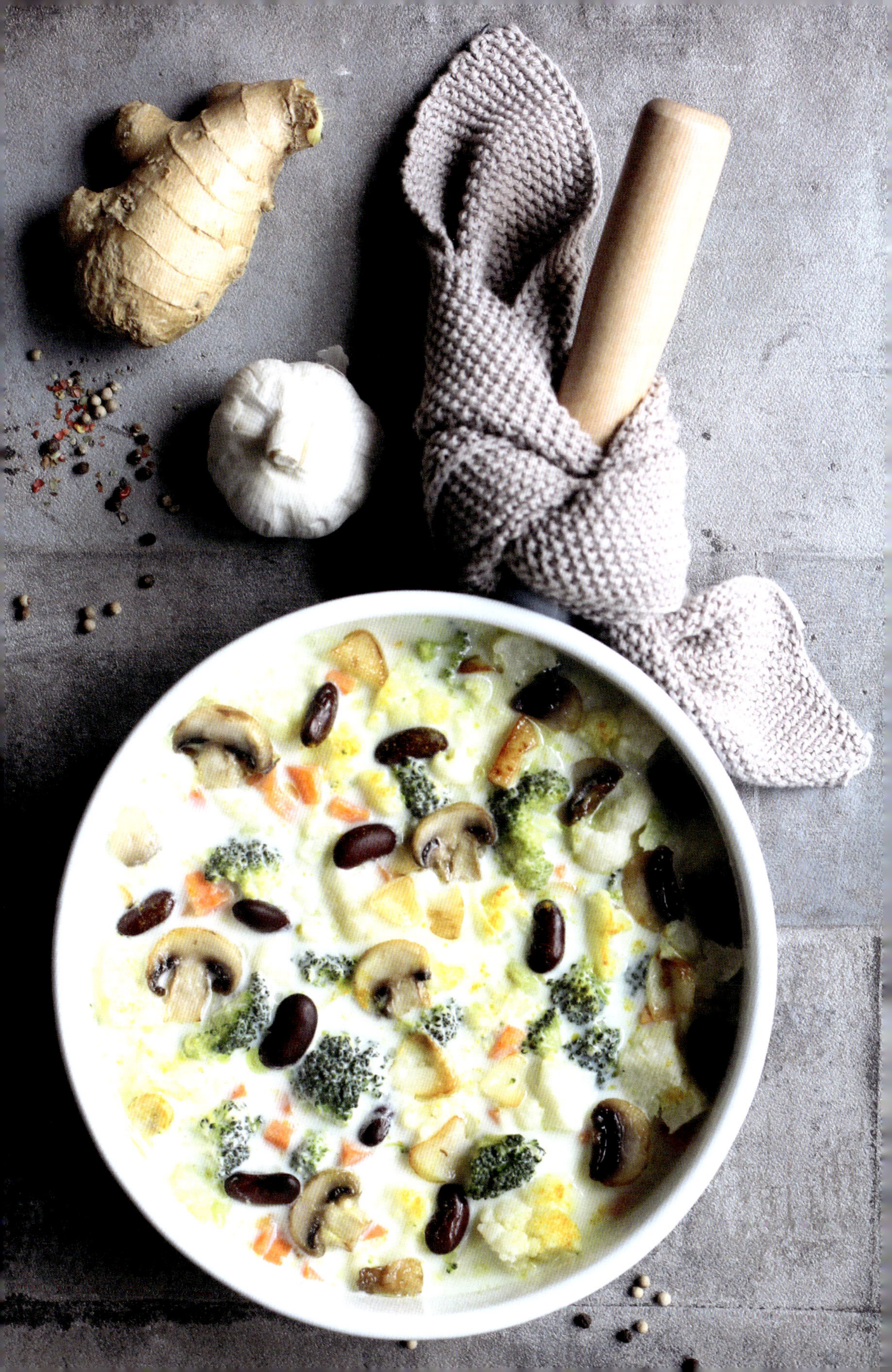

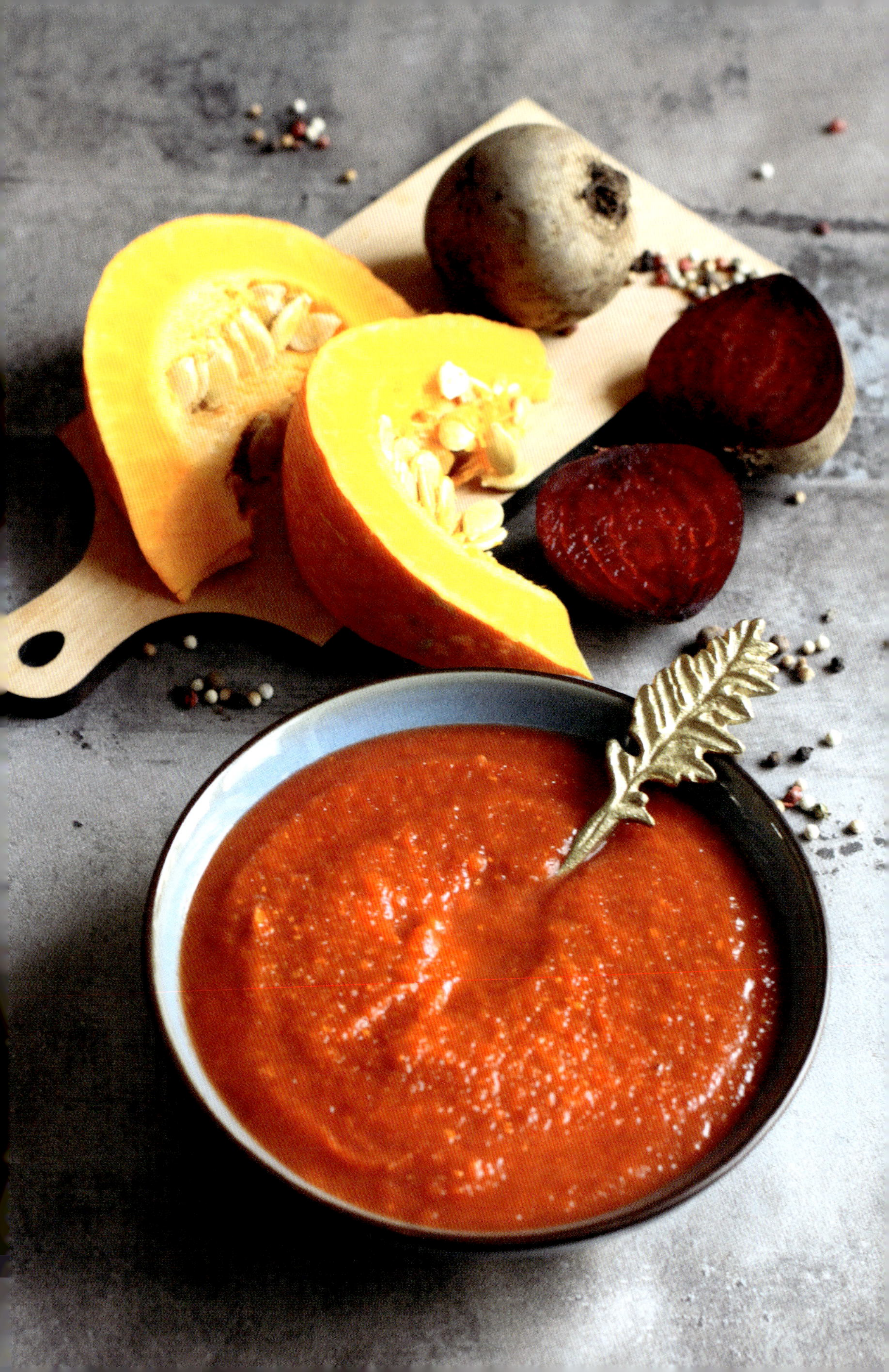

KÜRBISSUPPE MIT ROTER BETE

Menge pro Person

125 g Hokkaido-Kürbis
½ Zwiebel
etwas Rapsöl
125 g Rote Bete (roh)
2 TL Gemüsebrühe, gekörnt
250 ml Wasser
2 EL Kokosmilch
Gewürze: ½ TL Kurkuma, ½ TL Curry, Pfeffer, Salz

1. Kürbis und Zwiebel in Würfel schneiden und in einer Pfanne mit etwas Rapsöl anbraten.
2. Rote Bete in Würfel schneiden und zusammen mit dem angebratenen Kürbis, Zwiebel und Wasser pürieren.
3. Kokosmilch hinzugeben, kurz aufkochen, Gewürze hinzugeben und mit Pfeffer und Salz abschmecken.

✓ Niedrig-glykämisch, hoher Ballaststoffanteil
✓ Omega-3-Fettsäuren
✓ Antioxidativ
✓ Vitamin C
✓ Präbiotika
✓ Vegetarisch und vegan

KÜRBIS-LINSEN-SUPPE

Menge pro Person

100 g Berglinsen

Gemüsebrühe (Menge entsprechend abgestimmt auf die Linsen: ca. 300–500 ml)

1 TL gehackter, frischer Ingwer

1 EL gehackte Zwiebel

250 g Hokkaido-Kürbis, gewürfelt

½ TL Curry

1 Messerspitze Chilipulver

Salz, roter Pfeffer

1. Linsen entsprechend den Angaben der Verpackung in Wasser geben und ggf. quellen lassen.
2. Linsen ca. 15 Minuten in der Gemüsebrühe kochen.
3. Ingwer, Zwiebel und Kürbiswürfel hinzugeben und weitere 15 bis 20 Minuten kochen.
4. Würzen mit Salz, Pfeffer, Curry und Chilipulver.

✓		✓	✓	✓	✓
Niedrig-glykämisch, hoher Ballaststoffanteil	Omega-3-Fettsäuren	Antioxidativ	Vitamin C	Präbiotika	Vegetarisch und vegan

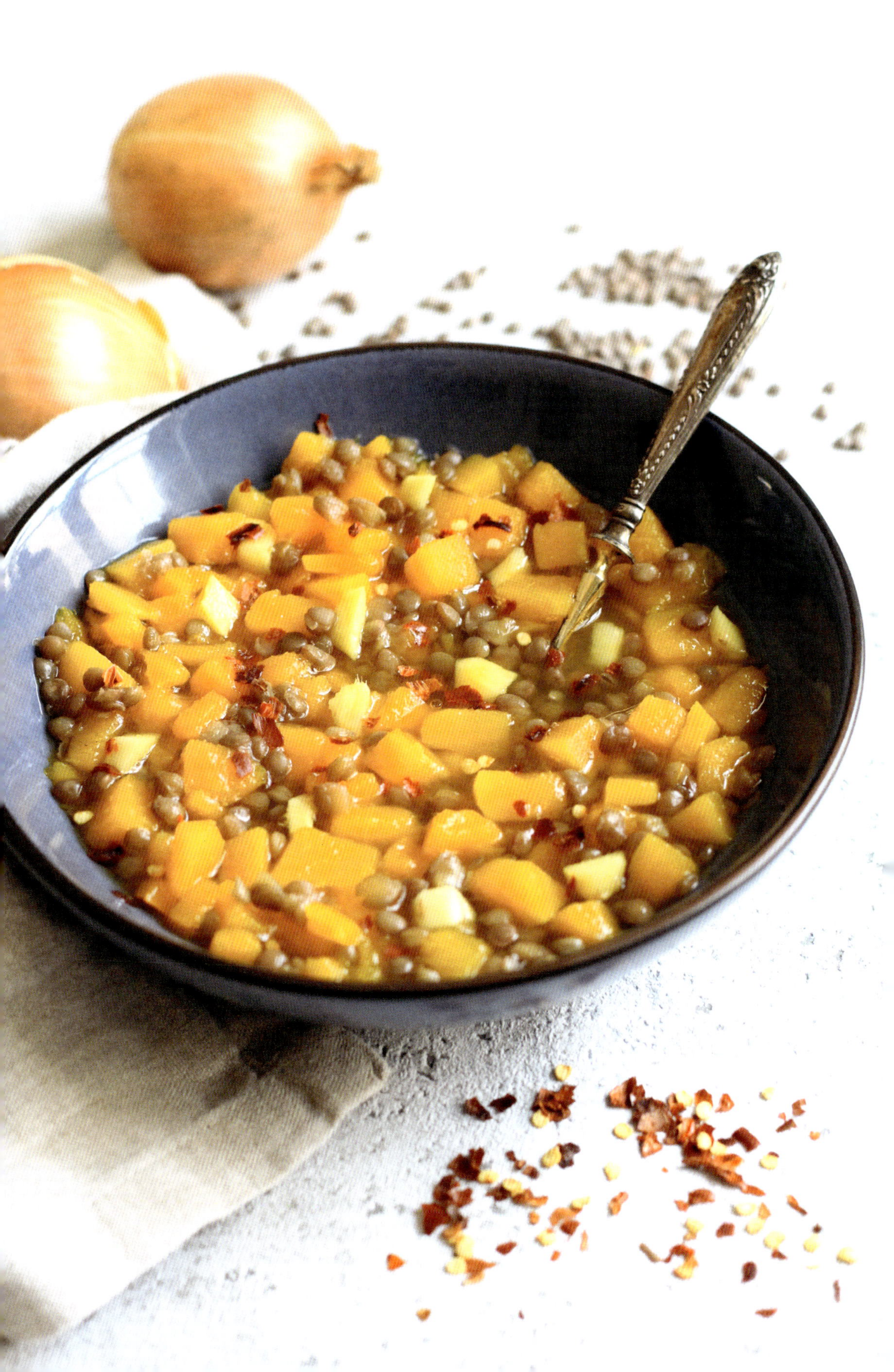

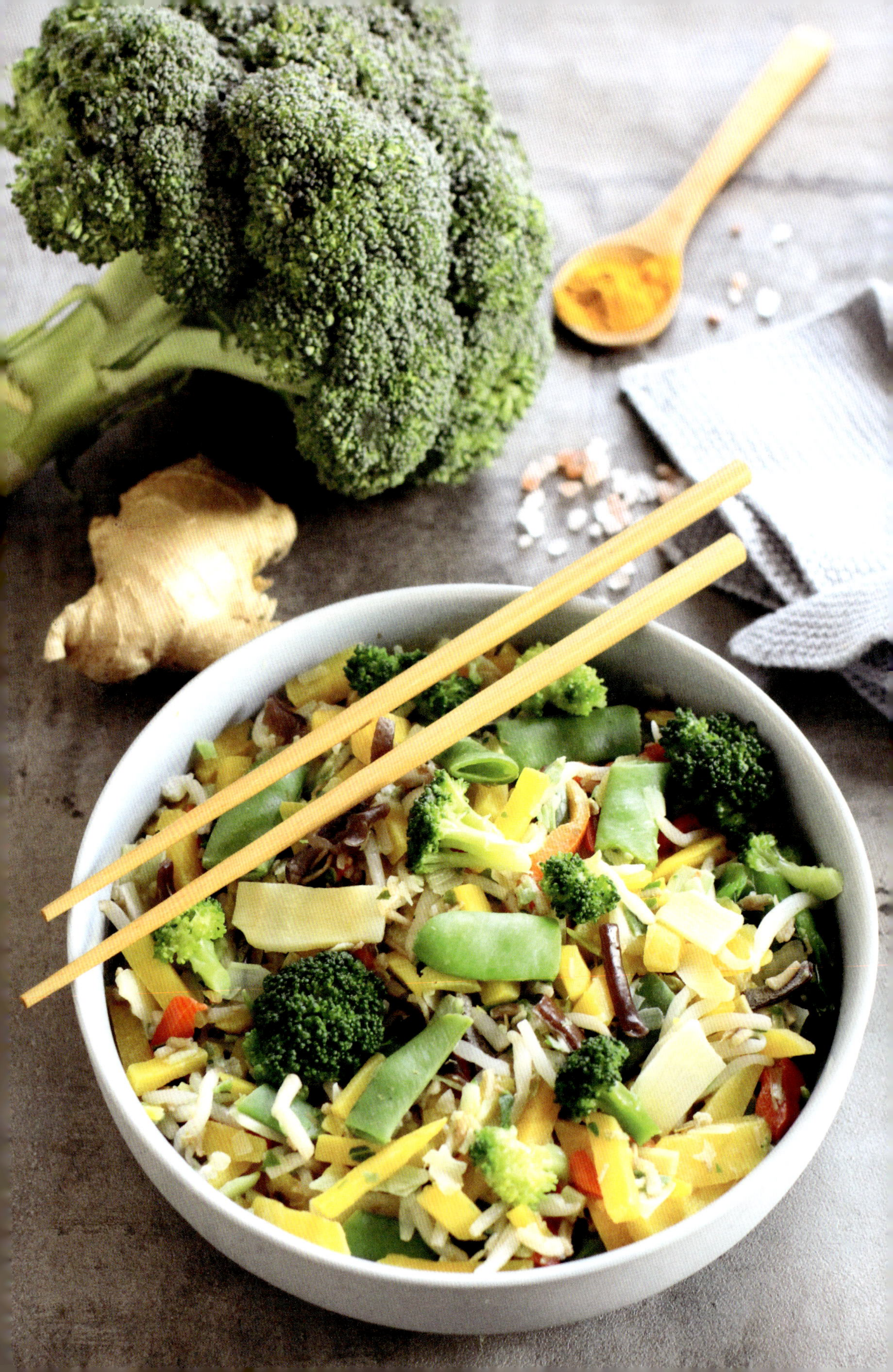

ASIATISCHE GEMÜSEPFANNE

Menge pro Person

Ca. 300 g gemischtes Gemüse (Brokkoli, Blumenkohl, Pilze: z. B. Champignons, Shiitake; weiteres Gemüse: Karotten, Paprika)
1 TL frischer Ingwer
1 EL gehackte Zwiebel
1 EL Rapsöl
40 g Tofu
150 ml Wasser
3 EL Kokosmilch
2 EL Sojasoße
Gewürze: ¼ TL Kurkuma, roter Pfeffer

1. Ingwer und Zwiebel in kleine Würfel schneiden.
2. Gemüse in kleine Stücke schneiden.
3. Ingwer, Zwiebel und Gemüse mit Rapsöl anbraten.
4. Wasser und Tofu hinzugeben und köcheln lassen.
5. Kokosmilch und Sojasoße hinzugeben und aufkochen lassen.
6. Gewürze hinzugeben.

✓ Niedrigglykämisch, hoher Ballaststoffanteil
✓ Omega-3-Fettsäuren
✓ Antioxidativ
✓ Vitamin C
✓ Präbiotika
✓ Vegetarisch und vegan

DESSERTS

Als Desserts eignen sich im Grunde alle Formen von Obst. Alleine oder in Mischung mit Nüssen, Nussmus, (pflanzlichen) Joghurts, dunkler Schokolade bzw. Kakaopulver ohne Zuckerzusatz. Aus gefrorenem Obst lassen sich (auch in Kombination mit anderen Elementen) wunderbar leckere Eissorten zaubern.

BANANEN-BEEREN-EIS

Menge pro Person

1 gefrorene Banane

50–70 g tiefgefrorene Beeren

ca. 100 ml pflanzliche Milch (z. B. Mandel-, Hafer- oder Sojamilch)

½ TL Ceylon-Zimt

1 TL Kakaopulver (Rohpulver, ohne Zuckerzusatz)

1 TL Nussmus (z. B. Mandelmus, Cashewmus)

Alle Zutaten in einen Mixer geben und mixen, bis eine cremige Masse entsteht.

→ *Besonders beliebt bei Kindern!*

✓		✓	✓	✓	✓
Niedrig-glykämisch, hoher Ballaststoffanteil	Omega-3-Fettsäuren	Antioxidativ	Vitamin C	Präbiotika	Vegetarisch und vegan

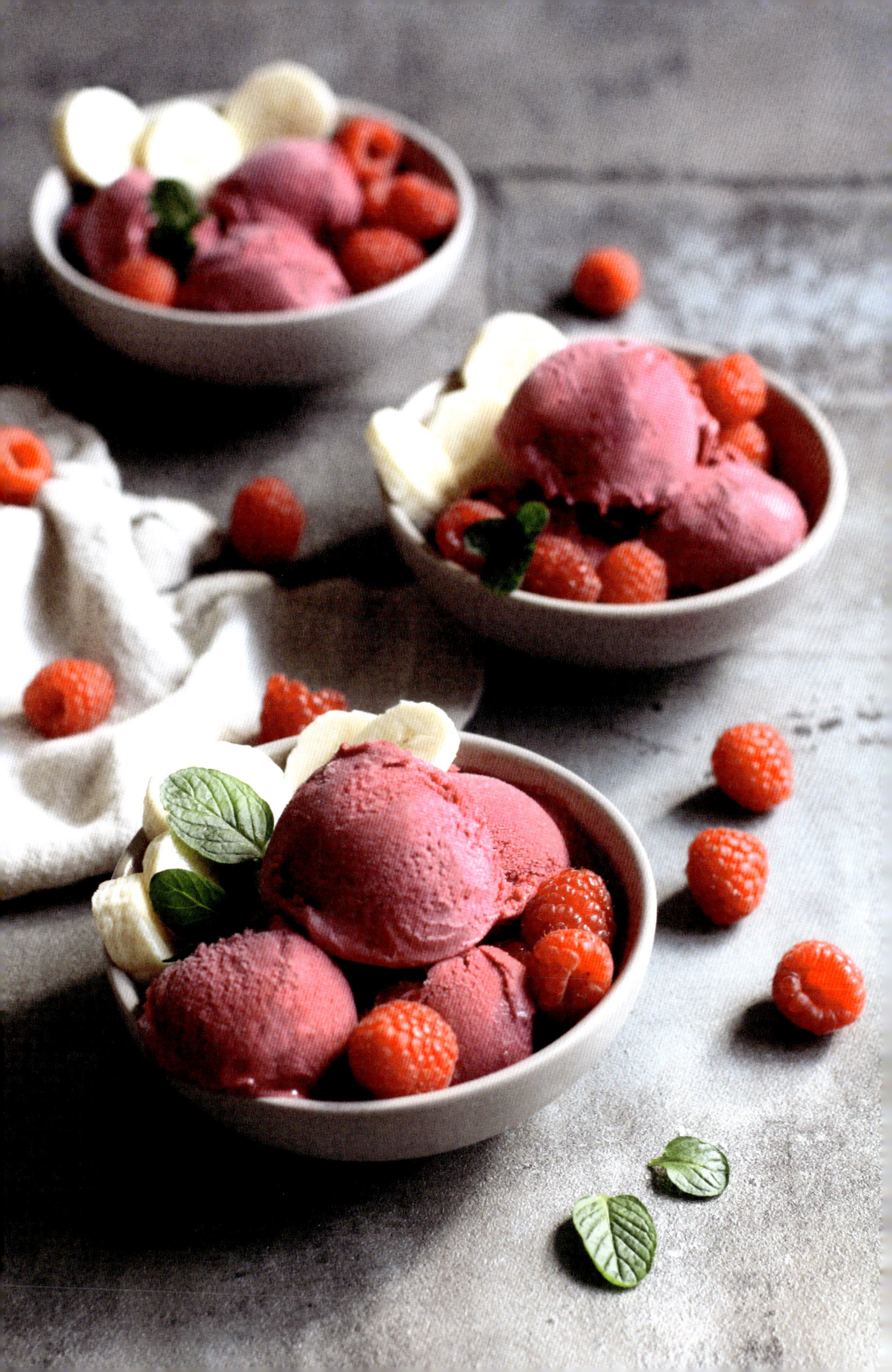

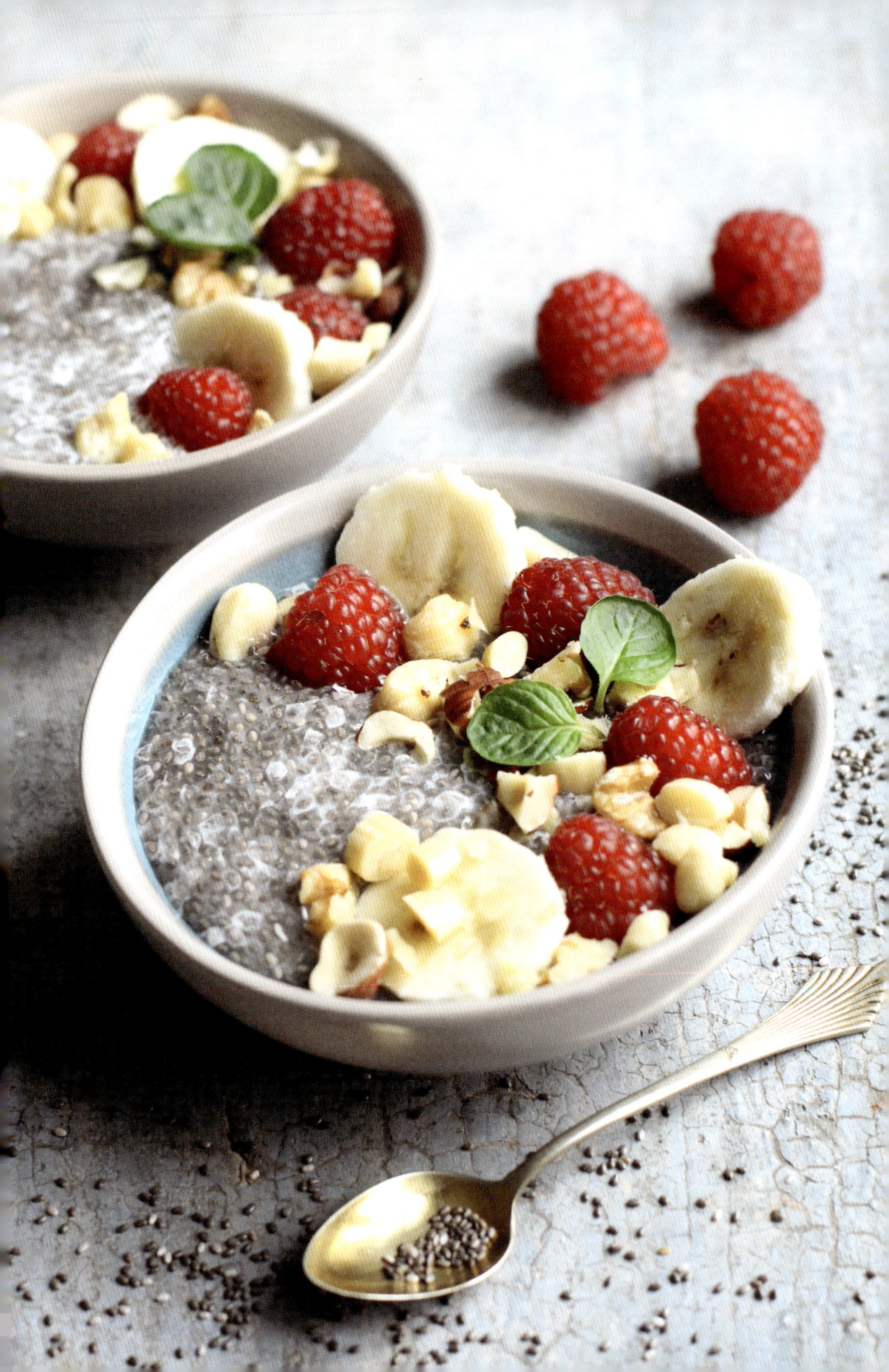

CHIA-PUDDING

Menge pro Person

2 EL (ca. 15 g) Chiasamen
ca. 125 ml Wasser
2–3 EL Sojajoghurt
½ TL Ceylon-Zimt
Topping mit Obst, Beeren, Nüssen oder Bitterschokolade (85 % Kakaoanteil oder mehr) nach Belieben

1. Chiasamen schroten und über Nacht bei Zimmertemperatur in Wasser einweichen.
2. Sojajoghurt, Zimt hinzugeben und gut verrühren.
3. Topping mit geschnittenem Obst, Beeren oder gehackten Nüssen nach Belieben.

✓ Niedrig-glykämisch, hoher Ballaststoffanteil
✓ Omega-3-Fettsäuren
✓ Antioxidativ
✓ Vitamin C
✓ Präbiotika
✓ Vegetarisch und vegan

BANANEN-PANCAKES

Menge für etwa 6 Stück

90 g Haferflocken
120 ml Mandelmilch
1 Banane
½ TL Ceylon-Zimt
¼ TL Salz
Rapsöl zum anbraten

1. Haferflocken in einen Mixer geben und fein mahlen.
2. Banane in Stücke schneiden und mit den restlichen Zutaten in den Mixer geben.
3. Alles nochmals gut mixen, bis ein Teig entsteht.
4. Etwas Rapsöl in eine Pfanne geben und erhitzen.
5. Den Teig in ca. 10 cm großen Fladen in der Pfanne braten.

✓ Niedrig-glykämisch, hoher Ballaststoffanteil
✓ Omega-3-Fettsäuren
✓ Antioxidativ
✓ Vitamin C
✓ Präbiotika
✓ Vegetarisch und vegan

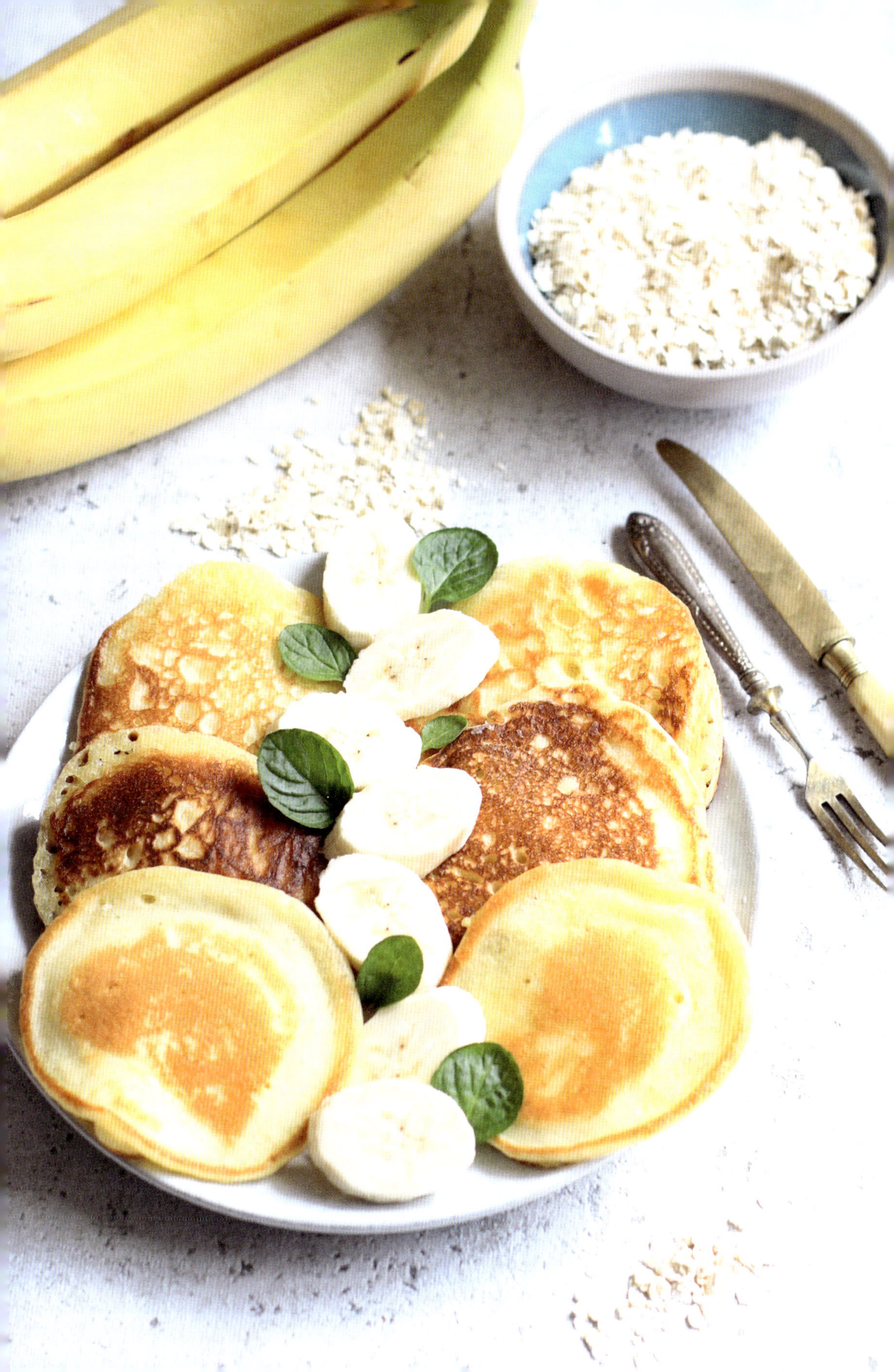

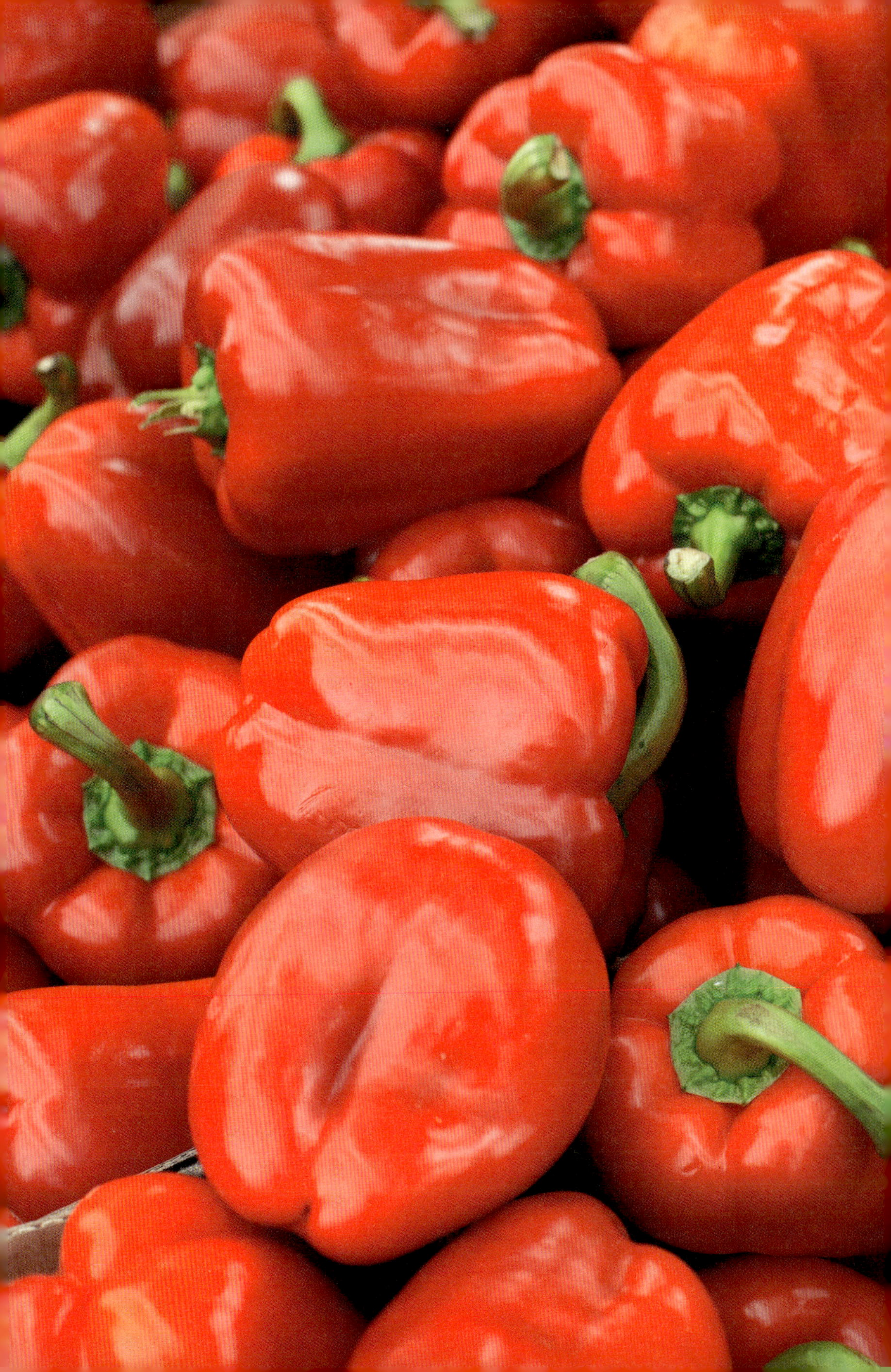

Anhang

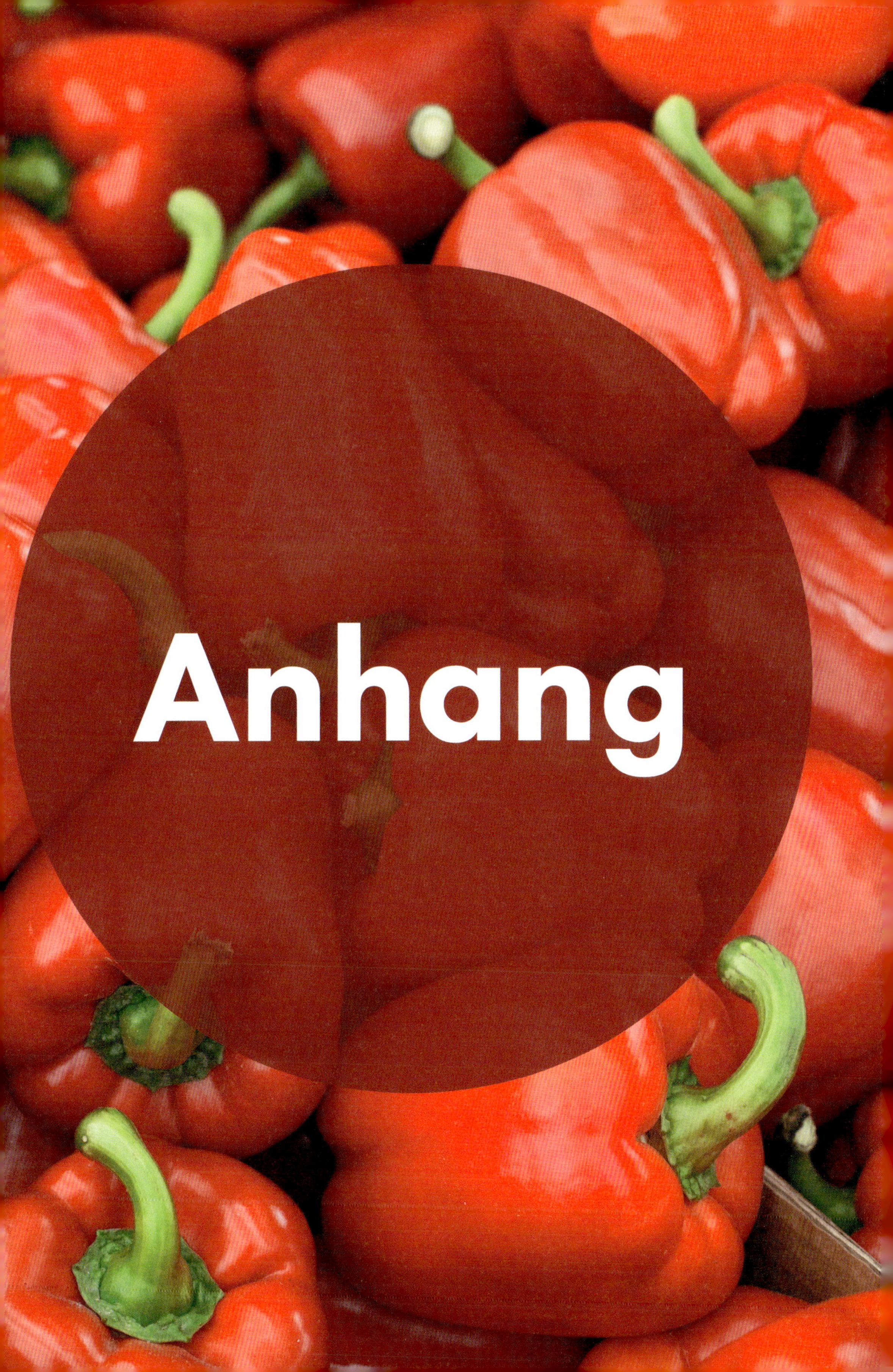

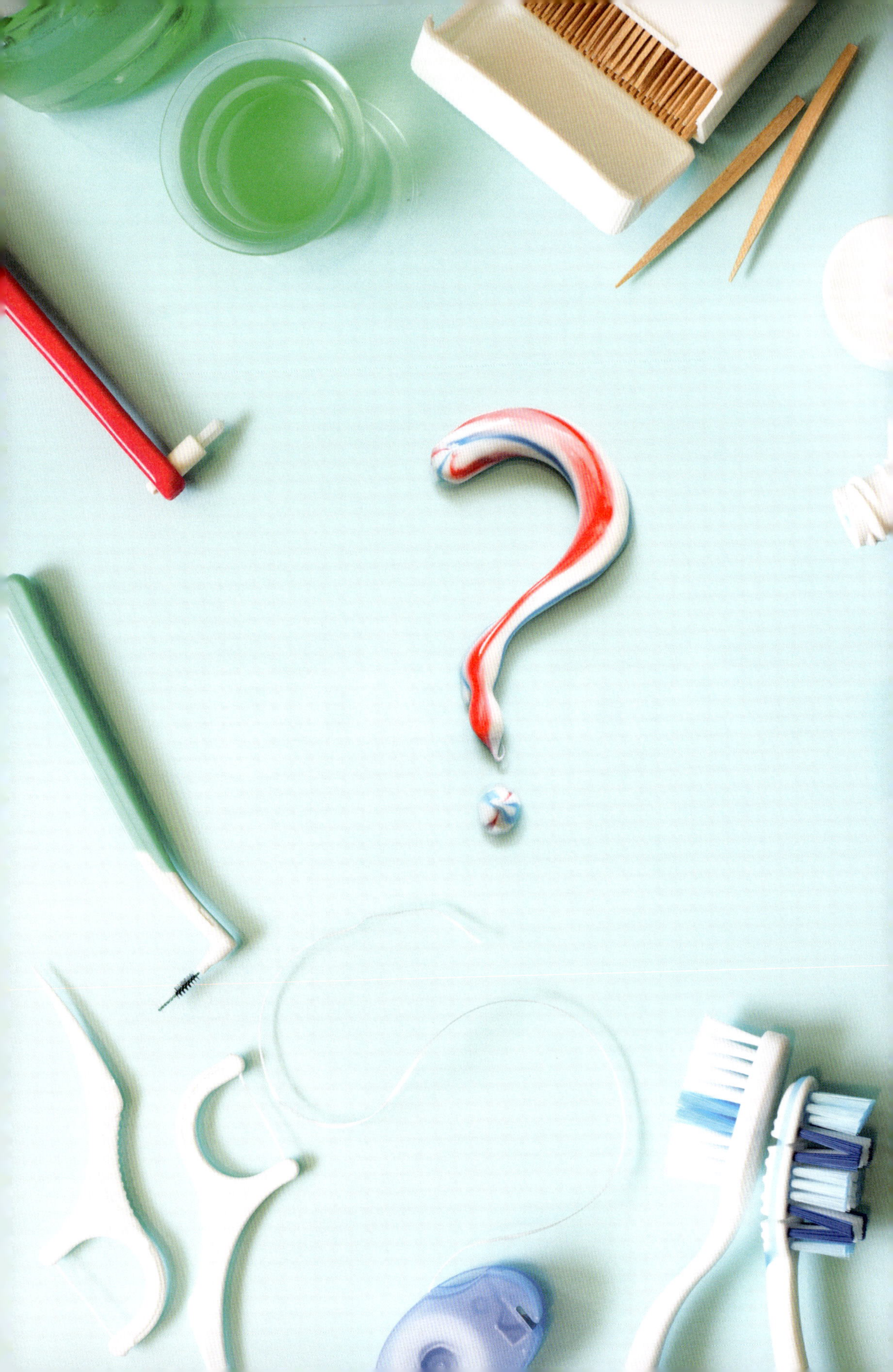

Was sind die besten Mundhygienehilfsmittel?

Lassen Sie uns mit dem Zähneputzen beginnen: Dafür, dass dieses Verhalten nicht angeboren ist, betreiben doch die Mehrzahl der Menschen in Industrieländern das zweimal tägliche Zähneputzen.[251] Studien zeigen, dass dies allerdings nicht den gesamten Zahnbelag entfernt – auch nicht bei putzenden Zahnärzten.[252]

Wenn Sie die Zahnbelagsentfernung noch weiter verbessern wollen, gibt es prinzipiell zwei wissenschaftlich nachgewiesene Möglichkeiten: Zum einen können Sie sich eine elektrische Zahnbürste besorgen. Laut Meta-Analysen entfernen diese gleich viel Zahnbelag auf den Glattflächen der Zähne, allerdings ein wenig mehr Zahnbelag im Zahnzwischenraum.[253] Aber – wie gesagt – auch hier stellt sich die Frage: Müssen Sie den Zahnbelag wirklich noch mehr reduzieren? Viele Menschen bekommen eine sehr gute Mundhygiene auch mit einer Handzahnbürste hin.

Eine weitere wissenschaftlich geprüfte Möglichkeit ist die Verbesserung Ihrer Technik. Hier gibt es mittlerweile Nachweise, dass die ausgefeiltesten Techniken nicht unbedingt die besten sind.[254] Es ist besser, Sie gestalten das Zähneputzen einfach, systematisch und individuell. Am besten gehen Sie mit Ihrer Zahnbürste zum Zahnarzt, putzen dort einmal und lassen sich dann die Zähne mit einem Färbemittel anfärben. Dann sehen Sie, welche Bereiche Sie gut erreichen und an welchen Stellen Sie vielleicht noch ein paar Tipps benötigen können. Wie gesagt, oftmals hängt es einfach an der Systematik.[255]

Sie wollen noch mehr Zahnbelag entfernen? Wissenschaftlichen Nachweis haben Sie für eine individuelle Verbesserung der Technik und/oder elektrische Zahnbürsten.

Was mit dem »normalen« Zähneputzen gut erreicht wird, sind in der Regel die Glattflächen. Der schwerwiegende Knochenabbau durch Parodontitis und viel Karies entsteht allerdings vornehmlich im

Bei Zahnfleischentzündungen hilft eine gute zusätzliche Reinigung der Zahnzwischenräume!

Zahnzwischenraumbereich. Und dieser wird durch das »normale« Zähneputzen nicht erreicht. Daher ist für diese Bereiche die Zahnzwischenraumreinigung wichtig.

Da wir uns im Voraus ein wenig zu den Kriterien von guten Studien informiert haben (siehe S. 45), wissen wir jetzt, worauf wir bei diesen achten müssen. Denn es war ein kleines Erdbeben, das 2008 in der zahnmedizinischen Community stattfand: Eine der ersten Meta-Analysen fasste die Ergebnisse von diversen randomisierten kontrollierten Studien zum Effekt von Zahnseide zusätzlich zum Zähneputzen zusammen und stellte fest: Die routinemäßige Empfehlung, Zahnseide zu benutzen, bringt nichts![256] Ein Schock. Dabei ist es doch das Lieblingsthema von zahnmedizinischen Profis und wird so gerne empfohlen.

Auch die Studierenden der Zahnmedizin sind jedes Semester neu geschockt über diese Studie. Die meisten von ihnen benutzen Zahnseide und haben auch das Gefühl, dass sie Zahnbelag entfernt. Aber wissenschaftlich gesehen ist der Wirknachweis für Zahnseide verdammt dünn. Nach viel Training und mit viel Motivation muss es gar nicht mal ausgeschlossen sein, dass sie effektiv sein kann. Aber die routinemäßige Empfehlung sollte nicht mehr gelten. Bevor Sie jetzt traurig sind (weil Sie Zahnseide regelmäßig benutzen) oder glücklich (weil Sie sie nicht regelmäßig benutzen): Es gibt etwas anderes, das funktioniert und wofür wir auch guten wissenschaftlichen Nachweis haben: Zahnzwischenraumbürsten!

Interdentalraumreinigung kurz gefasst: Zahnseide flop, Zahnzwischenraumbürsten top!

Dazu gibt es mittlerweile sogar Meta-Reviews, also Zusammenfassungen von Meta-Analysen. Jetzt denken Sie wahrscheinlich: Alles sehr Meta. Aber diese Zusammenfassungen der Zusammenfassungen attestieren Zahnzwischenraumbürstchen eine sehr gute Reinigungsleistung. Diese gibt es sowohl mit einem Metallkern oder aus reinem Kunststoff, was für die Reinigungsleistung relativ egal ist. Die kunststoffhaltigen Bürstchen können im Gebrauch manchmal angenehmer sein, was wir in einer eigenen Studie sehen konnten.[257] Natürlich gibt es auch Bereiche, die auch diese Bürstchen nicht erreichen und bei denen Zahnseide empfohlen werden kann. Aber auch das mit fraglicher Relevanz.

Danksagung

Wir möchten darauf hinweisen, dass unsere Empfehlungen auf einer ganzen Reihe von wichtigen Erfahrungen und Arbeiten von Forschern und engagierten Menschen aufbauen. Im Speziellen möchten wir Prof. Elmar Hellwig und Prof. Petra Ratka-Krüger für ihre Unterstützung und den forscherischen Freiraum danken.

Prof. T. Colin Campbell, Dr. Caldwell B. Esselstyn, Dr. Joel Fuhrman, Dr. Michael Greger, Prof. Olaf Adam, Dr. Paul Urbain und Prof. Ulrich Schlagenhauf, Hartmann Litschel danken wir für ihre Inspiration und ihre Lehre, sowie Dr. Katharina Bremer, Dr. Simon Ernst, Dr. Ann-Christin Reinmuth, Dr. Maximilian Gärtner, Dr. Lilian Breuninger und Dr. Julia Kitzmann für ihre engagierten Promotionsarbeiten, Dr. Carolyn Kowalski, Dr. Felix Mittelhamm und Dr. Sylvia Leuthold für ihre Masterarbeiten und die Hinweise für dieses Buch.

Ein großes Dankeschön an alle Kooperationspartner für die Ernährungsstudien wie Prof. Daniel König, Dr. Andreas Dötsch, Prof. Ali Al-Ahmad, Kirstin Vach, Dr. Nelly Karygianni, Dr. Annette Anderson sowie Dr. Stefanie Peikert und Dr. Anne Kruse. Zudem ein großes Dankeschön an alle unsere Studierenden, Kollegen und Patienten, die uns täglich Rückmeldung zur Anwendbarkeit und Effektivität unserer Ernährungsempfehlungen gegeben haben.

Last but not least gilt dem Narayana Verlag und insbesondere Dr. Katrin Sigwart und Mario Hetzel unser herzlicher Dank für die sehr gute Zusammenarbeit.

Über die Autoren

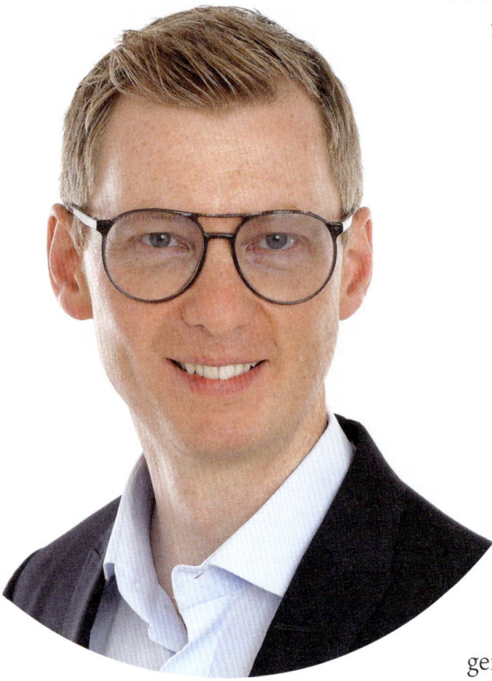

Prof. Dr. Christian Tennert ist Oberarzt an der Klinik für Zahnerhaltung, Präventiv- und Kinderzahnmedizin an den Zahnmedizinischen Kliniken der Universität Bern/Schweiz. Seit über 10 Jahren befasst er sich intensiv mit Ernährung. Seine Interessen liegen im Einfluss der Ernährung auf den menschlichen Körper, insbesondere im Sport/Leistungssport.

Er habilitierte 2017 und schloss im gleichen Jahr eine Weiterbildung zum Ernährungsmediziner bei der Deutschen Gesellschaft für Ernährungsmedizin/Deutschen Akademie für Ernährungsmedizin (DGEM/DAEM) ab. Weiterhin ist er selbst leidenschaftlicher Sportler und als lizensierter Radfahrer in einem internationalen Team erfolgreich. Wissenschaftlich befasst sich Prof. Dr. Tennert mit dem Einfluss der Ernährung auf Erkrankungen in der Mundhöhle. In seiner Lehrtätigkeit, früher an der Universität in Freiburg und nun an der Universität in Bern/Schweiz, ist sein Schwerpunkt in der Lehre die Prävention von Karies und anderen Erkrankungen der Zahnhartsubstanzen durch Ernährung und er ist national und international als Referent mit Themen der Kariesprävention bei Kindern und Erwachsenen tätig. Seit 2020 ist er Präsident der neu gegründeten Schweizerischen Gesellschaft für Sportzahnmedizin (SGSZM), der ersten sportzahnmedizinischen Gesellschaft in der Schweiz.

Prof. Dr. Johan Wölber ist Zahnarzt und wissenschaftlicher Mitarbeiter an der Universität Freiburg sowie Ernährungsmediziner. Er ist Vater von zwei Kindern, lebt in Freiburg und hat mehrere nationale als auch internationale wissenschaftliche Veröffentlichungen im Bereich der Parodontologie, Ernährung, Gesundheitsförderung und Kommunikation verfasst sowie diverse Preise für Wissenschaft und Lehre erhalten. 2017 hat er sich an der Universität Freiburg habilitiert.

Sein besonderes Interesse gilt der Erforschung und Lehre über den Zusammenhang von Ernährung, Gingivitis, Parodontitis und oraler Gesundheit. Prof. Dr. Wölbers Ansatz ist es, über eine gesundheitsoptimierte Ernährung sowohl Mundgesundheit als auch allgemeine Gesundheit zu fördern. Insbesondere die öffentliche Aufklärung über die Gefahren von Zuckerkonsum sowohl auf Karies, Gingivitis, Parodontitis als auch Übergewicht, Diabetes und Herz-Kreislauf-Erkrankungen liegen ihm am Herzen.

Er ist Referent für viele wissenschaftliche Vereinigungen, wie die Deutsche Gesellschaft für Parodontologie und die Deutsche Akademie für Ernährungsmedizin. In seiner Freizeit schwingt er nicht nur gern den Kochlöffel, sondern auch den Pinsel auf der Leinwand.

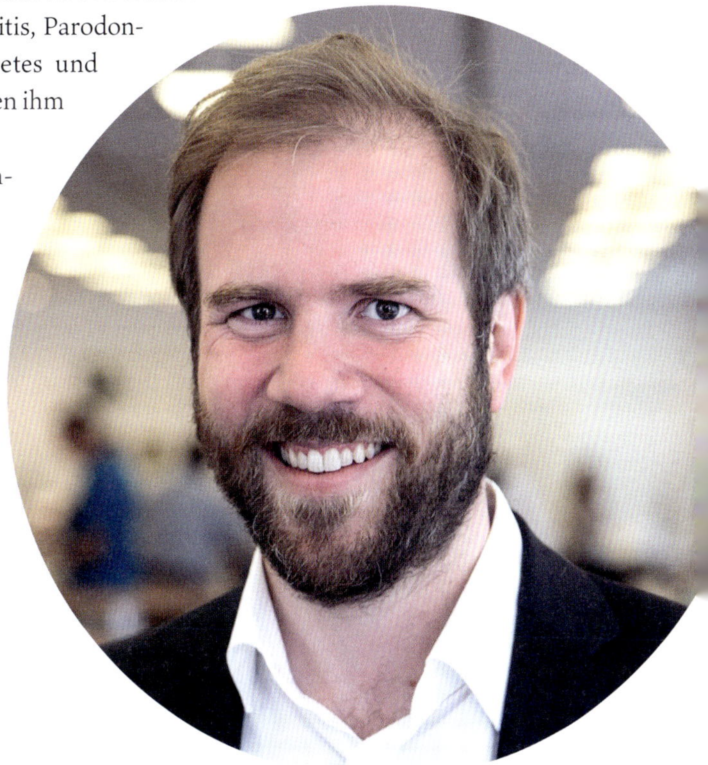

REFERENZEN

Kapitel 1 – Eine kleine Geschichte der Munderkrankungen

1 Fischman SL1.The history of oral hygiene products: how far have we come in 6000 years? Periodontol 2000. 1997 Oct;15:7–14.

2 Lutze K. Die Mundgesundheit der Majestäten. Zahnmedizinische Mitteilungen 09/2009

3 Groß D. Willoughby Dayton Miller – Erklärer der Karies. ZM 18/2017,108–110

4 Patel M. Dental caries vaccine: are we there yet? Lett Appl Microbiol. 2020;70(1):2–12. doi:10.1111/lam.13218

5 Hill TJ, Sims J, Newman M.The effect of penicillin dentifrice on the control of dental caries. J Dent Res. 1953 Aug;32(4):448–52.

6 Zhang S. Dental caries and vaccination strategy against the major cariogenic pathogen, Streptococcus mutans. Curr Pharm Biotechnol. 2013;14(11):960–6.

7 Socransky SS. Microbiology of periodontal disease -- present status and future considerations. J. Periodontol. 1977 Sep;48(9):497–504

8 Luczynski P, McVey Neufeld KA, Oriach CS, Clarke G, Dinan TG, Cryan JF. Growing up in a Bubble: Using Germ-Free Animals to Assess the Influence of the Gut Microbiota on Brain and Behavior. Int J Neuropsychopharmacol. 2016 Aug 12;19(8). pii: pyw020. doi: 10.1093/ijnp/pyw020. Print 2016 Aug.

9 Baumgartner S, Imfeld T, Schicht O, Rath C, Persson RE, Persson GR. The impact of the stone age diet on gingival conditions in the absence of oral hygiene. J Periodontol. 2009 May;80(5):759–68. doi: 10.1902/jop.2009.080376.

10 SWR Marktcheck, Mai 2011. https://www.youtube.com/watch?v=yynXd3r0qJc

11 Knüppel A, Shipley MJ, Llewellyn CH, Brunner EJ.Sugar intake from sweet food and beverages, common mental disorder and depression: prospective findings from the Whitehall II study. Sci Rep. 2017 Jul 27;7(1):6287. doi: 10.1038/s41598-017-05649-7.

Kapitel 2 – Die größten Probleme der Mundhöhle: Karies und Parodontitis

12 GBD. Disease and Injury Incidence and Prevalence Collaborators: Global, regional, and national incidence, prevalence, and years lived with disability for 310 diseases and injuries, 1990–2015: a systematic analysis for the Global Burden of Disease Study 2015.Lancet 2016 Oct 8(388):1545–1602

13 GBD. Disease and Injury Incidence and Prevalence Collaborators: Global, regional, and national incidence, prevalence, and years lived with disability for 310 diseases and injuries, 1990–2015: a systematic analysis for the Global Burden of Disease Study 2015.Lancet 2016 Oct 8(388):1545–1602

14 Livny, A., R. Assali, and H.D. Sgan-Cohen, Early Childhood Caries among a Bedouin community residing in the eastern outskirts of Jerusalem. BMC Public Health, 2007. 7: p. 167.

15 Grindefjord, M., G. Dahllof, and T. Modeer, Caries development in children from 2.5 to 3.5 years of age: a longitudinal study. Caries Res, 1995. 29(6): p. 449–54.

16 Weinstein, P., et al., Results of a promising open trial to prevent baby bottle tooth decay: a fluoride varnish study. ASDC J Dent Child, 1994. 61(5–6): p. 338–41.

17 Petersen PE, Bourgeois D, Ogawa H, Estupinan-Day S, Ndiaye C. The global burden of oral diseases and risks to oral health. Bull World Health Organ 2005 83(9):661–9.

18 Raoult D, Foti B, Aboudharam G. Historical and geographical parallelism between the incidence of dental caries, Streptococcus mutans and sugar intake. Eur J Epidemiol 2013 28(8):709–10.

19 Bernabe E, Sheiham A. Age, period and cohort trends in caries of permanent teeth in four developed countries. Am J Public Health 2014 104(7):e115–21.

20 Marsh PD. Dental plaque as a biofilm: the significance of pH in health and caries. Compend Contin Educ Dent. 2009 Mar;30(2):76–8, 80, 83–7; quiz 88, 90.

21 Karpinski TM, Szkaradkiewicz AK Journal of Biology and Earth Sciences, 201 3, Vol 3, Issue 1, M21 -M24

22 Lin NJ. Biofilm over teeth and restorations: What do we need to know? Dent Mater. 2017 Jun;33(6):667–680. doi: 10.1016/j.dental.2017.03.003. Epub 2017 Mar 31. Review.

23 Kumar PS, Mason MR (2015) Mouthguards: does the indigenous microbiome play a role in maintaining oral health? Front Cell Infect Microbiol. 5:35.
24 Naumova EA, Kuehnl P, Hertenstein P, Markovic L, Jordan RA, Gaengler P, Arnold WH (2012) Fluoride bioavailability in saliva and plaque. BMC Oral Health. 12:3.
25 Vogel GL (2011) Oral fluoride reservoirs and the prevention of dental caries. Monogr Oral Sci. 22:146-57.
26 Nasidze I, Li J, Quinque D, Tang K, Stoneking M. Global diversity in the human salivary microbiome. Genome Res. 2009 Apr;19(4):636-43.
27 Garcia-Godoy F, Hicks MJ. Maintaining the integrity of the enamel surface: the role of dental biofilm, saliva and preventive agents in enamel demineralization and remineralization. J Am Dent Assoc. 2008 139 Suppl:25S-34S.
28, 29 Stephan RM. Intro-oral hydrogen-ion concentrations associated with dental caries activity. J Dent Res 1944 23;257–266
30 Marsh PD (2003) Are dental diseases examples of ecological catastrophes? Microbiology. 149(Pt 2):279–94.
31 Marsh PD Br Dent J. Contemporary perspective on plaque control.2012 Jun 22;212(12):601–6.
32 Høiby N1, Ciofu O, Johansen HK, Song ZJ, Moser C, Jensen PØ, Molin S, Givskov M, Tolker-Nielsen T, Bjarnsholt T. The clinical impact of bacterial biofilms. Int J Oral Sci. 2011 Apr;3(2):55–65.
33 Gustaffson BE, Quensel CE, Lanke LS, Lundqvist C, Grahnen H, Bonow BE, Krasse B. The Vipeholm dental caries study; the effect of different levels of carbohydrate intake on caries activity in 436 individuals observed for five years. Acta Odontol Scand. 1954 Sep;11(3-4):232-64.
34 Aoun, A., et al., The Fluoride Debate: The Pros and Cons of Fluoridation. Prev Nutr Food Sci, 2018. 23(3): p. 171–180.
35 Krasse B (2001) The Vipeholm Dental Caries Study: recollections and reflections 50 years later. J Dent Res. 80(9):1785–8.
36 Madlena, M., Experiences with amine fluoride containing products in the management of dental hard tissue lesions focusing on Hungarian studies: a review. Acta Med Acad, 2013. 42(2): p. 189-97
37 Geurtsen, W., E. Hellwig, and J. Klimek, S2k-Leitlinie (Kurzversion) Kariesprophylaxe bei bleibenden Zähnen – grundlegende Empfehlungen. AWMF online Portal der wissenschaftlichen Medizin, 2017
38 Axelsson, P., J. Lindhe, and B. Nystrom, On the prevention of caries and periodontal disease. Results of a 15-year longitudinal study in adults. J Clin Periodontol, 1991. 18(3): p. 182–9.
39 Von der Fehr, F.R., H. Loe, and E. Theilade, Experimental caries in man. Caries Res, 1970. 4(2): p. 131–48
40 Zickert, I., A.M. Lindvall, and P. Axelsson, Effect on caries and gingivitis of a preventive program based on oral hygiene measures and fluoride application. Community Dent Oral Epidemiol, 1982. 10(6): p. 289–95
41 Marinho V C C, Higgins J P T, Sheiham A,Logan S. Fluoride toothpastes for preventing dental caries in children and adolescents (Cochrane Review). In: The Cochrane Library, Issue 1. 2003. Oxford: Update Software.
42 Bratthall D, Hansel Peterson G, Sundberg H. Reasons for the caries decline: what do the experts believe? Euro J Oral Sci 1996; 104: 416–422.
43 Marinho V C C, Higgins J P T, Sheiham A,Logan S. Fluoride toothpastes for preventing dental caries in children and adolescents (Cochrane Review). In: The Cochrane Library, Issue 1. 2003. Oxford: Update Software.
44 Peters, M.C., Strategies for noninvasive demineralized tissue repair. Dent Clin North Am, 2010. 54(3): p. 507-25
45 Davies RM, Davies GM, Ellwood RP. Prevention. Part 4: Toothbrushing: what advice should be given to patients? Br Dent J. 2003 Aug 9;195(3):135-41.
46 Jordan, A. R., & Micheelis, W. (Eds.). (2016). Fünfte Deutsche Mundgesundheitsstudie-(DMS IV) (p. 18). Deutscher Zahnärzte Verlag DÄV.
47 Dannewitz B, Eickholz P. Der Parodontale Screening-Index (PSI) - ein einfacher Index wirft viele Fragen auf. Parodontologie 2018;29(1):7–13
48 Hoffmann, T. (Ed.). (2006). Mit der Lehre von heute zum Zahnarzt von morgen: Lehrabstimmung in der PA. Quintessenz-Verlag-GmbH.
49 Groß D. Oskar Weski – Nestor der Parodontologie. ZM online. 2018 (15/16)
50 Marsh, P. D., & Devine, D. A. (2011). How is the development of dental biofilms influenced by the host? Journal of clinical periodontology, 38, 28–35.

51 Amano, A., Sharma, A. & Sojar, H. T. (1994) Effects of temperature stress on expression of fimbriae and superoxide dismutase by Porphyromonas gingivalis. Infection and Immunity 62, 4682–4685.
52 Lang NP, Schätzle MA, Löe H. Gingivitis as a risk factor in periodontal disease. J Clin Periodontol. 2009 Jul;36 Suppl 10:3-8. doi: 10.1111/j.1600-051X.2009.01415.x.
53 Grossi SG, Zambon JJ, Ho AW, Koch G, Dunford RG, Machtei EE, Norderyd OM, Genco RJ. Assessment of risk for periodontal disease. I. Risk indicators for attachment loss. J Periodontol. 1994 Mar;65(3):260-7.
54 Lang NP, Schätzle MA, Löe H. Gingivitis as a risk factor in periodontal disease. J Clin Periodontol. 2009 Jul;36 Suppl 10:3–8. doi: 10.1111/j.1600-051X.2009.01415.x.
55 Sanderink, R B A; Schlagenhauf, U (2013). Beschleunigen parodontale Entzündungen den Alterungsprozess des menschlichen Körpers? – Das Inflammaging-Konzept. Deutsche Zahnärztliche Zeitschrift, 68(7):416–425.
56 Truswell AS, Food Fibre and Blood Lipids. Nutrition Reviews, Volume 35, Issue 3, 1 March 1977, Pages 51–54
57 Haber, J., Wattles, J., Crowley, M., Mandell, R., Joshipura, K., & Kent, R. L. (1993). Evidence for cigarette smoking as a major risk factor for periodontitis. Journal of periodontology, 64(1), 16–23.
58 Francisco V1, Pino J, Gonzalez-Gay MA, Mera A, Lago F, Gómez R, Mobasheri A, Gualillo O. Adipokines and inflammation: is it a question of weight? Br J Pharmacol. 2018 May;175(10):1569–1579. doi: 10.1111/bph.14181. Epub 2018 Apr 10.
59 Sabbah W, Gomaa N, Gireesh A.Stress, allostatic load, and periodontal diseases.Periodontol 2000. 2018 Oct;78(1):154–161. doi: 10.1111/prd.12238.
60 Brewer JA1, Bowen S, Smith JT, Marlatt GA, Potenza MN. Mindfulness-based treatments for co-occurring depression and substance use disorders: what can we learn from the brain? Addiction. 2010 Oct;105(10):1698–706. doi: 10.1111/j.1360-0443.2009.02890.x.
61 Bullon P, Newman HN, Battino M.Obesity, diabetes mellitus, atherosclerosis and chronic periodontitis: a shared pathology via oxidative stress and mitochondrial dysfunction? Periodontol 2000. 2014 Feb;64(1):139–53. doi: 10.1111/j.1600-0757.2012.00455.x. Review.
62 Quarta C, Sánchez-Garrido MA, Tschöp MH, Clemmensen C. Renaissance of leptin for obesity therapy. Diabetologia. 2016 May;59(5):920-7. doi: 10.1007/s00125-016-3906-7. Epub 2016 Mar 16.
63 Lenard NR, Berthoud HR.Obesity (Silver Spring). 2008 Dec;16 Suppl 3: S11–22. doi: 10.1038/oby.2008.511. Central and peripheral regulation of food intake and physical activity: pathways and genes.
64 Brock GR1, Butterworth CJ, Matthews JB, Chapple IL. Local and systemic total antioxidant capacity in periodontitis and health. J Clin Periodontol. 2004 Jul;31(7):515–21.
65 Brock GR1, Butterworth CJ, Matthews JB, Chapple IL. Local and systemic total antioxidant capacity in periodontitis and health. J Clin Periodontol. 2004 Jul;31(7):515–21.
66 Bullon P, Newman HN, Battino M. Obesity, diabetes mellitus, atherosclerosis and chronic periodontitis: a shared pathology via oxidative stress and mitochondrial dysfunction?. Periodontol 2000. 2014;64(1):139-153. doi:10.1111/j.1600-0757.2012.00455.x
67 Yaacob M, Worthington HV, Deacon SA, Deery C, Walmsley AD, Robinson PG, Glenny AM. Powered versus manual toothbrushing for oral health. Cochrane Database Syst Rev. 2014 Jun 17;(6):CD002281. doi: 10.1002/14651858.CD002281.pub3
68 Ganss C, Duran R, Winterfeld T, Schlueter N.Tooth brushing motion patterns with manual and powered toothbrushes-a randomised video observation study. Clin Oral Investig. 2018 Mar;22(2):715–720. doi: 10.1007/s00784-017-2146-7. Epub 2017 Jun 16.
69 Berchier, C. E., Slot, D. E., Haps, S., & Van der Weijden, G. A. (2008). The efficacy of dental floss in addition to a toothbrush on plaque and parameters of gingival inflammation: a systematic review. International journal of dental hygiene, 6(4), 265–279
70 Hajishengallis E1, Hajishengallis G.Neutrophil homeostasis and periodontal health in children and adults. J Dent Res. 2014 Mar;93(3):231-7. doi: 10.1177/0022034513507956. Epub 2013 Oct 4.
71 Eickholz, P., Dannewitz, B., & Kim, T. S. (2012). Glossar der Grundbegriffe für die Praxis: Systemische Antibiotika in der parodontalen Therapie. Parodontologie, 23(3), 315–322.
72 Mombelli A. Microbial colonization of the periodontal pocket and its significance for periodontal therapy.Periodontol 2000. 2018 Feb;76(1):85–96. doi: 10.1111/prd.12147. Epub 2017 Nov 30.
73 Flemming HC, Wingender J. The biofilm matrix. Nat Rev Microbiol. 2010 Sep;8(9):623–33. doi: 10.1038/nrmicro2415. Epub 2010 Aug 2.
74 Preus HR, Gjermo P, Baelum V. A Randomized Double-Masked Clinical Trial Comparing Four Periodontitis Treatment Strategies: 5-Year Tooth Loss Results. J Periodontol. 2017 Feb;88(2):144–152. doi: 10.1902/jop.2016.160332. Epub 2016 Oct 21.

75 Battson ML, Lee DM, Jarrell DK, Hou S, Ecton KE, Weir TL, Gentile CL. Suppression of gut dysbiosis reverses Western diet-induced vascular dysfunction. Am J Physiol Endocrinol Metab. 2018 May 1;314(5):E468-E477. doi: 10.1152/ajpendo.00187.2017. Epub 2017 Dec 26.
76 Ikram S, Hassan N, Raffat MA, Mirza S, Akram Z. Systematic review and meta-analysis of double-blind, placebo-controlled, randomized clinical trials using probiotics in chronic periodontitis. J Investig Clin Dent. 2018 Aug;9(3):e12338. doi: 10.1111/jicd.12338. Epub 2018 Mar 31.
77 Matsubara VH, Bandara HM, Ishikawa KH, Mayer MP, Samaranayake LP. The role of probiotic bacteria in managing periodontal disease: a systematic review.Expert Rev Anti Infect Ther. 2016 Jul;14(7):643–55. doi: 10.1080/14787210.2016.1194198. Epub 2016 Jun 3.
78 Schlagenhauf U, Jakob L, Eigenthaler M, Segerer S, Jockel-Schneider Y, Rehn M. Regular consumption of Lactobacillus reuteri-containing lozenges reduces pregnancy gingivitis: an RCT.J Clin Periodontol. 2016 Nov;43(11):948–954. doi: 10.1111/jcpe.12606. Epub 2016 Aug 12.
79 Lustig, Robert H. The hacking of the American mind: The science behind the corporate takeover of our bodies and brains. Penguin, 2017.

Kapitel 3 – Der Affe im Supermarkt – oder warum »normales« Essen heutzutage krank macht

80 Astrup A, Hjorth MF.Low-Fat or Low Carb for Weight Loss? It Depends on Your Glucose Metabolism. EBioMedicine. 2017 Aug;22:20–21. doi: 10.1016/j.ebiom.2017.07.001. Epub 2017 Jul 4
81 Seidelmann SB, Claggett B, Cheng S, Henglin M, Shah A, Steffen LM, Folsom AR, Rimm EB, Willett WC, Solomon SD.Dietary carbohydrate intake and mortality: a prospective cohort study and meta-analysis.Lancet Public Health. 2018 Sep;3(9):e419-e428. doi: 10.1016/S2468-2667(18)30135-X. Epub 2018 Aug 17.
82 Kearns CE, Schmidt LA, Glantz SA. Sugar Industry and Coronary Heart Disease Research: A Historical Analysis of Internal Industry Documents [published correction appears in JAMA Intern Med. 2016 Nov 1;176(11):1729]. JAMA Intern Med. 2016;176(11):1680–1685. doi:10.1001/jamainternmed.2016.5394
83 Kearns CE, Glantz SA, Schmidt LA. Sugar industry influence on the scientific agenda of the National Institute of Dental Research's 1971 National Caries Program: a historical analysis of internal documents. PLoS Med. 2015;12(3):e1001798. Published 2015 Mar 10. doi:10.1371/journal.pmed.1001798
84 Rogers PJ, Hogenkamp PS, de Graaf C, et al. Does low-energy sweetener consumption affect energy intake and body weight? A systematic review, including meta-analyses, of the evidence from human and animal studies. Int J Obes (Lond). 2016;40(3):381–394. doi:10.1038/ijo.2015.177
85 Khan TA, Sievenpiper JL. Controversies about sugars: results from systematic reviews and meta-analyses on obesity, cardiometabolic disease and diabetes. Eur J Nutr. 2016;55(Suppl 2):25–43. doi:10.1007/s00394-016-1345-3
86 Rowe NH, Anderson RH, Wanninger LA. Effects of ready-to-eat breakfast cereals on dental caries experience in adolescent children: a three-year study. J Dent Res. 1974;53(1):33–36. doi:10.1177/00220345740530012601
87 Stehle, P. »Deutsche Gesellschaft für Ernährung. 12. Ernährungsbericht 2012." European Journal of Nutrition and Food Safety 4 (2012): 2347–2564.
88 Sample CH, Martin AA, Jones S, Hargrave SL, Davidson TL. Western-style diet impairs stimulus control by food deprivation state cues: Implications for obesogenic environments. Appetite. 2015;93:13–23. doi:10.1016/j.appet.2015.05.018
89 Kalivas PW1, O'Brien C.Drug addiction as a pathology of staged neuroplasticity.Neuropsychopharmacology. 2008 Jan;33(1):166–80. Epub 2007 Sep 5.
90 Hammerslag LR, Gulley JM.Age and sex differences in reward behavior in adolescent and adult rats. Dev Psychobiol. 2014 May;56(4):611–21. doi: 10.1002/dev.21127. Epub 2013 Jun 10.
91 Reichelt AC, Rank MM.The impact of junk foods on the adolescent brain.Birth Defects Res. 2017 Dec 1;109(20):1649–1658. doi: 10.1002/bdr2.1173.
92 Stice, E., Burger, K. S., & Yokum, S. (2013). Relative ability of fat and sugar tastes to activate reward, gustatory, and somatosensory regions. The American journal of clinical nutrition, 98(6), 1377–1384.
93 Liem DG1, Mennella JA.Sweet and sour preferences during childhood: role of early experiences. Dev Psychobiol. 2002 Dec;41(4):388–95.
94 Cordain L, Eaton SB, Sebastian A, et al. Origins and evolution of the Western diet: health implications for the 21st century. Am J Clin Nutr. 2005;81(2):341–354. doi:10.1093/ajcn.81.2.341

95 Prior RL, Gu L, Wu X, et al. Plasma antioxidant capacity changes following a meal as a measure of the ability of a food to alter in vivo antioxidant status. J Am Coll Nutr. 2007;26(2):170–181. doi:10.1080/07315724.2007.10719599
96 Prior RL, Gu L, Wu X, et al. Plasma antioxidant capacity changes following a meal as a measure of the ability of a food to alter in vivo antioxidant status. J Am Coll Nutr. 2007;26(2):170–181. doi:10.1080/07315724.2007.10719599

Kapitel 4 – Auf zur besten Ernährung!

97 NCD Risk Factor Collaboration (NCD-RisC). Trends in adult body-mass index in 200 countries from 1975 to 2014: a pooled analysis of 1698 population-based measurement studies with 19·2 million participants. Lancet. 2016 Apr 2;387(10026):1377–96. doi: 10.1016/S0140–6736(16)30054-X.
98 Fuhrman J, Sarter B, Glaser D, Acocella S.Changing perceptions of hunger on a high nutrient density diet. Nutr J. 2010 Nov 7;9:51. doi: 10.1186/1475-2891-9-51.
99 Chakrabarti P, Kim JY, Singh M, Shin YK, Kim J, Kumbrink J, Wu Y, Lee MJ, Kirsch KH, Fried SK, Kandror KV. Insulin inhibits lipolysis in adipocytes via the evolutionarily conserved mTORC1-Egr1-ATGL-mediated pathway. Mol Cell Biol. 2013 Sep;33(18):3659–66. doi: 10.1128/MCB.01584-12. Epub 2013 Jul 15.
100 Vortrag von Univ.-Prof. Dr. Frank Madeo, Institut für Molekulare Biowissenschaften, Universität Graz. www.youtube.com/watch?v=LjNn0qZhVzI
101 Koren D, Taveras EM. Association of sleep disturbances with obesity, insulin resistance and the metabolic syndrome.Metabolism. 2018 Apr 6. pii: S0026-0495(18)30099-4. doi: 10.1016/j.metabol.2018.04.001. [Epub ahead of print].
102 Bosma-den Boer MM, van Wetten ML, Pruimboom L.Chronic inflammatory diseases are stimulated by current lifestyle: how diet, stress levels and medication prevent our body from recovering. Nutr Metab (Lond). 2012 Apr 17;9(1):32. doi: 10.1186/1743-7075-9-32.
103 Bosma-den Boer MM1, van Wetten ML, Pruimboom L.Chronic inflammatory diseases are stimulated by current lifestyle: how diet, stress levels and medication prevent our body from recovering. Nutr Metab (Lond). 2012 Apr 17;9(1):32. doi: 10.1186/1743-7075-9-32.
104 Port AM, Ruth MR, Istfan NW. Fructose consumption and cancer: is there a connection? Curr Opin Endocrinol Diabetes Obes. 2012 Oct;19(5):367–74. doi: 10.1097/MED.0b013e328357f0cb.
105 Jenkins DJ, Wolever TM, Taylor RH, Griffiths C, Krzeminska K, Lawrie JA, Bennett CM, Goff DV, Sarson DL, Bloom SR.Slow release dietary carbohydrate improves second meal tolerance. Am J Clin Nutr. 1982 Jun;35(6):1339–46.
106 Riegler M, Kristo I, Asari R, Rieder E, Schoppmann SF. Dietary sugar and Barrett's esophagus. Eur Surg. 2017;49(6):279–281. doi: 10.1007/s10353–017–0494–9. Epub 2017 Oct 24.
107 DiNicolantonio JJ, Mehta V, Zaman SB, O'Keefe JH.Not Salt But Sugar As Aetiological In Osteoporosis: A Review.Mo Med. 2018 May-Jun;115(3):247–252.
108 Sanchez A, Reeser JL, Lau HS, Yahiku PY, Willard RE, McMillan PJ, Cho SY, Magie AR, Register UD.Role of sugars in human neutrophilic phagocytosis.Am J Clin Nutr. 1973 Nov;26(11):1180–4.
109 Pase MP, Himali JJ, Jacques PF, DeCarli C, Satizabal CL, Aparicio H, Vasan RS, Beiser AS, Seshadri S. Sugary beverage intake and preclinical Alzheimer's disease in the community.Alzheimers Dement. 2017 Sep;13(9):955–964. doi: 10.1016/j.jalz.2017.01.024. Epub 2017 Mar 6.
110 Vos MB, Kaar JL, Welsh JA, Van Horn LV, Feig DI, Anderson CAM, Patel MJ, Cruz Munos J, Krebs NF, Xanthakos SA, Johnson RK; American Heart Association Nutrition Committee of the Council on Lifestyle and Cardiometabolic Health; Council on Clinical Cardiology; Council on Cardiovascular Disease in the Young; Council on Cardiovascular and Stroke Nursing; Council on Epidemiology and Prevention; Council on Functional Genomics and Translational Biology; and Council on Hypertension.Added Sugars and Cardiovascular Disease Risk in Children: A Scientific Statement From the American Heart Association.Circulation. 2017 May 9;135(19):e1017-e1034. doi: 10.1161/CIR.0000000000000439. Epub 2016 Aug 22.
111 Jannasch F, Kröger J, Schulze MB. Dietary Patterns and Type 2 Diabetes: A Systematic Literature Review and Meta-Analysis of Prospective Studies.J Nutr. 2017 Jun;147(6):1174–1182. doi: 10.3945/jn.116.242552. Epub 2017 Apr 19.
112 Greenwood DC, Threapleton DE, Evans CE, Cleghorn CL, Nykjaer C, Woodhead C, Burley VJ.Association between sugar-sweetened and artificially sweetened soft drinks and type 2 diabetes: systematic review and dose-response meta-analysis of prospective studies. Br J Nutr. 2014 Sep 14;112(5):725–34. doi: 10.1017/S0007114514001329. Epub 2014 Jun 16.

113 Park S, Akinbami LJ, McGuire LC, Blanck HM.Association of sugar-sweetened beverage intake frequency and asthma among U.S. adults, 2013.Prev Med. 2016 Oct;91:58–61. doi: 10.1016/j.ypmed.2016.08.004. Epub 2016 Aug 2.
114 Kaye EK, Heaton B, Sohn W, Rich SE, Spiro A 3rd, Garcia RI.The Dietary Approaches to Stop Hypertension Diet and New and Recurrent Root Caries Events in Men.J Am Geriatr Soc. 2015 Sep;63(9):1812–9. doi: 10.1111/jgs.13614.
115 Wennerholm K, Birkhed D, Emilson CG.Effects of sugar restriction on Streptococcus mutans and Streptococcus sobrinus in saliva and dental plaque.Caries Res. 1995;29(1):54–61.
116 Joury E, Al-Kaabi R, Tappuni AR.Constructing public health policies in post crisis countries: lessons to learn from the associations between free-sugars consumption and diabetes, obesity and dental caries before, during and after sanctions in Iraq.Z Gesundh Wiss. 2016;24(6):563–569. Epub 2016 Jun 18.
117 Baumgartner S, Imfeld T, Schicht O, Rath C, Persson RE, Persson GR.The impact of the stone age diet on gingival conditions in the absence of oral hygiene.J Periodontol. 2009 May;80(5):759–68. doi: 10.1902/jop.2009.080376.
118 Hujoel P. Dietary carbohydrates and dental-systemic diseases.J Dent Res. 2009 Jun;88(6):490–502. doi: 10.1177/0022034509337700.
119 Fann JC, Lai H, Chiu SY, Yen AM, Chen SL, Chen HH.A population-based study on the association between the intake of soft drinks and periodontal disease in Taiwanese adults aged 35–44 years (KCIS no. 33). Public Health Nutr. 2016 Jun;19(8):1471–8. doi: 10.1017/S1368980015002608. Epub 2015 Sep 9.
120 Fann JC, Lai H, Chiu SY, Yen AM, Chen SL, Chen HH.A population-based study on the association between the intake of soft drinks and periodontal disease in Taiwanese adults aged 35–44 years (KCIS no. 33). Public Health Nutr. 2016 Jun;19(8):1471–8. doi: 10.1017/S1368980015002608. Epub 2015 Sep 9.
121 Rateitschak-Plüss EM, Guggenheim B. Effects of a carbohydrate-free diet and sugar substitutes on dental plaque accumulation. J Clin Periodontol. 1982;9(3):239–251. doi:10.1111/j.1600-051x.1982.tb02063.x
122 Woelber JP, Bremer K, Vach K, König D4, Hellwig E, Ratka-Krüger P, Al-Ahmad A, Tennert C. An oral health optimized diet can reduce gingival and periodontal inflammation in humans - a randomized controlled pilot study.BMC Oral Health. 2016 Jul 26;17(1):28. doi: 10.1186/s12903-016-0257-1.
123 Souza JGS, Cury JA, Ricomini Filho AP, Feres M, Faveri M, Barão VAR1.Effect of sucrose on biofilm formed in situ on titanium material.J Periodontol. 2019 Feb;90(2):141–148. doi: 10.1002/JPER.18–0219. Epub 2018 Sep 4. 10.1902/jop.2013.130284. Epub 2013 Sep 24.
124 Ströhle A, Wolters M, Hahn A. Präventives Potenzial von Ballaststoffen– Ernährungsphysiologie und Epidemiologie. Aktuelle Ernährungsmedizin. 2018 Jun;43(03):179–200.
125 Basaranoglu M, Basaranoglu G, Sabuncu T, Sentürk H. Fructose as a key player in the development of fatty liver disease. World J Gastroenterol. 2013 Feb 28;19(8):1166–72. doi: 10.3748/wjg.v19.i8.1166.
126 Nepomuceno R, Pigossi SC, Finoti LS, Orrico SRP, Cirelli JA, Barros SP, Offenbacher S, Scarel-Caminaga RM.Serum lipid levels in patients with periodontal disease: A meta-analysis and meta-regression. J Clin Periodontol. 2017 Dec;44(12):1192–1207. doi: 10.1111/jcpe.12792. Epub 2017 Nov 17.
127 Jenkins DJ, Kendall CW, Popovich DG, Vidgen E, Mehling CC, Vuksan V, Ransom TP, Rao AV, Rosenberg-Zand R, Tariq N, Corey P, Jones PJ, Raeini M, Story JA, Furumoto EJ, Illingworth DR, Pappu AS, Connelly PWEffect of a very-high-fiber vegetable, fruit, and nut diet on serum lipids and colonic function.Metabolism. 2001 Apr;50(4):494–503.
128 Sleeth ML, Thompson EL, Ford HE, Zac-Varghese SE, Frost G. Free fatty acid receptor 2 and nutrient sensing: a proposed role for fibre, fermentable carbohydrates and short-chain fatty acids in appetite regulation. Nutr Res Rev. 2010 Jun;23(1):135–45. doi: 10.1017/S0954422410000089. Epub 2010 May 19.
129 Encarnação JC, Abrantes AM, Pires AS, Botelho MF.Revisit dietary fiber on colorectal cancer: butyrate and its role on prevention and treatment.Cancer Metastasis Rev. 2015 Sep;34(3):465–78. doi: 10.1007/s10555-015-9578-9.
130 Reynolds A, Mann J, Cummings J, Winter N, Mete E, Te Morenga L. Carbohydrate quality and human health: a series of systematic reviews and meta-analyses.Lancet. 2019 Jan 10. pii: S0140-6736(18)31809-9. doi: 10.1016/S0140-6736(18)31809-9. [Epub ahead of print]
131 Ströhle A, Wolters M, Hahn A. Präventives Potenzial von Ballaststoffen– Ernährungsphysiologie und Epidemiologie. Aktuelle Ernährungsmedizin. 2018 Jun;43(03):179–200.

132 Coogan MM, Mackeown JM, Galpin JS, Fatti LP.Microbiological impressions of teeth, saliva and dietary fibre can predict caries activity.J Dent. 2008 Nov;36(11):892–9. doi: 10.1016/j.jdent.2008.07.004. Epub 2008 Aug 28.

133 Johansson I, Tidehag P, Lundberg V, Hallmans G.Dental status, diet and cardiovascular risk factors in middle-aged people in northern Sweden.Community Dent Oral Epidemiol. 1994 Dec;22(6):431–6.

134 Nielsen SJ, Trak-Fellermeier MA, Joshipura K, Dye BA.Dietary Fiber Intake Is Inversely Associated with Periodontal Disease among US Adults.J Nutr. 2016 Dec;146(12):2530–2536. Epub 2016 Oct 26.

135 Aarabi G, Eberhard J, Reissmann DR, Heydecke G, Seedorf U. Interaction between periodontal disease and atherosclerotic vascular disease--Fact or fiction?Atherosclerosis. 2015 Aug;241(2):555–60. doi: 10.1016/j.atherosclerosis.2015.04.819. Epub 2015 May 5.

136 Fuhrman J, Sarter B, Glaser D, Acocella S. Changing perceptions of hunger on a high nutrient density diet.Nutr J. 2010 Nov 7;9:51. doi: 10.1186/1475-2891-9-51.

137 Ellulu MS, Rahmat A, Patimah I, Khaza'ai H, Abed Y. Effect of vitamin C on inflammation and metabolic markers in hypertensive and/or diabetic obese adults: a randomized controlled trial.Drug Des Devel Ther. 2015 Jul 1;9:3405–12. doi: 10.2147/DDDT.S83144. eCollection 2015.

138 Holick MF, Binkley NC, Bischoff-Ferrari HA, Gordon CM, Hanley DA, Heaney RP, Murad MH, Weaver CM; Endocrine Society.Evaluation, treatment, and prevention of vitamin D deficiency: an Endocrine Society clinical practice guideline. J Clin Endocrinol Metab. 2011 Jul;96(7):1911–30. doi: 10.1210/jc.2011–0385. Epub 2011 Jun 6.

139 Baggerly CA, Cuomo RE, French CB, Garland CF, Gorham ED, Grant WB, Heaney RP, Holick MF, Hollis BW, McDonnell SL, Pittaway M, Seaton P, Wagner CL, Wunsch A.Sunlight and Vitamin D: Necessary for Public Health.J Am Coll Nutr. 2015;34(4):359–65. doi: 10.1080/07315724.2015.1039866. Epub 2015 Jun 22.

140 Schroth RJ, Lavelle C, Tate R, Bruce S, Billings RJ, Moffatt ME. Prenatal vitamin D and dental caries in infants.Pediatrics. 2014 May;133(5):e1277–84.

141 Schroth RJ, Rabbani R, Loewen G, Moffatt ME. Vitamin D and Dental Caries in Children.Dent Res. 2016 Feb;95(2):173–9. doi: 10.1177/0022034515616335. Epub 2015 Nov 9.

142 Tanaka K, Hitsumoto S, Miyake Y, Okubo H, Sasaki S, Miyatake N, Arakawa M. Higher vitamin D intake during pregnancy is associated with reduced risk of dental caries in young Japanese children. Ann Epidemiol. 2015 Aug;25(8):620–5.

143 Gyll J, Ridell K, Öhlund I, Karlsland Åkeson P, Johansson I, Lif Holgerson P. Vitamin D status and dental caries in healthy Swedish children. Nutr J. 2018 Jan 16;17(1):11.

144 Kim I,, Lee HS, Ju HJ, Na JY, Oh HW. A cross-sectional study on the association between vitamin D levels and caries in the permanent dentition of Korean children. BMC Oral Health. 2018 Mar 13;18(1):43.

145 Widén C, Coleman M, Critén S, Karlgren-Andersson P, Renvert S, Persson GR. Consumption of bilberries controls gingival inflammation.Int J Mol Sci. 2015 May 11;16(5):10665–73. doi: 10.3390/ijms160510665.

146 Rodriguez-Mateos A1, Rendeiro C, Bergillos-Meca T, Tabatabaee S, George TW, Heiss C, Spencer JP.Intake and time dependence of blueberry flavonoid-induced improvements in vascular function: a randomized, controlled, double-blind, crossover intervention study with mechanistic insights into biological activity.Am J Clin Nutr. 2013 Nov;98(5):1179–91. doi: 10.3945/ajcn.113.066639. Epub 2013 Sep 4.

147 Cassidy A, Minihane AM.The role of metabolism (and the microbiome) in defining the clinical efficacy of dietary flavonoids.Am J Clin Nutr. 2017 Jan;105(1):10–22. doi: 10.3945/ajcn.116.136051. Epub 2016 Nov 23.

148 Van der Velden U, Kuzmanova D, Chapple IL.Micronutritional approaches to periodontal therapy.J Clin Periodontol. 2011 Mar;38 Suppl 11:142–58. doi: 10.1111/j.1600-051X.2010.01663.x.

149 Varela-López A, Navarro-Hortal MD, Giampieri F, Bullón P, Battino M, Quiles JL6.Nutraceuticals in Periodontal Health: A Systematic Review on the Role of Vitamins in Periodontal Health Maintenance.Molecules. 2018 May 20;23(5). pii: E1226. doi: 10.3390/molecules23051226.

150 Varela-López A, Giampieri F, Bullón P, Battino M, Quiles JL.A Systematic Review on the Implication of Minerals in the Onset, Severity and Treatment of Periodontal Disease.Molecules. 2016 Sep 7;21(9). pii: E1183. doi: 10.3390/molecules21091183.

151 Iwasaki M, Manz MC, Taylor GW, Yoshihara A, Miyazaki H.Relations of serum ascorbic acid and -tocopherol to periodontal disease.J Dent Res. 2012 Feb;91(2):167–72. doi: 10.1177/0022034511431702. Epub 2011 Dec 13.

152 Graziani F, Discepoli N, Gennai S, Karapetsa D, Nisi M, Bianchi L, Rosema NAM, Van der Velden U.The effect of twice daily kiwifruit consumption on periodontal and systemic conditions before and after treatment: A randomized clinical trial.J Periodontol. 2018 Mar;89(3):285–293. doi: 10.1002/JPER.17-0148. Epub 2018 Feb 27.

153 Staudte H1, Sigusch BW, Glockmann E.Grapefruit consumption improves vitamin C status in periodontitis patients.Br Dent J. 2005 Aug 27;199(4):213–7, discussion 210.

154 Frei B, Birlouez-Aragon I, Lykkesfeldt J. Authors' perspective: What is the optimum intake of vitamin C in humans? Crit Rev Food Sci Nutr. 2012;52(9):815–829. doi:10.1080/10408398.2011.649149

155 Neiva RF, Al-Shammari K, Nociti FH Jr, Soehren S, Wang HL.Effects of vitamin-B complex supplementation on periodontal wound healing.J Periodontol. 2005 Jul;76(7):1084–91.

156 Zong G, Holtfreter B, Scott AE, Völzke H, Petersmann A, Dietrich T, Newson RS, Kocher T.Serum vitamin B12 is inversely associated with periodontal progression and risk of tooth loss: a prospective cohort study.J Clin Periodontol. 2016 Jan;43(1):2–9. doi: 10.1111/jcpe.12483. Epub 2016 Jan 18.

157 Ebersole JL, Lambert J, Bush H, Huja PE, Basu A. Serum Nutrient Levels and Aging Effects on Periodontitis.Nutrients. 2018 Dec 15;10(12). pii: E1986. doi: 10.3390/nu10121986.

158 Hiremath VP, Rao CB, Naik V, Prasad KV.Anti-inflammatory effect of vitamin D on gingivitis: a dose-response randomised control trial.Oral Health Prev Dent. 2013;11(1):61–9. doi: 10.3290/j.ohpd.a29377.

159 Zhan Y, Samietz S, Holtfreter B, Hannemann A, Meisel P, Nauck M, Völzke H, Wallaschofski H, Dietrich T, Kocher T.Prospective Study of Serum 25-hydroxy Vitamin D and Tooth Loss.J Dent Res. 2014 Jul;93(7):639–44. doi: 10.1177/0022034514534985. Epub 2014 May 14.

160 Platel K, Srinivasan K. Bioavailability of Micronutrients from Plant Foods: An Update.Crit Rev Food Sci Nutr. 2016 Jul 26;56(10):1608–19. doi: 10.1080/10408398.2013.781011.

161 Rawlinson A, Walsh TF, Lee A, Hodges SJ.Phylloquinone in gingival crevicular fluid in adult periodontitis.J Clin Periodontol. 1998 Aug;25(8):662–5.

162 Aral K, Alkan BA, Saraymen R, Yay A, Şen A, Önder GÖ. Therapeutic effects of systemic vitamin k2 and vitamin d3 on gingival inflammation and alveolar bone in rats with experimentally induced periodontitis. J Periodontol. 2015;86(5):666–673. doi:10.1902/jop.2015.140467

163 Varela-López A, Giampieri F, Bullón P, Battino M, Quiles JL.A Systematic Review on the Implication of Minerals in the Onset, Severity and Treatment of Periodontal Disease.Molecules. 2016 Sep 7;21(9). pii: E1183. doi: 10.3390/molecules21091183.

164 van Woudenbergh GJ, Theofylaktopoulou D, Kuijsten A, Ferreira I, van Greevenbroek MM, van der Kallen CJ, Schalkwijk CG, Stehouwer CD, Ocké MC, Nijpels G, Dekker JM, Blaak EE, Feskens EJ.Adapted dietary inflammatory index and its association with a summary score for low-grade inflammation and markers of glucose metabolism: the Cohort study on Diabetes and Atherosclerosis Maastricht (CODAM) and the Hoorn study.Am J Clin Nutr. 2013 Dec;98(6):1533–42. doi: 10.3945/ajcn.112.056333. Epub 2013 Oct 23

165 Freeland JH, Cousins RJ, Schwartz R.Relationship of mineral status and intake to periodontal disease.Am J Clin Nutr. 1976 Jul;29(7):745–9.

166 Chapple IL, Milward MR, Dietrich T. The prevalence of inflammatory periodontitis is negatively associated with serum antioxidant concentrations.J Nutr. 2007 Mar;137(3):657–64.

167 Kuraner T, Beksac MS, Kayakirilmaz K, Cağlayan F, Onderoğlu LS, Ozgünes H.Serum and parotid saliva testosterone, calcium, magnesium, and zinc levels in males, with and without periodontitis. Biol Trace Elem Res. 1991 Oct;31(1):43–9.

168 Wilson, M. (2005). Microbial inhabitants of humans: their ecology and role in health and disease. Cambridge University Press.

169 Blech, J. (2000). Leben auf dem Menschen. Die Geschichte unserer Besiedler. Hamburg: Rowohlt Taschenbuch Verlag

170 Bennett BJ, de Aguiar Vallim TQ, Wang Z, Shih DM, Meng Y, Gregory J, Allayee H, Lee R, Graham M, Crooke R, Edwards PA, Hazen SL, Lusis AJ.Trimethylamine-N-oxide, a metabolite associated with atherosclerosis, exhibits complex genetic and dietary regulation.Cell Metab. 2013 Jan 8;17(1):49–60. doi: 10.1016/j.cmet.2012.12.011.

171 Ströhle, A., Wolters, M., & Hahn, A. (2018). Präventives Potenzial von Ballaststoffen– Ernährungsphysiologie und Epidemiologie. Aktuelle Ernährungsmedizin, 43(03), 179–200.

172 Kapil V, Haydar SM, Pearl V, Lundberg JO, Weitzberg E, Ahluwalia A.Physiological role for nitrate-reducing oral bacteria in blood pressure control.Free Radic Biol Med. 2013 Feb;55:93–100. doi: 10.1016/j.freeradbiomed.2012.11.013. Epub 2012 Nov 23.

173 Lidder S, Webb AJ.Vascular effects of dietary nitrate (as found in green leafy vegetables and beetroot) via the nitrate-nitrite-nitric oxide pathway.Br J Clin Pharmacol. 2013 Mar;75(3):677–96. doi: 10.1111/j.1365-2125.2012.04420.x.

174 Preshaw PM. Mouthwash use and risk of diabetes. Br Dent J. 2018;225(10):923–926. doi:10.1038/sj.bdj.2018.1020

175 Joshipura K, Muñoz-Torres F, Fernández-Santiago J, Patel RP, Lopez-Candales A. Over-the-counter mouthwash use, nitric oxide and hypertension risk [published online ahead of print, 2019 Nov 11]. Blood Press. 2019;1–10. doi:10.1080/08037051.2019.1680270

176 Takahashi N. Oral Microbiome Metabolism: From »Who Are They?" to »What Are They Doing?". J Dent Res. 2015;94(12):1628–1637. doi:10.1177/0022034515606045

177 Doel JJ, Hector MP, Amirtham CV, Al-Anzan LA, Benjamin N, Allaker RP. Protective effect of salivary nitrate and microbial nitrate reductase activity against caries. Eur J Oral Sci. 2004;112(5):424–428. doi:10.1111/j.1600-0722.2004.00153.x

178 Jockel-Schneider Y, Goßner SK, Petersen N, et al. Stimulation of the nitrate-nitrite-NO-metabolism by repeated lettuce juice consumption decreases gingival inflammation in periodontal recall patients: a randomized, double-blinded, placebo-controlled clinical trial. J Clin Periodontol. 2016;43(7):603–608. doi:10.1111/jcpe.12542

179 Astrup A, Hjorth MF.Low-Fat or Low Carb for Weight Loss? It Depends on Your Glucose Metabolism. EBioMedicine. 2017 Aug;22:20–21. doi: 10.1016/j.ebiom.2017.07.001. Epub 2017 Jul 4.

180 van Woudenbergh GJ1, Theofylaktopoulou D, Kuijsten A, Ferreira I, van Greevenbroek MM, van der Kallen CJ, Schalkwijk CG, Stehouwer CD, Ocké MC, Nijpels G, Dekker JM, Blaak EE, Feskens EJ.Adapted dietary inflammatory index and its association with a summary score for low-grade inflammation and markers of glucose metabolism: the Cohort study on Diabetes and Atherosclerosis Maastricht (CODAM) and the Hoorn study.Am J Clin Nutr. 2013 Dec;98(6):1533–42. doi: 10.3945/ajcn.112.056333. Epub 2013 Oct 23.

181 Simopoulos AP1.Evolutionary aspects of diet, the omega-6/omega-3 ratio and genetic variation: nutritional implications for chronic diseases.Biomed Pharmacother. 2006 Nov;60(9):502–7. Epub 2006 Aug 28.

182 Nikkari T, Luukkainen P, Pietinen P, Puska P.Fatty acid composition of serum lipid fractions in relation to gender and quality of dietary fat.Ann Med. 1995 Aug;27(4):491–8.

183 Yates CM, Calder PC, Ed Rainger G. Pharmacology and therapeutics of omega-3 polyunsaturated fatty acids in chronic inflammatory diseasePharmacol Ther. 2014 Mar;141(3):272–82. doi: 10.1016/j.pharmthera.2013.10.010. Epub 2013 Nov 4.

184 Gerster H. Can adults adequately convert alpha-linolenic acid (18:3n-3) to eicosapentaenoic acid (20:5n-3) and docosahexaenoic acid (22:6n-3)?Int J Vitam Nutr Res. 1998;68(3):159–73.

185 Rizos EC, Elisaf MS. Does Supplementation with Omega-3 PUFAs Add to the Prevention of Cardiovascular Disease?. Curr Cardiol Rep. 2017;19(6):47. doi:10.1007/s11886-017-0856-8

186 Serhan CN. Pro-resolving lipid mediators are leads for resolution physiology. Nature. 2014;510(7503):92–101. doi:10.1038/nature13479

187 Hsu MC, Tung CY, Chen HE. Omega-3 polyunsaturated fatty acid supplementation in prevention and treatment of maternal depression: Putative mechanism and recommendation. J Affect Disord. 2018;238:47–61. doi:10.1016/j.jad.2018.05.018

188 Maki KC, Dicklin MR. Omega-3 Fatty Acid Supplementation and Cardiovascular Disease Risk: Glass Half Full or Time to Nail the Coffin Shut?. Nutrients. 2018;10(7):864. Published 2018 Jul 4. doi:10.3390/nu10070864

189 Molfino A, Gioia G, Rossi Fanelli F, Muscaritoli M. The role for dietary omega-3 fatty acids supplementation in older adults. Nutrients. 2014;6(10):4058–4073. Published 2014 Oct 3. doi:10.3390/nu6104058

190 Cooper RE, Tye C, Kuntsi J, Vassos E, Asherson P. Omega-3 polyunsaturated fatty acid supplementation and cognition: A systematic review and meta-analysis. J Psychopharmacol. 2015;29(7):753–763. doi:10.1177/0269881115587958

191 Hu J, Liu Z, Zhang H. Omega-3 fatty acid supplementation as an adjunctive therapy in the treatment of chronic kidney disease: a meta-analysis. Clinics (Sao Paulo). 2017;72(1):58–64. Published 2017 Jan 1. doi:10.6061/clinics/2017(01)10

192 Sarter B, Kelsey KS, Schwartz TA, Harris WS. Blood docosahexaenoic acid and eicosapentaenoic acid in vegans: Associations with age and gender and effects of an algal-derived omega-3 fatty acid supplement. Clin Nutr. 2015;34(2):212–218. doi:10.1016/j.clnu.2014.03.003

193 Geppert J, Kraft V, Demmelmair H, Koletzko B. Docosahexaenoic acid supplementation in vegetarians effectively increases omega-3 index: a randomized trial. Lipids. 2005;40(8):807–814. doi:10.1007/s11745-005-1442-9

194 Bowen WH. Food components and caries.Adv Dent Res. 1994 Jul;8(2):215–20.

195 Muluke M, Gold T, Kiefhaber K, Al-Sahli A, Celenti R, Jiang H, Cremers S, Van Dyke T, Schulze-Späte U.Diet-Induced Obesity and Its Differential Impact on Periodontal Bone Loss.J Dent Res. 2016 Feb;95(2):223–9. doi: 10.1177/0022034515609882. Epub 2015 Oct 8.

196 Chee B, Park B, Fitzsimmons T, Coates AM, Bartold PM. Omega-3 fatty acids as an adjunct for periodontal therapy-a review.Clin Oral Investig. 2016 Jun;20(5):879–94. doi: 10.1007/s00784-016-1750-2. Epub 2016 Feb 17.

197 Manheimer EW, van Zuuren EJ, Fedorowicz Z, Pijl H. Paleolithic nutrition for metabolic syndrome: systematic review and meta-analysis.Am J Clin Nutr. 2015 Oct;102(4):922–32. doi: 10.3945/ajcn.115.113613. Epub 2015 Aug 12.

198 Weyrich LS, Duchene S, Soubrier J, Arriola L, Llamas B, Breen J, Morris AG, Alt KW, Caramelli D, Dresely V, Farrell M, Farrer AG, Francken M, Gully N, Haak W, Hardy K, Harvati K, Held P, Holmes EC, Kaidonis J, Lalueza-Fox C, de la Rasilla M, Rosas A, Semal P, Soltysiak A, Townsend G, Usai D, Wahl J, Huson DH, Dobney K, Cooper A1.Neanderthal behaviour, diet, and disease inferred from ancient DNA in dental calculus.Nature. 2017 Apr 20;544(7650):357–361. doi: 10.1038/nature21674. Epub 2017 Mar 8.

199 van Woudenbergh GJ, Theofylaktopoulou D, Kuijsten A, Ferreira I, van Greevenbroek MM, van der Kallen CJ, Schalkwijk CG, Stehouwer CD, Ocké MC, Nijpels G, Dekker JM, Blaak EE, Feskens EJ.Adapted dietary inflammatory index and its association with a summary score for low-grade inflammation and markers of glucose metabolism: the Cohort study on Diabetes and Atherosclerosis Maastricht (CODAM) and the Hoorn study.Am J Clin Nutr. 2013 Dec;98(6):1533–42. doi: 10.3945/ajcn.112.056333. Epub 2013 Oct 23.

200 Adam O. Immediate and long range effects of the uptake of increased amounts of arachidonic acid. Clin Investig. 1992;70(9):721–727. doi:10.1007/bf00180737

201 Ströhle, A., Wolters, M., & Hahn, A. (2018). Präventives Potenzial von Ballaststoffen– Ernährungsphysiologie und Epidemiologie. Aktuelle Ernährungsmedizin, 43(03), 179–200.

202 https://www.dge.de/ernaehrungspraxis/vollwertige-ernaehrung/10-regeln-der-dge/

203 Tigchelaar, M., Battisti, D. S., Naylor, R. L., & Ray, D. K. (2018). Future warming increases probability of globally synchronized maize production shocks. Proceedings of the National Academy of Sciences, 115(26), 6644–6649.

204 Borkenhagen LK, Salman MD, Ma MJ, Gray GC. Animal influenza virus infections in humans: A commentary. Int J Infect Dis. 2019;88:113–119. doi:10.1016/j.ijid.2019.08.002

205 Rizzo G, Laganà AS, Rapisarda AM, La Ferrera GM, Buscema M, Rossetti P, Nigro A, Muscia V, Valenti G, Sapia F, Sarpietro G, Zigarelli M, Vitale SG.Vitamin B12 among Vegetarians: Status, Assessment and Supplementation.Nutrients. 2016 Nov 29;8(12). pii: E767.

206 O'Keefe JH Jr, Cordain L. Cardiovascular disease resulting from a diet and lifestyle at odds with our Paleolithic genome: how to become a 21st-century hunter-gatherer. Mayo Clin Proc. 2004;79(1):101–108. doi:10.4065/79.1.101

207 Jackson CL, Hu FB. Long-term associations of nut consumption with body weight and obesity Am J Clin Nutr. 2014 Jul;100 Suppl 1:408S-11S. doi: 10.3945/ajcn.113.071332. Epub 2014 Jun 4. Long-term associations of nut consumption with body weight and obesity.

208 Elmadfa I, Majchrzak D, Rust P, Genser D. The thiamine status of adult humans depends on carbohydrate intake. Int J Vitam Nutr Res. 2001 Jul;71(4):217–21.

209 Azak A, Huddam B, Gonen N, Yilmaz SR, Kocak G, Duranay M. Salt intake is associated with inflammation in chronic heart failure.Int Cardiovasc Res J. 2014 Sep;8(3):89–93. Epub 2014 Sep 1.

210 Binger KJ, Linker RA, Muller DN, Kleinewietfeld M. Sodium chloride, SGK1, and Th17 activation. Pflugers Arch. 2015 Mar;467(3):543–50. doi: 10.1007/s00424-014-1659-z. Epub 2014 Dec 4.

211 Juraschek SP, Miller ER 3rd, Weaver CM, Appel LJEffects of Sodium Reduction and the DASH Diet in Relation to Baseline Blood Pressure. . J Am Coll Cardiol. 2017 Dec 12;70(23):2841–2848. doi: 10.1016/j.jacc.2017.10.011. Epub 2017 Nov 12.

212 Quilez J, Salas-Salvado J. Salt in bread in Europe: potential benefits of reduction.Nutr Rev. 2012 Nov;70(11):666–78. doi: 10.1111/j.1753-4887.2012.00540.x.

213 Michaelsson K, Wolk A, Lemming EW, Melhus H, Byberg L. Intake of Milk or Fermented Milk Combined With Fruit and Vegetable Consumption in Relation to Hip Fracture Rates: A Cohort Study of Swedish Women.J Bone Miner Res. 2018 Mar;33(3):449–457. doi: 10.1002/jbmr.3324. Epub 2017 Nov 27.

214 Tat D, Kenfield SA, Cowan JE, Broering JM, Carroll PR, Van Blarigan EL, Chan JM. Milk and other dairy foods in relation to prostate cancer recurrence: Data from the cancer of the prostate strategic urologic research endeavor (CaPSURE™). Prostate. 2018 Jan;78(1):32–39. doi: 10.1002/pros.23441.

Epub 2017 Nov 6. Milk and other dairy foods in relation to prostate cancer recurrence: Data from the cancer of the prostate strategic urologic research endeavor (CaPSURE™).
215 Ma J, Giovannucci E, Pollak M, Chan JM, Gaziano JM, Willett W, Stampfer MJ. Milk intake, circulating levels of insulinlike growth factor-I, and risk of colorectal cancer in men. J Natl Cancer Inst. 2001 Sep 5;93(17):1330–6.
216 Sanchez-Gonzalez I, Jimenez-Escrig A, Saura-Calixto, F. In vitro antioxidant activity of coffees brewed using different procedures (Italian, espresso and filter) Food Chemistry Volume 90, Issues 1–2, March–April 2005, Pages 133–139
217 Rauma AL, Törrönen R, Hänninen O, Verhagen H, Mykkänen H. Antioxidant status in long-term adherents to a strict uncooked vegan diet.Am J Clin Nutr. 1995 Dec;62(6):1221–7.
218 Welch RW. Can dietary oats promote health? Br J Biomed Sci. 1994 Sep;51(3):260–70. .
219 Darmadi-Blackberry I, Wahlqvist ML, Kouris-Blazos A, Steen B, Lukito W, Horie
Y, Horie K.Legumes: the most important dietary predictor of survival in older people of different ethnicities. Asia Pac J Clin Nutr. 2004;13(2):217–20.
220 Hublin JJ, Ben-Ncer A, Bailey SE, Freidline SE, Neubauer S, Skinner MM, Bergmann I, Le Cabec A, Benazzi S, Harvati K, Gunz P.New fossils from Jebel Irhoud, Morocco and the pan-African origin of Homo sapiens.Nature. 2017 Jun 7;546(7657):289–
292. doi: 10.1038/nature22336.
221 Hublin JJ, Ben-Ncer A, Bailey SE, Freidline SE, Neubauer S, Skinner MM, Bergmann I, Le Cabec A, Benazzi S, Harvati K, Gunz P.New fossils from Jebel Irhoud, Morocco and the pan-African origin of Homo sapiens.Nature. 2017 Jun 7;546(7657):289–292. doi: 10.1038/nature22336.
222 Adler CJ, Dobney K, Weyrich LS, Kaidonis J, Walker AW, Haak W, Bradshaw CJ, Townsend G, Sołtysiak A, Alt KW, Parkhill J, Cooper A.Sequencing ancient calcified dental plaque shows changes in oral microbiota with dietary shifts of the Neolithic and Industrial revolutions.Nat Genet. 2013 Apr;45(4):450–5, 455e1. doi: 10.1038/ng.2536. Epub 2013 Feb 17.
223 Humphrey, L.T., et al., Earliest evidence for caries and exploitation of starchy plant foods in Pleistocene hunter-gatherers from Morocco. Proc Natl Acad Sci U S A, 2014. 111(3): p. 954–9.
224 dpa / Isabelle De Groote/National Academy of Sciences/jai tba
225 Grine, F.E., A.J. Gwinnett, J.H. Oaks, Early hominid dental pathology: interproximal caries in 1.5 million-year-old Paranthropus robustus from Swartkrans. Arch Oral Biol, 1990. 35(5): p. 381–6.
226 Baumgartner S, Imfeld T, Schicht O, Rath C, Persson RE, Persson GR.The impact of the stone age diet on gingival conditions in the absence of oral hygiene.J Periodontol. 2009 May;80(5):759–68. doi: 10.1902/jop.2009.080376.
227 Hall WB, Grupe HE, Claycomb CK. The periodontium and periodontal pathology in the howler monkey. Arch Oral Biol. 1967;12(3):359–366. doi:10.1016/0003-9969(67)90220-8
228 Wang Q, Turnquist JE, Kessler MJ. Free-ranging Cayo Santiago rhesus monkeys (Macaca mulatta): III. Dental eruption patterns and dental pathology.Am J Primatol. 2016 Jan;78(1):127–42. doi: 10.1002/ajp.22434. Epub 2015 Jun 26.
229 Salazar CR, Laniado N, Mossavar-Rahmani Y, Borrell LN, Qi Q, Sotres-Alvarez D, Morse DE, Singer RH, Kaplan RC, Badner V, Lamster IB. Better-quality diet is associated with lower odds of severe periodontitis in US Hispanics/Latinos. J Clin Periodontol. 2018 Jul;45(7):780–790. doi: 10.1111/jcpe.12926. Epub 2018 Jun 11.
230 Staufenbiel I, Weinspach K, Förster G, Geurtsen W, Günay H.Periodontal conditions in vegetarians: a clinical study.Eur J Clin Nutr. 2013 Aug;67(8):836–40. doi: 10.1038/ejcn.2013.101. Epub 2013 May 29.
231 Seidelmann SB, Claggett B, Cheng S, Henglin M, Shah A, Steffen LM, Folsom AR, Rimm EB, Willett WC, Solomon SD.Dietary carbohydrate intake and mortality: a prospective cohort study and meta-analysis.Lancet Public Health. 2018 Sep;3(9):e419-e428. doi: 10.1016/S2468-2667(18)30135-X. Epub 2018 Aug 17.
232,235 Hujoel P.Dietary carbohydrates and dental-systemic diseases.J Dent Res. 2009 Jun;88(6):490–502. doi: 10.1177/0022034509337700. Review
234 Wölber JP, Tennert C. Potenzieller Einfluss der prozessierten, einfachen Kohlenhydrate auf parodontale Erkrankungen. Parodontologie 2017:4 385–389.
235 Springmann M, Wiebe K, Mason-D'Croz D, Sulser TB, Rayner M, Scarborough P. Health and nutritional aspects of sustainable diet strategies and their association with environmental impacts: a global modelling analysis with country-level detail. Lancet Planet Health. 2018;2(10):e451–e461. doi:10.1016/S2542-5196(18)30206-7

236 Woelber JP, Bremer K, Vach K, König D, Hellwig E, Ratka-Krüger P, Al-Ahmad A, Tennert C. An oral health optimized diet can reduce gingival and periodontal inflammation in humans - a randomized controlled pilot study. BMC Oral Health. 2016 Jul 26;17(1):28. doi: 10.1186/s12903-016-0257-1. Erratum in: BMC Oral Health. 2016 Oct 6;16(1):109. PMID: 27460471; PMCID: PMC4962497.
237 Woelber JP, Gärtner M, Breuninger L, Anderson A, König D, Hellwig E, Al-Ahmad A, Vach K, Dötsch A, Ratka-Krüger P, Tennert C. The influence of an anti-inflammatory diet on gingivitis. A randomized controlled trial. J Clin Periodontol. 2019 Apr;46(4):481-490. doi: 10.1111/jcpe.13094. Epub 2019 Apr 2. PMID: 30941800.4
238 Woelber JP, Gärtner M, Breuninger L, Anderson A, König D, Hellwig E, Al-Ahmad A, Vach K, Dötsch A, Ratka-Krüger P, Tennert C. The influence of an anti-inflammatory diet on gingivitis. A randomized controlled trial. J Clin Periodontol. 2019 Apr;46(4):481-490. doi: 10.1111/jcpe.13094. Epub 2019 Apr 2. PMID: 30941800.4
239 Fuhrman J, Sarter B, Glaser D, Acocella S. Changing perceptions of hunger on a high nutrient density diet. Nutr J. 2010 Nov 7;9:51. doi: 10.1186/1475-2891-9-51. Changing perceptions of hunger on a high nutrient density diet.
240 Sample CH, Martin AA, Jones S, Hargrave SL, Davidson TL. Western-style diet impairs stimulus control by food deprivation state cues: Implications for obesogenic environments. Appetite. 2015;93:13–23. doi:10.1016/j.appet.2015.05.018
241 Kristoffersson K, Birkhed D. Effects of partial sugar restriction for 6 weeks on numbers of Streptococcus mutans in saliva and interdental plaque in man. Caries Res. 1987;21(1):79–86. doi:10.1159/000261005
242 Hix JO, O'Leary TJ. The relationship between cemental caries, oral hygiene status and fermentable carbohydrate intake. J Periodontol. 1976;47(7):398–404. doi:10.1902/jop.1976.47.7.398

Kapitel 5 – Wie wollen wir essen? Der gesellschaftliche Blick

243 Lemke, H. (2014). Politik des Essens: Wovon die Welt von morgen lebt. transcript Verlag.
244 Jamel H, Plasschaert A, Sheiham A.Dental caries experience and availability of sugars in Iraqi children before and after the United Nations sanctions.Int Dent J. 2004 Feb;54(1):21–5.
245 Schwendicke F, Thomson WM, Broadbent JM, Stolpe M.Effects of Taxing Sugar-Sweetened Beverages on Caries and Treatment Costs.J Dent Res. 2016 Nov;95(12):1327–1332. doi: 10.1177/0022034516660278. Epub 2016 Oct 1.
246 Lampert, T., & Kurth, B. M. (2007). Sozialer Status und Gesundheit von Kindern und Jugendlichen: Ergebnisse des Kinder-und Jugendgesundheitssurveys (KiGGS).
247 Effertz T, Engel S, Verheyen F, Linder R. The costs and consequences of obesity in Germany: a new approach from a prevalence and life-cycle perspective. Eur J Health Econ. 2016;17(9):1141–1158. doi:10.1007/s10198-015-0751-4
248 Dalton MA, Longacre MR, Drake KM, et al. Child-targeted fast-food television advertising exposure is linked with fast-food intake among pre-school children. Public Health Nutr. 2017;20(9):1548–1556. doi:10.1017/S1368980017000520
249 Bengel, J., & Jerusalem, M. (Eds.). (2009). Handbuch der Gesundheitspsychologie und medizinischen Psychologie. Hogrefe Verlag.
250 Jansen E, Mulkens S, Jansen A. Do not eat the red food!: prohibition of snacks leads to their relatively higher consumption in children. Appetite. 2007 Nov;49(3):572–7. Epub 2007 Apr 7.

Anhang

251 Zimmer S, Lieding L. Gewohnheiten und Kenntnisse zur Mundhygiene in Deutschland – Ergebnisse einer bevölkerungsrepräsentativen Befragung. Deutsche Zahnärztliche Zeitschrift. 2014; 69 (10)
252 Deinzer R, Schmidt R, Harnacke D, Meyle J, Ziebolz D, Hoffmann T, Wöstmann B. Finding an upper limit of what might be achievable by patients: oral cleanliness in dental professionals after self-performed manual oral hygiene. Clin Oral Investig. 2018 Mar;22(2):839–846. doi:0.1007/s00784-017-2160-9. Epub 2017 Jul 4.
253 Yaacob M, Worthington HV, Deacon SA, Deery C, Walmsley AD, Robinson PG, Glenny AM.Powered versus manual toothbrushing for oral health.Cochrane Database Syst Rev. 2014 Jun 17;(6):CD002281. doi: 10.1002/14651858.CD002281.pub3.

254 Harnacke D, Mitter S, Lehner M, Munzert J, Deinzer R.Improving oral hygiene skills by computer-based training: a randomized controlled comparison of the modified Bass and the Fones techniques. PLoS One. 2012;7(5):e37072. doi: 10.1371/journal.pone.0037072. Epub 2012 May 21.
255 Ganss C, Duran R, Winterfeld T, Schlueter N.Tooth brushing motion patterns with manual and powered toothbrushes-a randomised video observation study.Clin Oral Investig. 2018 Mar;22(2):715-720. doi: 10.1007/s00784-017-2146-7. Epub 2017 Jun 16.
256 Berchier, C. E., Slot, D. E., Haps, S., & Van der Weijden, G. A. (2008). The efficacy of dental floss in addition to a toothbrush on plaque and parameters of gingival inflammation: a systematic review. International journal of dental hygiene, 6(4), 265–279.
257 Abouassi, T., Woelber, J. P., Holst, K., Stampf, S., Doerfer, C. E., Hellwig, E., & Ratka-Krüger, P. (2014). Clinical efficacy and patients' acceptance of a rubber interdental bristle. A randomized controlled trial. Clinical oral investigations, 18(7), 1873–1880.

Abbildungsverzeichnis

S. 93, S. 113: shutterstock.com/Jiang Hongyan; S. 64, vi: shutterstock.com/Opolja; S. 26, 28, 29, 31, 32, 43, 83, 85, 120: shutterstock.com/Say Sizokhu; S. 5, S. 32, v: shutterstock.com/Kenishirotie; S. 20, S. 62: shutterstock.com/Cipariss; S. 52, v: shutterstock.com/Tarr Pichet; S. 8: shutterstock.com/Anghi; S. 35, v: shutterstock.com/Kateryna Kon; S. iv: shutterstock.com/HstrongART; S. xii: shutterstock.com/Discovod; S. 3: shutterstock.com/fotofeel; S. 4: shutterstock.com/Degtiarova Viktoriia; S. 10: shutterstock.com/Gudkov Andrey; S. 11 oben: Zeichnung: Thorbjørn Egner.; Mitte: Oslo Museum; S. 16: Phil Marsh; S. xii: shutterstock.com/Discovod; S. 17 oben: shutterstock.com/Kateryna Kon; S. 17 unten: shutterstock.com/AlexandrMusuc; S. 19: SRF/Tobias Siebrecht; S. 22: shutterstock.com/AlexandrMusuc; S. 25 rechts: shutterstock.com/Noppadon stocker; S. 25 links: shutterstock.com/GaroManjikian; S. 26: shutterstock.com/Kateryna Kon; S. 27 links: shutterstock.com/benjamas11; S. 27 rechts: shutterstock.com/Markus Mainka; S. 30: shutterstock.com/MaraZe; S. 31: shutterstock.com/Dean Drobot; S. 33: Uniklinik Freiburg; S. 35: shutterstock.com/Losev Artyom; S. 39: shutterstock.com/Gorynvd; S. 41: shutterstock.com/Kraipet Sritong; S. 44: shutterstock.com/Pressmaster; S. 45 rechts: shutterstock.com/Powerofflowers; S. 45 links: shutterstock.com/bymandesigns; S. 46: shutterstock.com/Daniel Krason; S. 54: shutterstock.com/Sinuswelle; S. 62: shutterstock.com/Kitamin; S. 66: shutterstock.com/Just dance; S. 69: shutterstock.com/Billion Photos; S. 71: shutterstock.com/Kaplygula; S. 78: shutterstock.com/Rodica Ciorba; S. 80: shutterstock.com/Leron Ligred; S. 81: shutterstock.com/Lightspring; S. 82: shutterstock.com/otsphoto; S. 84 oben: shutterstock.com/ellinnur bakarudin; S. 85: shutterstock.com/Kasabutskaya Nataliya; S. 87: shutterstock.com/Justyna Pankowska; S. 88: shutterstock.com/Iakovleva Daria; S. 89: shutterstock.com/AtlasStudio; S. 90: shutterstock.com/paulista; S. 95 shutterstock.com/Nataly Studio; shutterstock.com/ Natasha Breen; shutterstock.com/ikrolevetc; shutterstock.com/New Africa; shutterstock.com/ JIANG HONGYAN; S. 97: Johan Wölber; S. 102: shutterstock.com/Vladislav Noseek; S. 105: shutterstock.com/HT-Pix; S. 107: shutterstock.com/Oleksandra Naumenko; S. 111: Katharina Bremer; S. 117: Pixabay/Johan Wölber; S. 120: shutterstock.com/Julia Kirsanova; S. 120: shutterstock.com/CastecoDesign; S. 122: shutterstock.com/New Africa; S. 125: shutterstock.com/Romariolen; S. 174: shutterstock.com/leomod; S. 176: shutterstock.com/udra11; S. 180: Conny Ehm; S. 181: Zahnärzte für Niedersachsen

Index

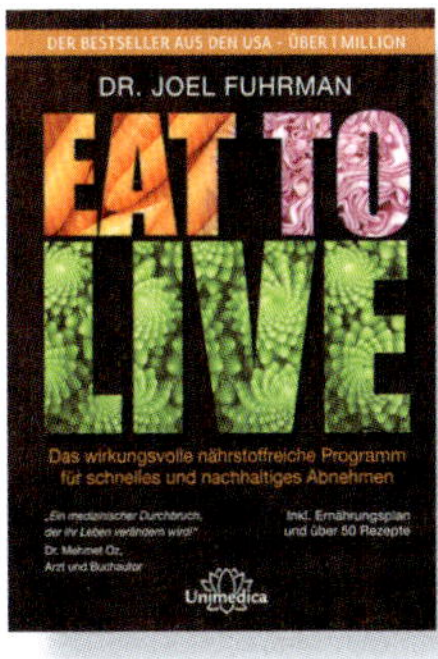

Joel Fuhrman

Eat to Live

Das wirkungsvolle, nährstoffreiche Programm für schnelles und nachhaltiges Abnehmen

432 Seiten, geb., € 24,80

EAT TO LIVE ist das Grundlagenwerk für gesunde Ernährung. Der amerikanische Erfolgsautor und Arzt Dr. Fuhrman stellt damit ein mächtiges Werkzeug zur Verfügung, um dauerhaft Gewicht zu verlieren und die Gesundheit wiederzuerlangen. In den USA ist es ein Dauerbrenner, über 1 Million verkaufte Bücher sprechen für sich.

Joel Fuhrman zeigt, wie allein mit der richtigen Ernährung Bluthochdruck, Diabetes, Autoimmunkrankheiten, Migräne, Asthma und Allergien dauerhaft geheilt werden können.

Mit seinem 6-Wochenplan kann man Heißhungerattacken und Verlangen nach Junkfood hinter sich lassen. Das Geheimnis liegt in der Nährstoffdichte, das bedeutet die Einnahme von viel nährstoffreicher Nahrung. Übergewichtige sind trotz Überernährung meistens damit unterversorgt. Das Buch revolutioniert unser Denken und unsere Essgewohnheiten.

„EAT TO LIVE ist keine Mode-Diät. Es ist eine Aufklärung über Diäten. Hierin liegt das Geheimnis seines Erfolgs." — Rick Chavarria, 10 kg in 6 Wochen

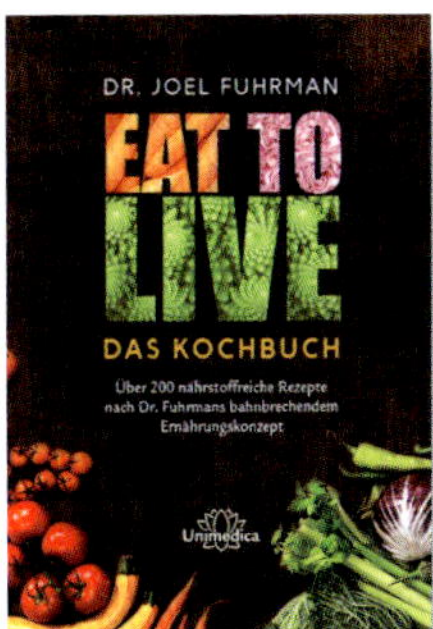

Joel Fuhrman

Eat to Live - Das Kochbuch

Über 200 nährstoffreiche Rezepte nach Dr. Fuhrmans bahnbrechendem Ernährungskonzept

448 Seiten, geb., € 34,-

In seinem Kochbuch präsentiert der erfolgreiche Arzt 200 köstliche und kerngesunde Rezepte: Von fruchtigen Smoothies, knack-frischen Salaten, Frühstücksideen wie Haferbrei mit Blaubeeren und Polenta-Frittata, über cremige Suppen und deftige Eintöpfe, exotische Pfannengerichte, Tempeh mit Pistazienkruste und Auberginen-Cannelloni bis verführerischen Desserts wie Fuhrmans Eiskonfekt oder Pfirsich-Sorbet.

Neben dieser Vielzahl innovativer Menüs für alle Anlässe enthält EAT TO LIVE – DAS KOCHBUCH die neuesten ernährungswissenschaftlichen Erkenntnisse, wertvolle Ratschläge zu den hochwertigsten Zutaten, Tipps für die Küchenausstattung, den Einkauf, Zubereitungsweisen, Würzmittel sowie inspirierende Erfahrungsberichte von Menschen, die dank dem Bestseller EAT TO LIVE zu einem völlig neuen Lebensgefühl gefunden haben.

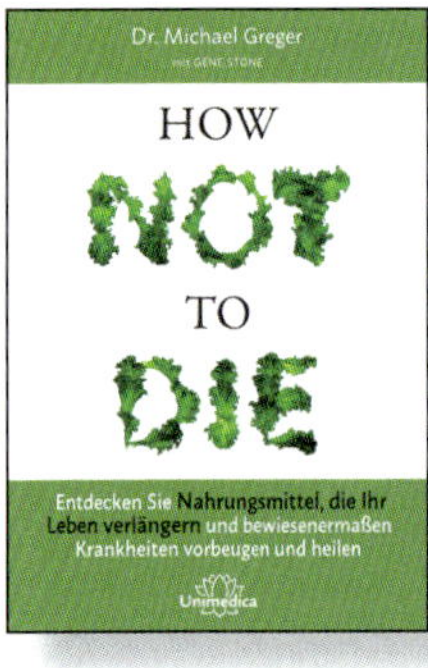

Michael Greger / Gene Stone

How Not To Die

Entdecken Sie Nahrungsmittel, die Ihr Leben verlängern und bewiesenermaßen Krankheiten vorbeugen und heilen

512 Seiten, geb., € 24,80

Dr. Michael Greger, international renommierter Arzt, Ernährungswissenschaftler und Gründer des Online-Informationsportals Nutritionfacts.org, lüftet in seinem weltweit außergewöhnlich erfolgreichen Bestseller das am besten gehütete Geheimnis der Medizin: Wenn die Grundbedingungen stimmen, kann sich der menschliche Körper selbst heilen.

In How Not To Die analysiert Greger die häufigsten 15 Todesursachen der westlichen Welt, zu denen z. B. Herzerkrankungen, Krebs, Diabetes, Bluthochdruck und Parkinson zählen, und erläutert auf Basis der neuesten wissenschaftlichen Forschungsergebnisse, wie diese verhindert, in ihrer Entstehung aufgehalten oder sogar rückgängig gemacht werden können.

Darüber hinaus erklärt er auf verständliche Weise, welche Lebensmittel besonders wertvoll und gesund für die verschiedenen Organe und Funktionen des menschlichen Körpers sind, und wie diese am besten kombiniert und verzehrt werden können. Sein „Tägliches Dutzend" fasst in einer so übersichtlichen wie praktischen Checkliste alle die Lebensmittel zusammen, die eine optimale Gesundheit unterstützen.

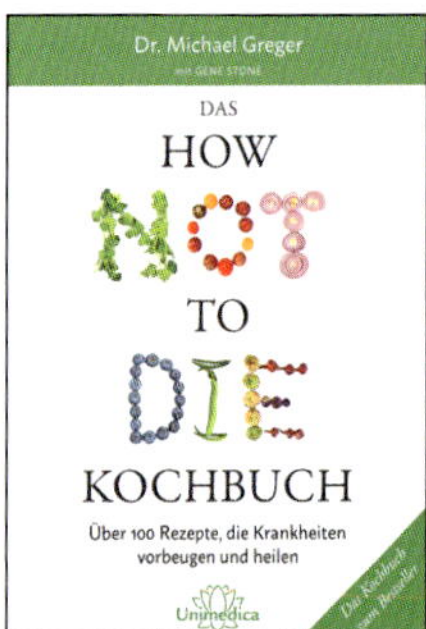

Michael Greger / Gene Stone

Das How Not To Die Kochbuch

Über 100 Rezepte, die Krankheiten vorbeugen und heilen

272 Seiten, geb., € 29,-

Der Ernährungsguru, Arzt und begeisterte Wissenschaftsfreak Dr. Michael Greger hat dem Drängen Tausender Fans nachgegeben und ein Begleitkochbuch zu seinem internationalen Bestseller How Not To Die verfasst. Dieses ungeduldig erwartete Kochbuch enthält über 100 Rezepte für köstliche pflanzenbasierte Gerichte, die so gesund sind, dass sie Leben retten.

In diesem Buch finden Sie Rezepte für sämtliche Tageszeiten und Anlässe, von leckeren Ideen für Frühstück, Mittag- und Abendessen über Snacks für zwischendurch, Salate, Suppen und Beilagen bis hin zu Desserts oder Getränken. Verführerische Fotos werden Ihnen das Wasser im Mund zusammenlaufen lassen und Lust aufs Nachkochen machen.

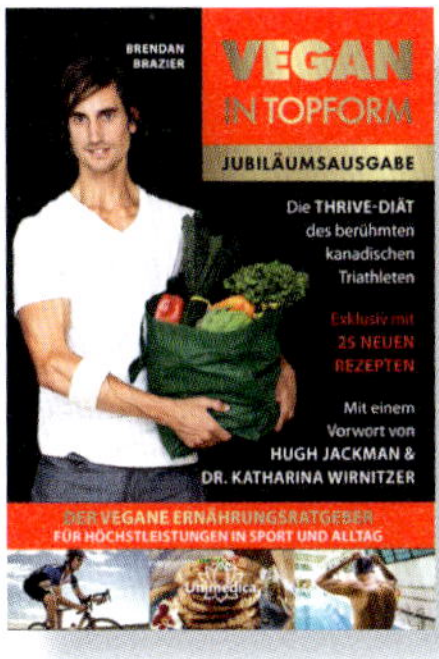

Brendan Brazier

Vegan in Topform

Der vegane Ernährungsratgeber für Höchstleistungen in Sport und Alltag - Die Thrive-Diät des berühmten kanadischen Triathleten

400 Seiten, geb., € 26,-

Brendan Brazier, kanadischer Triathlet und Ironman, ist ein führender Pionier für vegane Ernährung. Dieses Werk ist ein Kultbuch der weltweiten Veganbewegung.

Brendan Brazier hat die vegane Ernährung revolutioniert und achtet dabei auf eine ausgewogene Kost mit ausreichend Proteinen und anderen Nährstoffen. Hier setzt er auch auf Superfood wie die Andenwurzel Maca, die legendäre Alge Chlorella oder das nahrhafte Hanfprotein.

Die Thrive-Diät führt zum Abbau von Körperfett und Aufbau von Muskelmasse, zu Leistungssteigerung, weniger Stress und Heißhunger auf Junkfood, geistiger Klarheit und besserem Schlaf.

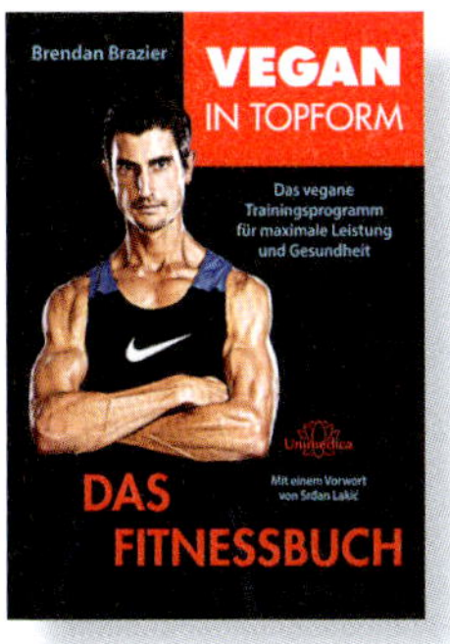

Brendan Brazier

Vegan in Topform - Das Fitnessbuch

Das vegane Trainingsprogramm für maximale Leistung und Gesundheit

272 Seiten, geb., € 24,-

Brendan Brazier, kanadischer Profi-Triathlet und Autor der Bestseller-Serie Vegan in Topform, ist einer der Pioniere der veganen Ernährung. An seinem eigenen Körper testete er über 25 Jahre die optimale Ernährung für sportliche Höchstleistungen aus und entwickelte die Thrive-Diät.

In seinem neuesten Werk zeigt er, wie man in kürzester Zeit mit der Thrive-Diät und ausgewählten Übungen gesund und fit wird und überragende Ergebnisse erzielen kann.

Sowohl für Anfänger als auch erfahrene Sportler ist dieses Buch ein unverzichtbares Werkzeug für den Aufbau einer kräftigen, effizienten Muskulatur und den gleichzeitigen Abbau von Körperfett. Brendans Methode verbessert darüber hinaus die Schlafqualität, beugt Erkrankungen vor, verhilft zu mehr Energie und geistiger Klarheit, verhindert Heißhungerattacken, verkürzt die Regenerationsphase und reduziert das Verletzungsrisiko.

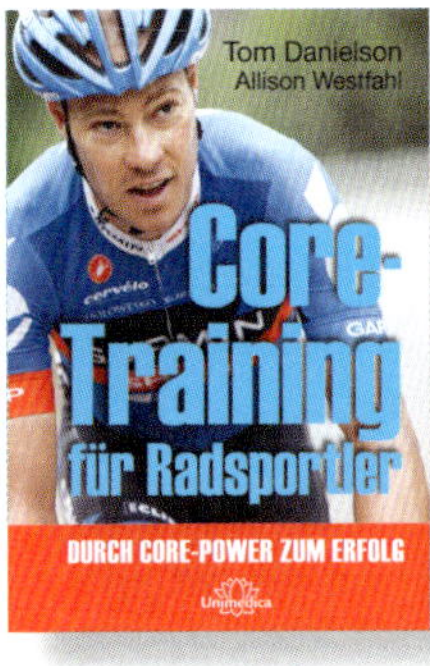

Tom Danielson / Allison Westfahl

Core-Training für Radsportler

Durch Core-Power zum Erfolg

240 Seiten, geb., € 19,80

Das ultimative Core-Powerprogramm für Radsportler - von Brendan Brazier empfohlen

Profiradfahrer und Tour-de-France-Teilnehmer Tom Danielson hatte Rückenprobleme. Beim Fahren fühlte er sich unwohl und kämpfte gegen Schmerzen an. Revolutionäre Core-Übungen zur Stärkung der tiefliegenden Halte- und Stützmuskulatur ließen seine Rückenschmerzen verschwinden und bescherten ihm eine effektivere Fahrtechnik und mehr Power am Berg.

Ein Radfahrer braucht mehr als nur Kraft in den Beinen. Danielsons CoreÜbungen verleihen Kraft und Ausdauer ganz ohne Fitnesscenter. Der berühmte Radsportler und seine Trainerin Allison Westfahl entwickelten diese Übungen anhand realistischer Bewegungsabläufe beim Radfahren. Sie verbessern die Effektivität und beugen Verletzungen und Schmerzen vor.

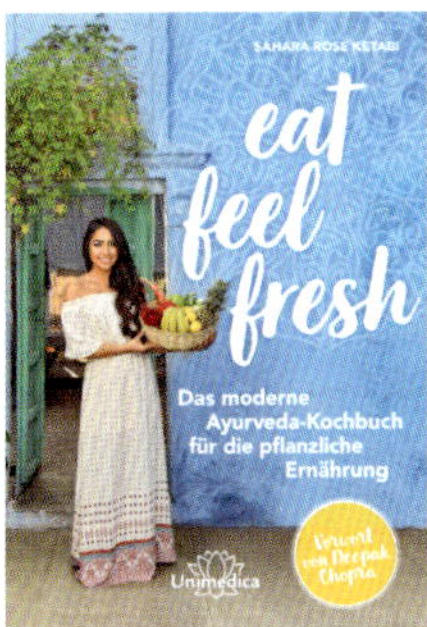

Sahara Rose Ketabi

Eat Feel Fresh

Das moderne Ayurveda- Kochbuch für die pflanzliche Ernährung

256 Seiten, geb., € 24,80

Die Ernährungsexpertin und bekannte Bloggerin Sahara Rose Ketabi ist die Stimme des modernen Ayurveda. Begleiten Sie sie in Eat Feel Fresh auf ihrer Wellness-Reise, mit der sie uralte Weisheiten ins 21. Jahrhundert bringt.

Im Ayurveda ist Nahrung Medizin mit unermesslicher Heilkraft – jedoch nur dann, wenn die wechselnden individuellen Bedürfnisse jedes Einzelnen erkannt werden. Indem Sie Ihren spezifischen Körper-Geist-Typ, Ihr Dosha, erkunden, finden Sie heraus, welche Nahrungsmittel ideal für Ihre Verdauung sind. Dabei zeigt Ihnen Ketabi, wie Sie sich auf den Wechsel der Jahreszeiten und auf Klimaveränderungen einstellen können.

Eat Feel Fresh enthüllt die leichte Seite des Ayurveda. Die über 100 basischen, veganen, milchfreien und glutenfreien Gerichte geben Ihrem Körper und Ihrem Geist Nahrung und führen zu innerer Balance und Harmonie. Ketabis leckere Rezepte reichen dabei von traditionellen ayurvedischen Gerichten wie Tridosha-Kichari und grünem Thai-Curry bis hin zu neuen Interpretationen westlicher Klassiker wie der Süßkartoffel-Pesto-Pizza oder dem Kichererbsen-Burger. Nie war es leichter, sich zu verwöhnen.

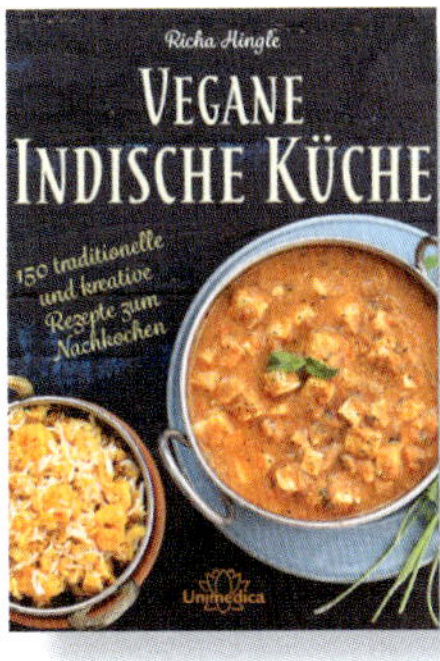

Richa Hingle

Vegane Indische Küche

150 traditionelle und kreative Rezepte zum Nachkochen

336 Seiten, geb., € 29,-

Vielfältig, unverwechselbar, bunt und würzig – das ist die indische Küche. Scharfe Currys, cremige Spinatgerichte und dampfende Tandoori-Pfannen laden ein. Ein Bissen und man steht auf einem Markt in Mumbai.

Die erfolgreiche vegane US-Bloggerin Richa Hingle stammt selbst aus Indien und hat die traditionellen Rezepte ihrer Kindheit mit modernen Küchenpraktiken kombiniert. Sie zeigt, wie einfach es ist, Gerichte der indischen Küche vegan zuzubereiten – und das unglaublich lecker. Wer hätte gedacht, dass man Gerichte wie Rasmalai, Sandesh oder Gulab Jamun auch milchfrei genießen könnte? Alle 150 Rezepte des Buches sind schnell umzusetzen, sie sind gesund und nahrhaft, allergikerfreundlich und bieten häufig soja- und glutenfreie Varianten.

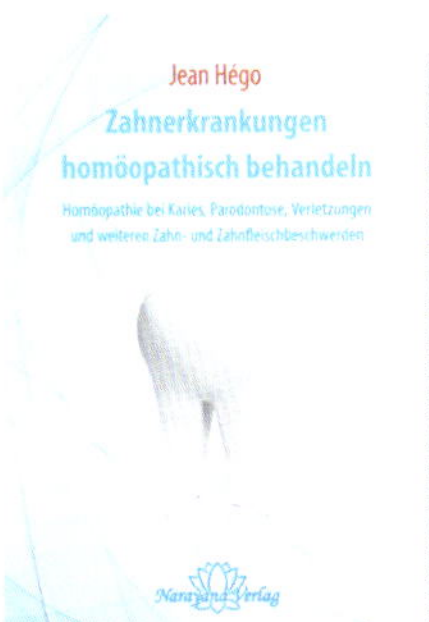

Jean Hego

Zahnerkrankungen homöopathisch behandeln

Homöopathie bei Karies, Parodontose, Verletzungen und weiteren Zahn- und Zahnfleischbeschwerden

104 Seiten, geb., € 19,80

Dass Homöopathie auch bei Zahnerkrankungen Erstaunliches leisten kann, ist vielen weniger bekannt.

Der französische Zahnarzt Jean Hégo, Professor für Zahnmedizin in Lille, verfügte über langjährige Erfahrung bei der Anwendung der Homöopathie in der Zahnheilkunde.

Sein Werk ist äußerst einfach und handlich und für die Praxis geschrieben. Es umfasst eine überschaubare Mittelzahl und 22 wichtige Indikationen der Zahnheilkunde wie Verletzungen, Zahnfleischentzündungen, Karies, Herpes und Blutungen. Abgerundet wird das praktische Buch durch eine kurze Beschreibung von 44 häufig indizierten Mitteln mit wertvollen Verschreibungstipps.

Das Werk ist für schnelles Nachschlagen optimal geeignet und richtet sich sowohl an Zahnärzte als auch an interessierte Laien.